# 临床外科
# 诊疗与护理技能

主 编 张秀云 李师臣 程 媛

吉林科学技术出版社

**图书在版编目（CIP）数据**

临床外科诊疗与护理技能 / 张秀云, 李师臣, 程媛
主编. —— 长春 : 吉林科学技术出版社, 2022.4
ISBN 978-7-5578-9488-7

Ⅰ.①临… Ⅱ.①张… ②李… ③程… Ⅲ.①外科 –
疾病 – 诊疗②外科 – 疾病 – 护理 Ⅳ.①R6②R473.6

中国版本图书馆CIP数据核字(2022)第115971号

# 临床外科诊疗与护理技能

| | |
|---|---|
| 主　　编 | 张秀云　李师臣　程　媛 |
| 出 版 人 | 宛　霞 |
| 责任编辑 | 孟　盟 |
| 封面设计 | 潍坊高新区行人广告设计中心 |
| 制　　版 | 山东道克图文快印有限公司 |
| 幅面尺寸 | 185mm×260mm |
| 字　　数 | 600 千字 |
| 印　　张 | 22.75 |
| 印　　数 | 1-1500 册 |
| 版　　次 | 2022年4月第1版 |
| 印　　次 | 2023年3月第1次印刷 |

| | |
|---|---|
| 出　　版 | 吉林科学技术出版社 |
| 发　　行 | 吉林科学技术出版社 |
| 地　　址 | 长春市福祉大路5788号 |
| 邮　　编 | 130118 |
| 发行部电话/传真 | 0431-81629529 81629530 81629531 |
| | 81629532 81629533 81629534 |
| 储运部电话 | 0431-86059116 |
| 编辑部电话 | 0431-81629518 |
| 印　　刷 | 三河市嵩川印刷有限公司 |

| | |
|---|---|
| 书　　号 | ISBN 978-7-5578-9488-7 |
| 定　　价 | 128.00元 |

# 编 委 会

# 目　录

# 第一章　普通外科疾病临床诊疗

## 第一节　甲状腺功能亢进

甲状腺功能亢进（简称甲亢）分为原发性、继发性和高功能腺瘤三类，以原发性甲亢最常见，占85%～90%，表现为双侧甲状腺弥漫性肿大，约70%的患者有眼球突出或其他眼征。继发性甲亢较少见，继发于多年存在的结节性甲状腺肿。高功能腺瘤更为少见，近5%～10%的腺瘤为高功能性。

### 一、诊断

#### （一）症状

甲状腺大、性情急躁、易激惹、失眠、怕热多汗、食欲亢进但消瘦明显，心悸、脉快有力、脉压增大、内分泌功能紊乱（如月经失调、阳痿等），其中脉率增快及脉压增大尤为重要，常可作为判断病情程度和治疗效果的重要依据。老年人症状不典型，心血管症状表现突出，儿童可表现为生长增快及骨成熟增快。

#### （二）体征

1. 甲状腺大　原发性甲亢表现为甲状腺弥漫性肿大，颈部听诊有血管杂音；继发性甲亢表现为甲状腺结节，以多个结节为主；高功能腺瘤则为单个结节，质地软。

2. 眼球突出　原发性甲亢多见，伴有多泪、畏光、眼胀、眼内特异感及眼睑肿胀，严重者眼球活动障碍、固定，角膜干燥、溃疡等。

3. 胫骨前黏液性水肿　2%～3%的甲亢患者有此改变，表现为胫骨下段皮肤变厚而硬，多伴有眼球突出。

4. 心动过速　脉压增大、心律失常等表现。

#### （三）检查

1. 实验室检查

（1）血清$T_4$检测：$T_4$增高可以诊断甲亢，游离$T_4$较总$T_4$更有意义。

（2）血清$T_3$检测：甲亢早期或复发性甲亢$T_3$增高，游离$T_3$比$T_4$敏感。

（3）促甲状腺激素释放激素（thyrotropin-releasing hormone，TRH）刺激试验：血

清T$_3$、T$_4$不增高而疑有甲亢的患者给予TRH，无反应者多为甲亢。

2. 特殊检查

（1）甲状腺摄$^{131}$I率测定：摄碘率增高伴有高峰前移者可诊断为甲亢。

（2）甲状腺扫描：能区分甲亢类型，原发性甲亢表现为甲状腺两叶碘均匀分布，而继发性甲亢或高功能腺瘤则表现为"热结节"。

（四）诊断要点

1. 患者多为20～40岁女性。

2. 多有甲状腺大、心动过速和眼球突出三联症状，还有食欲亢进、易激惹、消瘦等症状。

3. 血清T$_3$和（或）T$_4$增高。

4. 症状不典型或血清T$_3$、T$_4$无明显增高者，结合TRH刺激试验可以诊断。必要时可以进行抗甲状腺试验性治疗，有效者则可以帮助诊断。

（五）鉴别诊断

1. 原发性神经性肌病　甲亢患者主要表现为肌萎缩者，应与原发性神经性肌病相鉴别。

2. 老年人心脏疾病　高输出量的心力衰竭、慢性心房纤颤，对地高辛不敏感是老年人甲亢的特点，需与其他类型心脏病相鉴别。

## 二、治疗

（一）一般治疗

1. 注意适当休息，避免重体力劳动。

2. 饮食合理，补充高蛋白质、高热量、高维生素饮食，忌含碘饮食，如含碘食盐、海产品等。

（二）药物治疗

1. 抗甲状腺药物　年轻患者、病情轻者、甲状腺肿轻度肿大者，应用抗甲状腺药物最为理想。一般采用甲巯咪唑或甲硫氧嘧啶治疗。治疗量期，甲巯咪唑每日30mg或甲硫氧嘧啶每日300mg，分3次口服，4～6周；减量和维持量期，甲巯咪唑每日5～10mg或甲硫氧嘧啶每日50～100mg，至2年。根据目前状况，抗甲状腺药物治疗后约有60%患者复发。

2. 普萘洛尔　甲亢症状明显、心率大于每分钟80次者加用普萘洛尔，每日40～60mg，分3～4次服用。

（三）手术治疗

1. 手术指征

（1）继发性甲状腺功能亢进或高功能腺瘤。

（2）中度以上的原发性甲状腺功能亢进。

（3）腺体较大伴有压迫症状者。

（4）药物治疗效果不佳或多次复发者。

（5）有恶变可能者。

（6）甲状腺功能亢进并发妊娠，不适宜药物治疗者。

2. 手术禁忌证

（1）年龄小、病情轻、甲状腺肿大不明显者。

（2）年龄大，伴有严重心、肝、肾疾病，无法耐受手术者。

（3）伴有恶性眼球突出者。

（4）手术后复发者。

3. 术前准备　甲状腺功能亢进患者在基础代谢率较高的情况下实施手术，危险性很大。因此，充分而完善的术前准备是保证手术顺利进行和预防术后并发症的关键。降低基础代谢率是术前准备的重要环节。常用方法如下。

（1）复方碘溶液的准备：开始即服用碘剂，2~3周后甲状腺功能亢进的症状基本得到控制（患者情绪稳定、睡眠好转、体重增加、脉率稳定在每分钟90次以下，基础代谢率在20%以下），即可进行手术。常用的碘剂是复方碘化钾溶液，每日3次；第1日，每次3滴；第2日，每次4滴；以后逐日每次增加1滴，至每次16滴为止，然后维持此剂量。也可每次10滴，每日3次，持续2周后手术。

（2）抗甲状腺药物和复方碘溶液的准备：单独服用碘剂症状减轻不明显的患者，可在继续服用碘剂的同时，加用抗甲状腺药物，直到症状得到基本控制后，再停用抗甲状腺药物，继续服用碘剂1~2周，再进行手术。

（3）普萘洛尔准备：普萘洛尔用量为每6小时60~80mg，持续至少4日，术前2小时及术后8小时均再给1次剂量。无法口服者可经静脉给药。

4. 注意事项

（1）麻醉：颈丛神经阻滞麻醉或气管插管全身麻醉。

（2）手术要求：操作轻柔，止血严密，防止误伤。一般切除腺体的80%~90%。术毕应放置引流物，切口处适当加压包扎。

（3）术后处理：除一般术后处理外，术后应继续服用复方碘化钾溶液，每日3次，每次10滴，共1周左右；也可由每日3次，每次16滴开始，逐日每次减少1滴。

5. 主要并发症　包括术后呼吸困难和窒息、喉返神经损伤导致声嘶、喉上神经损伤导致饮水呛咳、甲状旁腺损伤导致的手足抽搐及甲状腺危象。

### 三、病情观察

1. 药物治疗后病情变化　观察患者体重、脉搏、血压及精神状况。
2. 术前准备的观察　基础代谢率和脉搏。
3. 手术后病情观察

（1）一般情况观察：观察生命体征，体温、呼吸、脉搏、血压，及时发现高代谢状况。

（2）引流：观察记录引流量、颜色等，同时观察颈部皮瓣有无肿胀、有无皮下瘀血等。

（3）发音：如颈丛麻醉手术中可以观察发音情况，全身麻醉手术结束后需观察发音状况。

（4）有无饮水呛咳：术后第一次饮水，需有医护人员观察，无呛咳现象方可自行饮水。

（5）有无手足麻木、抽搐：术后1～3日出现，少数患者数小时内即可发生，多数患者感到手足、面部或口唇针刺样麻木或强直感；严重患者面肌和手足持续性痉挛，呈"爪"形手，可多次发作；严重者发生喉和膈肌痉挛，可引起窒息死亡。

### 四、病历记录

1. 详细记录病史，全面了解患者全身状况，尤其是重要脏器功能状况；局部状况的记录，甲状腺大小、气管有无软化、声带运动状况等；手术记录要详细，尽可能注明甲状旁腺位置，如解剖过喉返神经则尽可能记录喉返神经行径，以便再手术。

2. 术后更应认真地密切观察患者情况，及时记录，必要时与家属说明，使其理解及配合处理。

### 五、注意事项

（一）医患沟通

1. 详细交代病情，取得患者及其家属的理解和信任，配合治疗。医师尽可能提供可选择的治疗方案，如药物治疗、手术治疗或同位素治疗，交代各种治疗方案的优、缺点，让患者共同参与治疗方案的制订。

2. 对于手术后甲状腺功能减退或甲亢复发的可能性，必须尽可能地向患者及其家属交代清楚，由于影响因素较多，在现有的医疗条件下不可能完全避免该并发症的发生。

（二）经验指导

1. 有典型临床表现的甲亢的诊断并不困难；不典型者经以上诊断步骤仍不能确定者，则可进行抗甲状腺药物试验性治疗，在治疗过程中病情好转则有助于诊断。

2. 甲亢手术治疗后并发症的早发现和诊断很重要，术后危急的并发症，如呼吸困难和甲亢危象等，通常发生在48小时内。因此，此段时间内必须严密观察、认真分析，不可掉以轻心。

3. 高功能腺瘤的治疗 由甲状腺单一腺瘤所引起，甲状腺扫描呈"热结节"，手术是首选的治疗手段。抗甲状腺药物治疗症状控制后手术，行甲状腺腺瘤和部分腺体切除。有人认为结节较小（小于2cm）者、年老者可采用同位素治疗，但是使用剂量较大；如周围甲状腺组织仍有吸碘功能则同位素不合适，同位素会过多地破坏周围甲状腺组织。

4. 继发性甲亢的治疗 有结节性甲状腺肿病史，常伴有心悸、心力衰竭和心律失常者，手术治疗为首选治疗方案。术前使用抗甲状腺药物治疗控制症状后，加用碘剂或加用普萘洛尔，后者对改善心功能有很大帮助。行甲状腺次全切除术，以切除所有病变组织为准。

5. 甲亢手术时机的选择 甲亢手术的安全性与充分的术前准备、适当的手术时机的选择密切相关。较合适的手术时机为甲亢症状得到控制，即体重增加、情绪稳定，心率每分钟90次以下，$FT_3$、$FT_4$基本正常。

6. 碘剂 术前准备药物，不作为常规治疗药物。如遇到特殊情况不能手术而需要停用碘剂者，须逐渐停药，不能突然停止，以防甲亢危象发生。

# 第二节　甲状腺腺瘤

甲状腺腺瘤是甲状腺最常见的良性肿瘤，多见于中青年女性，其病因尚不完全清楚。病理上分为滤泡状腺瘤和乳头状腺瘤。滤泡状腺瘤分为5种亚型：微滤泡型、大滤泡型、小柱状型、非典型型和嗜酸性粒细胞型，某些亚型与滤泡状癌有相似的组织结构，乳头状瘤较少见。

## 一、诊断

（一）症状

颈部出现圆形或椭圆形结节，大多无不适感，偶然发现，多为单发，稍硬，表面光滑，无压痛，随吞咽而上下移动。大部分患者无任何症状。腺瘤生长缓慢。当乳头状囊性腺瘤因囊壁血管破裂发生囊内出血时，肿瘤可在短期内迅速增大，局部出现胀痛。如肿块在短时间内增大迅速则考虑恶变可能。

（二）体征

单个结节，质地柔软，边界清楚，无触痛，周围甲状腺不肿大。

（三）检查

1. $T_3$、$T_4$测定　如升高，则提示为高功能腺瘤或表现为TSH降低，而$T_3$、$T_4$正常的亚临床甲亢。

2. 超声　作为常规检查手段，对确定肿块大小和部位有帮助。

3. 核素检查　对怀疑有甲状腺功能亢进者应进行此项检查，甲状腺扫描为热结节，提示高功能腺瘤，如扫描显示冷结节则应进一步检查，以排除甲状腺癌。

4. 细针穿刺活检　有助于诊断良、恶性肿瘤。

（四）诊断要点

1. 常见于20～40岁女性。

2. 一般无明显的自觉症状，绝大多数患者为偶然触及或被他人发现。

3. 肿瘤为单发，圆形或椭圆形，表面光滑，质地韧，边界清楚，无压痛；特点是随吞咽而上下活动。

4. 肿瘤生长缓慢，如肿瘤内突然出血，可见肿块迅速增大，伴局部疼痛或压痛。少数患者可发生功能自主性甲状腺腺瘤，出现甲亢症状。

5. 根据情况可做超声、核素扫描等以进一步确诊。

（五）鉴别诊断

1. 结节性甲状腺肿　甲状腺结节多发或随访中结节数目增加；临床上单个结节者鉴别较困难，需病理检查结果。病理上结节性甲状腺肿结节没有完整包膜或仅有假性包膜，即纤维结缔组织包绕；周围腺体多增生，常有多个结节形成；结节周围组织无受压征象。

2. 甲状腺癌　甲状腺结节质地硬、与周围组织浸润性生长、边界不清、活动度差、表面不光滑。结合细针穿刺细胞学检查帮助术前诊断；另外，影像学检查有参考价值，超声呈低回声或边界不清或有细密的钙化点等，发射计算机断层显像（emission computed tomography，ECT）呈冷结节。确诊需有组织病理学资料。

## 二、治疗

由于甲状腺腺瘤有癌变危险（癌变率达10%），可引起甲状腺功能亢进（发生率约为20%），因此应早期切除。手术方式应为患侧甲状腺次全切除术，国外也有报道采用患侧甲状腺全切除术，手术同时应切除甲状腺峡部。单纯摘除肿瘤的方法不可采用，否则日后复发或发生甲状腺癌的可能性较大。术中仔细观察切除的肿瘤标本，如有恶性可能，立即送冷冻切片检查，病理证实为恶性肿瘤后应按甲状腺癌处理。术中应同时探查对侧甲状腺叶，如发现有小结节应一并切除送冷冻切片检查。国内近年来的许多报道以及资料都证实，在甲状腺瘤所在患侧叶或对侧腺叶常可能有微小癌的存在，直径多在0.2～0.5cm。许多临床外科医师常不注意探查对侧腺叶或发现有小结节也认为无必要切除，从而放弃对对侧小结节的处理或仅仅切除小结节即结束手术，常会给患者留下隐患或需再次手术切除对侧叶甲状腺（术后病理检查证实对侧叶小结节为微小癌）。若有下列情况时，应及早手术。

1. 20岁以下年轻人，40岁以上的成年人，尤其是男性患者。
2. 患者在幼年时，因面颈部或上纵隔某些疾病进行过放射治疗的。
3. 肿块增大迅速，质地坚硬，活动受限，伴颈淋巴结大者。
4. 核素扫描提示为冷结节，超声证实为实质性肿块者。

## 三、病情观察

1. 肿块的生长过程，肿块的数目、大小、活动，是否有压迫症状。
2. 观察是否有甲状腺功能亢进症状。
3. 术前观察颈部、发声、饮食、神志等情况。

## 四、病历记录

1. 记录患者是否有居住过甲状腺肿流行地区。
2. 记录发病时间和病程，以及发病过程中疾病的变化。
3. 记录超声及甲状腺同位素扫描结果。
4. 记录医患沟通情况。

## 五、注意事项

（一）医患沟通

1. 甲状腺腺瘤尽管多为良性病，但有10%会癌变，所以术前一定要讲清手术的必要性，取得患方的配合。
2. 及时将患者的病情变化、治疗方案告知患者，重要的诊疗措施要有患者的知情同意签名。

（二）经验指导

1. 术前诊断较困难，尤其是与其他单发结节的鉴别，必要时须行病理学检查。与单个结节的结节性甲状腺肿的区别在于腺瘤有完全的包膜，周围为正常的甲状腺组织或有肿瘤周围甲状腺组织受压征象。
2. 甲状腺腺瘤一旦确诊，主张手术治疗，手术切忌行肿瘤摘除术，以免造成肿瘤残留或病理诊断有困难。
3. 肿块如合并甲亢症状，将甲亢症状控制到心率小于每分钟90次，基础代谢率20%以下时行手术治疗。

# 第三节　甲状腺癌

甲状腺癌是甲状腺最常见的恶性肿瘤，多见于女性。其中乳头状癌多见于30～45岁的女性，占成年人甲状腺癌的60%，预后较好。滤泡状腺癌多见于50岁左右中年人，占2%。未分化癌多见于70岁左右老年人，约占15%。髓样癌来源于滤泡旁降钙素分泌细胞（癌细胞），预后不如乳头状癌，但较未分化癌好。

## 一、诊断

### （一）症状

甲状腺癌患者的主诉常为"颈部肿块"或"颈部结节"。在病史询问中，要特别注意肿块或结节发生的部位、时间、生长速度，是否短期内迅速增大，是否伴有吞咽困难、声嘶或呼吸困难，是否伴有面色潮红、心动过速及顽固性腹泻等表现，是否因患其他疾病进行过头颈部、上纵隔放射治疗及有无$^{131}$I治疗史等。是否有暴露于核辐射污染的环境史。从事的职业是否有重要放射源及个人的防护情况等。髓样癌有家族遗传倾向性，家族中有类似患者，可提供诊断线索。

### （二）体征

甲状腺癌多为单个结节，结节可为圆形或椭圆形，有些结节形态不规则，质硬而无明显压痛，常与周围组织粘连而致活动受限或固定。若发生淋巴结转移，常伴有颈中下部、胸锁乳突肌旁肿大的淋巴结。一般来说，甲状腺单个结节比多个结节、小的实质性结节比囊性结节、男性比女性的甲状腺癌可能性大，但多发性结节、囊性结节均不能排除甲状腺癌的可能。家族型甲状腺髓样癌常为双侧肿块，可有压痛。

甲状腺癌较大时可压迫和侵袭周围组织与器官，常有呼吸困难、吞咽困难及声嘶。远处转移时，可出现相应的临床表现。甲状腺髓样癌可有肠鸣音亢进、气促、面颈部阵发性皮肤潮红、血压下降及心力衰竭等类癌综合征体征。

### （三）检查

1. 实验室检查

（1）甲状腺功能测定：一般应测定血清$TT_4$、$FT_4$、$TT_3$、$FT_3$、sTSH（uTSH）。必要时还应检测抗甲状腺球蛋白抗体和TPOAb或TSAb等。如均正常，一般不考虑有甲状腺功能异常。如sTSH<0.5mU／L，$FT_4$（或$FT_3$）正常或稍升高，即应考虑有亚临床型甲亢可能。甲状腺癌患者的甲状腺功能一般正常，少数可因肿瘤细胞能合成和分泌$T_3$、$T_4$而出现甲亢症状，较轻者可仅有TSH下降和$FT_3$、$FT_4$的升高。肿瘤出血、坏死时，有时

也可出现一过性甲亢。

（2）血清甲状腺球蛋白测定：血清Tg测定主要用于分化良好的甲状腺癌的复发判断。当血TSH很低时，一般测不到Tg，使用重组的人TSH（rhTSH）后，Tg分泌增多，血清一般升高10倍以上；分化程度差的肿瘤患者升高<3倍。但分化较好的甲状腺癌患者（约20%）血清中存在Tg自身抗体，用免疫化学和RIA法测定Tg时可使Tg呈假性升高或降低。分析结果时必须引起注意。

接受左甲状腺素（L-T$_4$）治疗的甲状腺癌患者，如血清Tg正常或测不出，提示复发的可能性小，5年存活率高；如血清Tg高于正常，提示肿瘤已复发。

（3）血清CT测定及五肽胃泌素兴奋试验：血清CT升高是甲状腺髓样癌的较特异标志物。髓样癌患者在滴注钙剂后，血清CT进一步升高，而正常人无此反应。因此，血清CT测定及钙滴注兴奋试验可作为本病的诊断依据，同时可作为家族型甲状腺髓样癌患者家族成员的筛选与追踪方法之一。血清CT测定还可用于筛选非家族型甲状腺髓样癌和甲状腺C细胞增生症病例。

因此，在甲状腺肿瘤的术前诊断中，血清CT测定和五肽胃泌素兴奋试验已经成为继细针活检、超声、放射性核素扫描等的另一项诊断方法。

2. 影像学诊断

（1）超声检查：了解甲状腺容量和血流情况，超声较SPECT、CT、MRI等均有优越性，尤其在了解血流情况方面其优点突出；了解甲状腺结节的大小、位置，可发现"意外结节"，明确甲状腺后部的结节位置及与附近组织的关系；作为结节穿刺、活检的引导，甲状腺超声检查已成为甲状腺肿瘤术前诊断和术后追踪的重要手段。在高分辨超声系统中，加入立体定位系统（3D扫描超声），可进一步提高其敏感性和诊断效率。

（2）甲状腺核素扫描：采用$^{131}$I或$^{99}$mTc作为示踪剂对甲状腺进行扫描，可显示甲状腺肿块的大小、位置、形态、数目及功能状态，有助于甲状腺肿块的性质及异位甲状腺肿块的鉴别与定位。热结节和温结节多为良性甲状腺腺癌（但也有例外），而凉结节和冷结节提示为无功能甲状腺腺瘤、甲状腺囊肿或伴有出血坏死及甲状腺癌肿。特别是男性患者，出现边界不清的单个冷结节时，要高度考虑甲状腺癌的可能。

临床上应用核素扫描显像检查的另一目的是确定甲状腺结节（包括肿瘤）的功能性（摄取碘、合成和分泌TH等）。与$^{131}$I或$^{123}$I比较，$^{99}$mTc的特异性和敏感性更高，而且不会导致碘甲亢。甲状腺恶性病变行甲状腺全切后，可用诊断性$^{131}$I检查来判断是否有病灶复发。如血清Tg水平>10ng／mL，可应用$^{131}$I量行甲状腺扫描，以确定是否有复发或甲状腺外转移。

（3）甲状腺区CT扫描：可用于肿瘤的分级。注意在CT片上发现任何多发性淋巴结存在钙化、血供增多、增大、出血，形态不规则或在MRI图上发现结节呈低至中等T$_1$和T$_2$信号强度（提示含多量Tg），不论甲状腺内有无病灶，都要考虑甲状腺癌转移灶的可能。

（4）甲状腺区MRI检查：MRI能清楚地显示甲状腺位置、大小、肿块及腺体与周围组织的关系。甲状腺良性肿瘤常为边界清楚、局限性长$T_1$与长$T_2$信号肿块。甲状腺癌常表现为长$T_1$及不均匀长$T_2$异常肿块。肿块可向上下蔓延，左右浸润，常伴有颈部淋巴结肿大。

3. 细针穿刺细胞学检查　临床上，凡有甲状腺结节（尤其是迅速增大的单个的甲状腺结节）患者都要想到甲状腺癌的可能。细针（或粗针）抽吸甲状腺组织，进行细胞学检查是鉴别甲状腺肿块病变性的简单、易行且较可靠的方法。具体方法：选用22～27号针头套在10mL或25mL针筒上，颈部常规消毒后，将针头刺入甲状腺肿块中抽吸，也可将针头转换几个不同的角度进行抽吸，抽吸的标本涂片做细胞学检查。

（四）诊断要点

甲状腺癌的诊断应综合病史、临床表现和必要的辅助检查结果。

1. 甲状腺肿块多数在无意中或普查时发现，增长速度较快，有的患者出现声嘶或呼吸困难和吞咽困难，亦有甲状腺肿块不明显而首先发现颈淋巴结大者。检查时肿块边界欠清，表面高低不平、质硬，活动度小或完全固定，颈部常可扪及肿大淋巴结。髓样癌约有15%病例呈家族性倾向，可伴发肾上腺嗜铬细胞瘤和甲状旁腺瘤等内分泌系统新生物。

2. 既往有头颈部X线照射史。现已确诊85%的儿童甲状腺癌的患者都有头颈部放射史。

3. 超声有助于诊断。放射性核素扫描结果显示，大多数甲状腺癌表现为"冷结节"。

4. 血清降钙素测定对早期诊断甲状腺髓样癌有十分重要的价值，用放射免疫法测定，患者大多在0.2μg／L（200pg／mL）以上。

5. 有多发性内分泌腺瘤病的家族史，常提示甲状腺髓样癌。

6. 孤立性甲状腺结节质硬、固定或伴有压迫症状。

7. 存在多年的甲状腺结节，突然生长迅速。

8. 有侵犯、浸润邻近组织的证据；扪到分散的肿大且坚硬的淋巴结。

9. 借助[131]I甲状腺扫描、超声、细胞学检查、颈部X线片、血清降钙素测定、间接喉镜等检查，可明确诊断。

10. 确诊应依靠冷冻切片或蜡切片检查。

（五）鉴别诊断

1. 表现为甲状腺结节的亚急性甲状腺炎　本病有明显的局部疼痛病史，有的伴有发热或1～2周前曾经有上呼吸道感染史。体格检查结节质地硬，与周围粘连，有明显的压痛。实验室检查白细胞计数增高、血细胞沉降率增快或基础代谢增高而摄碘率降低，ECT示冷结节或放射碘分布稀疏或不显影。

2. 桥本甲状腺炎　40岁以上女性多见，多数起病隐匿。多数表现为双侧甲状腺弥漫性增大，质地坚硬如硬橡皮状，表面光滑，晚期可表现为结节状。实验室检查50%～80%桥本病患者血清中甲状腺球蛋白抗体和甲状腺微粒体抗体阳性，80%～90%患者过氧化酶抗体阳性，晚期患者TSH升高。本病可与甲状腺癌合并存在，与甲状腺淋巴瘤也有较高相关性。考虑到该病的鉴别诊断有一定难度，可行细针穿刺细胞学检查，必要时行活检。

## 二、治疗

甲状腺癌的治疗原则随肿瘤的病理类型不同而有所不同，切除肿瘤及其转移的区域淋巴结是唯一有效的方法，其他治疗，如放射治疗、化学治疗、内分泌治疗等可作为辅助性的治疗措施。

### （一）手术治疗

乳头状腺癌恶性程度低，如果肿瘤局限于腺体内，颈部淋巴结尚无转移，可将患侧腺体及峡部全部切除，对侧腺体大部切除，无须行颈淋巴结清除术，若颈部淋巴结已有转移，则须同时清除患侧的颈部淋巴结。滤泡状腺癌的早期治疗原则与乳头状腺癌相同，若已发生远处转移，为了术后对转移灶的$^{131}$I治疗，可考虑行全甲状腺切除术。甲状腺髓样癌常为多发性，故应行甲状腺全切除术或患侧腺叶切除及峡部切除，对侧腺叶次全切除术。未分化癌由于恶性程度高，发展迅速，一般不进行手术治疗。

### （二）放射治疗

不同病理类型的甲状腺癌放射治疗的敏感度不同，其中以未分化癌最为敏感，是未分化癌的主要治疗方法，乳头状腺癌和滤泡状腺癌常可经手术根治而无须放射治疗，但对术后有少量癌组织残留、手术无法切除、远处有孤立性转移灶者可选用放射治疗。

### （三）$^{131}$I治疗

主要适用于治疗有摄碘能力的甲状腺转移性病灶和不能手术或手术切除不完全的原发肿瘤灶，对滤泡状腺癌较有效，而对未分化癌、髓样癌无效。

### （四）内分泌治疗

任何甲状腺癌均应长期用抑制剂量的甲状腺素做维持治疗，对分化好的甲状腺癌尤为适用，可起到预防复发的效果，即使是晚期分化性甲状腺癌，应用甲状腺素治疗，也可使病情有所缓解。

### （五）化学治疗

目前甲状腺癌的化疗效果尚不理想，主要用于化学治疗复发者和病情迅速进展的患者，对分化差或未分化甲状腺癌可作为术后的辅助治疗。

### 三、病情观察

1. 肿块的性质、大小、质地、活动度，颈部淋巴结、肿块邻近侵犯的表现。

2. 术后随访，仔细查体，包括残余甲状腺组织、颈部淋巴结及颈部软组织。实验室检查包括TSH和TC；特殊检查包括超声及X线胸片，必要时行$^{131}$I全身扫描。

### 四、病历记录

1. 详细记录肿块的发病过程，短期内是否有明显增大。

2. 辅助检查结果要有记录，重要的检查结果要有分析。

3. 记录医患沟通情况。

### 五、注意事项

（一）医患沟通

1. 提倡诊疗全程医患沟通。

2. 术前就疾病全身情况、检查项目、初步诊疗方案等情况与患者进行沟通。

3. 术中有重要情况需要改变原先的治疗方案时，应与患方进行沟通并让患方知情同意并签字。

4. 术后根据患者恢复情况，就进一步的治疗方案与患方进行交流。

（二）经验指导

1. 甲状腺癌的诊断是一个比较复杂的问题，主要依靠详细询问病史和细致的体格检查。在诊断时，不要过分依赖肿块表面不平和质地坚硬，将其作为甲状腺癌的特征，有些甲状腺癌的肿块可以柔软光滑，活动度也较大。

2. 甲状腺ECT扫描不作为常规检查手段。有资料显示，冷结节中恶性16%，温结节中恶性9%，热结节中恶性4%。ECT扫描资料对甲状腺癌的诊断帮助作用不大，但是热结节提示高功能腺瘤或继发性甲亢可能。

3. 术前、术中须仔细检查颈部淋巴结状况，以体格检查为主，必要时可行超声检查，后者资料作为参考。镜下淋巴结转移的临床意义有争议，甲状腺癌患者颈部淋巴结阳性率高，尤其是乳头状癌，儿童可达80%，但可能多数并不发展成为临床转移，因此不提倡预防性颈淋巴结清扫。

4. 需要指出的是，在施行甲状腺腺体全部切除时，最好施行所谓"囊内切除"，也就是说要尽量保留腺体背面的囊壁。囊壁上面残留的腺体组织可用锐缘的刮匙刮去，这样可避免喉返神经的损伤，也能保护甲状旁腺。

5. 再次甲状腺手术的操作比较困难，甚至可能发生难以预计的困难。周围组织结构、器官的损伤较易发生，特别是喉返神经、喉上神经损伤、甲状旁腺损伤、气管损伤较易发生，尤其是近期内的再次甲状腺手术。由于首次手术中对颈白线部位的操作，致使气管前粘连、瘢痕形成，使气管前间隙不清晰，造成再次甲状腺手术时切开颈白线困难。因此，手术时应谨慎注意。

6. 术中对可疑甲状旁腺样组织应保留，不可把甲状旁腺组织误为是瘢痕、脂肪、甲状腺小结节而给予切除。

## 第四节　乳腺增生症

乳腺增生症（hyperplasia of m ammary gland）是女性常见病、多发病，本病常见于中年女性，25～40岁多见。乳腺增生具有疼痛、触痛、结节三大主要特征。其发病原因和发病机制不十分清楚，主要和内分泌紊乱有关。使乳腺导管和小叶发生周而复始的增厚、复原。如经前明显，经后症状自行消退，这为生理性乳腺增生。如乳腺导管和小叶的变化无周期性，为病理性乳腺增生。其主要类型有乳腺小叶增生、导管增生、囊性增生、乳腺瘤样增生。

### 一、诊断

#### （一）症状

1. **乳房胀痛**　特点是大部分患者具有周期性，疼痛与月经周期有关，往往在月经前（一般月经来潮前7日左右）疼痛加重，月经来潮后减轻或消失，有时整个月经周期都有疼痛，疼痛可向腋下放射，疼痛程度常与情绪紧张有关，严重者可影响患者工作、学习，甚至行走时震动都可加剧疼痛。

2. **乳房肿块**　患者可自觉双乳多发或局部肿块，可随月经周期变化，有疼痛感。

3. **乳头溢液**　少数患者可有此病状，一般为双侧，为无色或黄色、无血性液体。

#### （二）体征

发现一侧或两侧乳腺有弥漫性或局限于某处增厚，呈颗粒状、结节状或片状，增厚区与周围乳腺组织分界不明显，质地韧，有弹性，可活动，以外上象限为多，可伴有触痛。少数患者可有乳头溢液，为无色或黄色。腋窝无肿大淋巴结。

#### （三）检查

1. **病理活检**　当乳腺肿块疑为乳腺癌时，可做病理学检查。乳腺的病理标本主要是两类，即细针抽吸（fine needle as piration，FNA）和局部切除标本。局部切除不仅可做病理学检查明确诊断，而且也切除了肿块或病变区域，实现了手术治疗的目的。

2. **超声检查**　近年来应用高频探头和彩色多普勒超声技术，使乳腺疾病的超声诊断率明显提高。乳腺囊性增生病的声像图，可见病变腺体组织与导管结构错乱，失去正常排列，呈现筛状或蜂窝状结构，无包膜回声，内有散在而大小不一的圆形无回声区，病变组织厚度较正常乳腺组织明显增加，与正常乳腺组织的边界模糊不清。

3. X线检查  主要是乳腺钼靶X线检查，而一般的医用X线效果不佳。乳腺囊性增生病的乳腺钼靶X线检查发现主要是数目不定、边界不清但密度均匀性增高的肿块影。

4. 磁共振检查  显示乳腺导管扩张，形态不规则，边界不清，导管的信号强度在$T_1$加权像上低于正常乳腺组织。

5. 近红外线检查  该检查方法具有直观、操作快捷、无痛苦、无放射损伤、不受时间限制、可反复检查的特点。乳腺囊性增生病在近红外线扫描仪上的表现是虫蚀样或雾状的灰色阴影，浅静脉模糊。

（四）诊断要点

1. 多为育龄期女性，但青年或老年女性也可见。

2. 常有周期性经期乳腺胀痛，月经过后减轻且向肩部放射。病史长者，周期性不清楚。

3. 乳腺检查可触及多发结节，囊样感，腺体增厚，月经过后减轻。结节大小不一，质韧，边界不清，活动度可。少数可伴有乳头溢液。

4. 超声、钼靶X线片等检查有助于诊断。

（五）鉴别诊断

局限性乳腺增生的肿块主要需与乳腺癌相区别，因为乳腺增生症为常见病，患者和医师常将表现不明显的早期乳腺癌误诊为乳腺增生症，待癌肿明显时已是晚期。

乳腺癌肿块比较明确，质地偏硬，与周围乳腺有较明显区别，有时有腋窝淋巴结大，当不能有把握确诊时应定期复查，有怀疑时应行活检。

二、治疗

针对临床表现为乳腺疼痛和肿块，治疗目的为减轻疼痛和排除恶性肿块可能。

（一）一般治疗

生活规律，性情平和，少劳累，多食含碘食物，如海带、紫菜及海产鱼等，少食辛辣食物。

此外，合理安排饮食结构，减少脂肪摄入，保持健康的身心状况，均有利于减少或预防本病的发生。对于未排除乳腺癌可能的患者，应做好随访工作，必要时应进行活组织检查。如果患者有乳腺癌家族史或病理发现上皮细胞增生活跃，则以行单纯乳房切除为好，如病理发现有恶变，则按乳腺癌处理。

（二）药物治疗

1. 中医中药  以疏肝理气、调节冲任、活血化瘀为主，常用中成药有逍遥丸、小金丹、天冬素片等，一般中药治疗要服用一段时间方可见效。

2. 维生素类药物  机制尚不清楚，但有许多患者在接受大剂量的维生素E、维生素A、维生素B₆等治疗后有一定效果，用药方法为维生素$B_6$ 100mg，每日3次，口服；维生素E 100mg，每日1次，口服。

3. 碘剂 5%～10%的碘化钾，5mL，每日3次，口服，可以改善乳房疼痛，经前期使用效果明显。

4. 激素类药物 仅在疼痛严重以致影响工作或生活时方可考虑应用，用法为在月经前1周内口服甲睾酮，每次5mg，每日3次；肌内注射丙酸睾酮，每日25mg，共3～4日。近来应用他莫昔芬治疗，效果也比较明显。

（三）手术治疗

手术不是治疗乳腺增生症本身，而是对一些局限性肿块排除恶性可能。如果病理结果为不典型上皮增生，则可结合其增生程度、年龄及患者的要求决定手术范围。有对侧乳腺癌或有乳腺癌家族史等高危因素的，以及年龄大、肿块周围乳腺组织增生也较明显者，可做单纯乳房切除术。若无上述情况，肿块切除后密切随访。

### 三、病情观察

1. 乳腺胀痛有规律，是否与月经相关，腋窝淋巴结有无胀痛。
2. 乳腺肿块变化是否与月经相关。

### 四、病历记录

1. 记录肿块部位与发现时间及肿块大小与月经周期的关系。
2. 乳腺胀痛与月经周期关系。
3. 记录鉴别诊断的内容。

### 五、注意事项

（一）医患沟通

1. 乳腺增生症的治疗在很大程度上依靠患者本人的调节，医患交流时嘱患者：①生活有规律。②尽量少服保健品。③避免劳累，尤其是月经前后。④避免辛辣食物。这样才能取得好的治疗效果。

2. 乳腺增生症尽管是良性疾病，但其与乳腺癌很难鉴别，是否有癌变仍无定论，特别是伴有瘤化的患者，所以治疗上倾向手术切除，以排除乳腺癌，这点一定要向患方讲清，要经患者知情同意并签名。

（二）经验指导

1. 根据乳腺增生的程度可分为4级：Ⅰ级，早期；Ⅱ级，中度改变；Ⅲ级，纤维腺瘤病期；Ⅳ级，囊性增生症。乳腺囊性增生病是属于乳腺增生病的后期阶段，主要以多数中小乳管扩张形成囊状为特点。少数患者可见到乳管上皮由增生而后渐变为癌，所以本病也称为癌前期病变。其癌变多在10%～20%。

2. 药物治疗为辅，心理治疗为主。该病没有特效治疗方法，呈慢性过程、反复发作为其特点，但一部分患者可能会自愈。因此，患者应当重视心理上的自我调节，消除心理障碍。症状较重者可给予中药治疗。严重者还可使用他莫昔芬或达那唑（丹那唑）等。但这类药物都对人体的激素代谢有所干扰，需在医师的指导下服用。而外科治疗对本病无效，只有在不能排除恶性可能的情况下作为确诊的手段。

3. 对于35岁以上，具有高危因素，以及长期肿块无明显消退，肿块较明显者，应给予手术切除并做病理检查，以排除恶性可能。

4. 在医疗实践中不能轻易将一些乳房肿块诊断为乳腺增生症，应首先排除乳腺癌的可能。对诊断不明的患者，应行钼靶X线片、超声检查、细针穿刺检查等辅助检查，密切观察、定期复查。

5. 乳腺增生症的治疗，药物治疗效果不佳。因此，患者的自我调节很重要。

6. 因乳腺增生与乳腺癌难以鉴别，所以临床上对乳腺增生症伴瘤化患者的治疗较为积极，主要采取手术治疗，以排除乳腺癌的可能。

# 第五节　急性乳腺炎

急性乳腺炎（acute mastitis）是乳腺的急性化脓性感染，多为产后哺乳期女性，以初产妇多见。本病可分为急性化脓性乳腺炎和乳汁淤积性乳腺炎。急性化脓性乳腺炎通常发生在哺乳后的2～3周，是乳腺导管的感染所致。金黄色葡萄球菌是最常见的致病菌。

感染途径：致病菌直接侵入导管并逆行至乳腺小叶内，致病菌经乳头的皮肤破损或皲裂侵入。乳腺导管和乳腺小叶内积聚的乳汁促进细菌的生长，引起1个或数个腺叶的急性炎症，临床表现为体温升高，有时寒战，乳腺表面充血、红肿，出现有明显压痛的肿块，血白细胞总数升高。如未能及时治疗，可形成脓肿或瘘管。

## 二、诊断

（一）症状

1. 疼痛　患者感觉乳房疼痛，缓慢起病，呈持续性，逐渐加重。

2. 发热　随着炎症发展，患者可有寒战、高热。

（二）体征

1. 局部表现　一般初起呈蜂窝织炎样表现，患侧乳房皮肤红肿，皮温增高，可触及硬结，边界不清，有触痛，随着炎症发展，局部疼痛加重，皮肤红肿范围扩大；形成脓肿后，有波动感，脓肿可以是单房或多房性，可向外溃破，深部脓肿还可穿至乳房与胸肌间的疏松组织中，形成乳房后脓肿。常有患侧腋窝淋巴结大、压痛。

2. 全身表现　由于细菌和（或）毒素作用，患者可有寒战、高热、脉搏加快。

（三）检查

1. 实验室检查　血常规化验检查显示白细胞及粒细胞计数明显增高，严重者出现核左移。败血症者的血细菌培养为阳性。脓肿穿刺细胞学培养多为金黄色葡萄球菌。

2. 超声检查　未形成脓肿前超声检查显示为实性肿块，回声增高，无明显边界；脓肿形成后可显示液性暗区。

（四）诊断要点

1. 发病初期感乳房肿胀疼痛，局部出现红肿且具有压痛的肿块，同时可有发热等全身症状。

2. 随炎症的发展，则上述症状更为加重，炎性肿块增大，疼痛呈搏动性。

3. 患侧腋窝出现肿大淋巴结，疼痛或压痛。

4. 白细胞计数明显升高。

5. 脓肿形成，表浅脓肿易发现，深部脓肿可经穿刺或超声发现。脓肿可以是单房，但多房性者常见，表浅脓肿可自行溃破。

6. 感染严重者可并发脓毒血症。

（五）鉴别诊断

如果在哺乳期有乳房红、肿、热、痛等症状时，急性乳腺炎诊断并不困难。但在非哺乳期，要与以下疾病相鉴别。

1. 炎性乳腺癌　不多见，年龄40岁左右，特点是发展迅速、预后极差。局部皮肤也可呈炎症样表现，开始时比较局限，逐渐扩展到乳房大部分皮肤，皮肤发红、水肿、增厚、粗糙、橘皮样改变、表面温度升高，就诊时50%以上腋窝及锁骨上有肿大淋巴结。乳腺钼靶摄片检查显示边界不清，大片致密阴影，皮肤增厚，皮下血运丰富。细针穿刺抽吸或皮肤活检可见有癌细胞。

2. 浆细胞性乳腺炎　为乳腺组织的无菌性炎症，炎性细胞以浆细胞为主。发病年龄常见于绝经期前后或30～40岁，主要临床表现为乳房肿痛、乳头溢液、乳头凹陷、乳腺肿块和乳房皮肤发红，腋窝淋巴结呈炎性反应并伴有触痛。本病常反复发作。急性期，抗感染后皮肤红肿可消退，有时肿块逐步软化形成脓肿，如自行破溃可形成瘘管，慢性期抗感染效果不佳。细针穿刺抽吸可见有大量炎症细胞。

二、治疗

（一）一般治疗

早期症状轻者可不停止哺乳，但为了婴儿的健康，应停止哺乳，但患侧乳房应以吸乳器吸尽乳汁，促使乳汁通畅流出，因为乳汁是细菌理想的培养基。给予乳房热敷有利于局部血液循环，促使早期炎症的消散。

（二）药物治疗

乳房炎症在呈蜂窝织炎表现而未形成脓肿之前，应用抗生素可获得良好的效果。因主要病原菌为金黄色葡萄球菌，可不必等待细菌培养的结果，应用青霉素、头孢菌素等抗革兰阳性菌抗生素，青霉素1000万单位，静脉滴注，每日1次，用前做皮试。头孢拉定5g，静脉滴注，每日1次。耐青霉素酶的苯唑西林钠、头孢拉定等。若患者对青霉素过敏，可应用红霉素。如治疗后病情无明显改善，可根据细菌培养结果指导选用抗生素，考虑是否已有脓肿形成，可行细针穿刺以证实。因抗菌药物可被分泌至乳汁，如继续给婴儿哺乳，应避免使用四环素、氨基糖苷类、磺胺药和甲硝唑等药物，因其能对婴儿产生影响，而青霉素、头孢菌素和红霉素则无此顾虑。中药治疗可用蒲公英、野菊花等清热解毒药物。

若感染严重或脓肿引流后引发乳瘘，应停止哺乳，采取断奶处理。可口服己烯雌酚1~2mg，每日3次，共2~3日；肌内注射苯甲酸雌二醇，每次2mg，每日1次，至乳汁停止分泌为止。

（三）手术治疗

脓肿形成后应及时切开引流，为避免损伤乳管，而形成乳瘘，应按放射状做切口，深部或乳房后脓肿可沿乳房下缘做弧形切口，经乳房后间隙引流。如果有数个脓腔则应分开脓肿间的间隙。

**三、病情观察**

1. 观察患者是否有脓肿形成。
2. 脓肿切开后应观察有无渗血，引流是否通畅。

**四、病历记录**

1. 记录发病的诱因。
2. 记录穿刺的结果。
3. 记录医患沟通情况。
4. 脓肿切开引流，注意要将可能会造成乳房外形改变和乳瘘的后果，告知患者并有签字同意书。

**五、注意事项**

（一）医患沟通

1. 由于患者处于哺乳期，患病后要停止哺乳，既要忍受疾病的痛苦，又要担心停止哺乳会影响婴儿发育，所以，患者有明显的焦虑情绪，医患交流时，疏导患者紧张心理，缓解焦虑很有必要。

2. 如果乳腺肿胀较大，有可能会影响乳腺的外形，还可能会造成乳瘘，所以在脓肿切开前，要向患者讲明情况，取得患者的理解并经其签字同意。

（二）经验指导

1. 对于哺乳期女性出现乳房胀痛，并伴有发热，应考虑急性乳腺炎的可能。如为非哺乳期女性出现急性乳腺炎的表现，应注意与炎性乳腺癌、浆细胞性乳腺炎等鉴别。

2. 在急性乳腺炎早期以抗感染等非手术治疗为主，但当脓肿形成后，应及时在局部麻醉或全身麻醉下进行脓肿切开引流。

3. 脓肿切开当天应加压包扎，以防创面渗血，但24小时后应及时打开包扎，以利引流，并使脓肿各腔引流通畅，以防脓液聚集。

4. 在诊断患者可能已形成脓肿，拟切开脓肿前，一定先用注射器穿刺或超声检查证实，以免误诊。

5. 如有特殊原因须选用对婴儿生长发育有影响的药物，应向患者说明，并劝其暂避免哺乳。

# 第六节　乳腺癌

乳腺癌（breast cancer）是一种常见的恶性肿瘤，大多发生于40～60岁的女性，男性少见，女性的发病率约为男性的100倍。乳腺癌的发生率不断上升，尽管在大多数患者中，致癌的原因仍然不清楚，但许多因素已经得到证实：如初潮早、绝经迟及未经产或高龄妊娠有一定的临床意义。同全身其他恶性肿瘤一样，乳腺癌的病因尚不能完全明了，已证实的某些发病因素亦仍存在着不少争议。绝经前和绝经后雌激素是刺激发生乳腺癌的明显因素。

## 一、诊断

（一）症状

1. 乳房肿块　乳腺内无痛性肿块，常是患者就诊的主要症状，多由患者或其配偶无意中发现，也有体格检查时发现。但也有10%～15%可伴疼痛。

2. 乳头溢液　约有5%的乳腺癌可有乳头溢液症状或为乳腺导管内乳头状瘤恶变，患者更换内衣时发现有少许污迹而来就诊。

3. 乳头和乳房皮肤改变　乳头扁平、回缩，皮肤凹陷，皮肤水肿，此表现常被患者忽视。晚期乳房出现溃破而形成溃疡。乳头粗糙、糜烂，如湿疹样，进而形成溃疡，是乳头湿疹样乳腺癌的表现，而常被误诊为普通皮肤湿疹。炎性乳腺癌表现为局部皮肤可呈炎症样表现，即皮肤发红、水肿、增厚。

4. 腋窝淋巴结 晚期可出现腋窝肿大淋巴结。也有患者乳房病灶很小未被发现而先出现腋窝肿大淋巴结。

5. 乳房疼痛 不是乳腺癌常见症状，晚期乳腺癌疼痛为癌肿直接侵犯神经所致。

（二）体征

1. 乳房肿块 早期多为无痛、单发的小肿块，以乳房外上象限为常见，质硬，表面不光滑，与周围组织边界不清楚，在乳房内不易被推动。随着肿瘤增大，可引起乳房局部隆起。若累及Cooper韧带，可使其缩短而致肿瘤表面皮肤凹陷，即所谓"酒窝征"。癌块继续增大，如皮下淋巴管被癌细胞堵塞，引起淋巴回流障碍，出现真皮水肿，皮肤呈"橘皮样"改变。乳腺癌发展至晚期，可侵入胸筋膜、胸肌，以致癌块固定于胸壁而不易推动。如癌细胞侵入大片皮肤，可出现多数小结节，甚至彼此融合。有时皮肤可溃破而形成溃疡，这种溃疡常有恶臭，容易出血。

2. 腋窝淋巴结 乳腺癌淋巴转移最初多见于腋窝。肿大淋巴结质硬、无痛、可被推动；以后数目增多并融合成团，甚至与皮肤或深部组织黏着。

3. 远处转移 乳腺癌转移至肺、骨、肝脏时，可出现相应的症状。例如肺转移可出现胸痛、气急，骨转移可出现局部疼痛，肝转移可出现肝肿大、黄疸等。

4. 特殊类型 有两种特殊类型乳腺癌的临床表现与一般乳腺癌不同，即炎性乳腺癌和乳头湿疹样乳腺癌。炎性乳腺癌并不多见，特点是发展迅速、预后差。局部皮肤可呈炎症样表现，开始时比较局限，不久即扩展到乳房大部分皮肤，皮肤发红、水肿、增厚、粗糙、表面温度升高。乳头湿疹样乳腺癌少见，恶性程度低，发展慢。乳头有瘙痒、烧灼感，以后出现乳头变粗糙、糜烂，如湿疹样，进而形成溃疡，有时覆盖黄褐色鳞屑样痂皮。部分患者于乳晕区可扪及肿块。较晚发生腋淋巴转移。

（三）检查

1. 钼靶X线片 为诊断乳房疾病的重要手段。乳腺癌的表现为边界不规则的肿块影，密度较高，肿块边缘有长短不一的毛刺。病灶内存在钙化点是乳腺癌在X线片上的另一个特点。

2. 超声检查 表现为单发的实性低回声肿块，边界不清，周围常有晕征，内部回声不均匀，有不同程度的后方声影衰减，可有点状强回声的钙化点，肿块血流丰富，上方皮肤可能增厚或凹陷，腋下可能触及肿大的淋巴结。

3. CT 乳腺癌可表现为瘤体密度高于腺体密度的不规则肿块，边缘不光滑有毛刺，肿块内可能有钙化微粒，亦可能有液化坏死的低密度区。皮肤可能有增厚，可看到Cooper韧带受侵皮肤凹陷，受累的乳头可以回缩。累及胸壁时，乳腺后间隙可能消失。增强扫描时，肿块有明显强化。CT亦可同时清楚显示腋淋巴结和内乳淋巴结的情况。

4. MRI 可表现为乳腺内边界不清的肿块，边界不规则有毛刺，可显示有钙化微粒。$T_1$相肿块强度低于周围组织，$T_2$相肿块强度明显增高。

5. 乳管镜检查　常可见到2、3级导管腔内有不规则隆起或多发性小结节，沿导管内壁纵向蔓延，基底宽，易出血，管壁僵硬，弹性差。

6. 液晶及远红外热像图　乳腺癌血供丰富，肿瘤所在部位的皮肤温度比正常部位要高，液晶及热像图就是利用这一现象来探测肿瘤部位的。

7. 穿刺活检　细针穿刺细胞学检查是一种安全、简便、快速而有效的诊断方法，一般主张在做好必要的根治术术前准备后，再行穿刺活检或穿刺证实为恶性肿瘤后，应尽快行根治性手术，间隔时间应控制在1周之内，最多不超过2周。

8. 切除活检或切取活检　这是应用最广泛、结果最可靠的诊断方法。对于乳腺内肿块，凡考虑为肿瘤病变或不能排除肿瘤可能性者，均应行切除活检，若怀疑为恶性病变者则应在有冷冻切片设备及做好根治性手术准备的情况下进行。只有肿瘤巨大或已有周围广泛粘连，甚至破溃者，才用切取活检方法。

（四）诊断要点

1. 乳腺癌大多发生于40～50岁女性，近年有年龄提前的倾向。月经初潮早、绝经晚、未生育、乳腺癌家族史及长期高脂肪饮食者为高危人群。

2. 无痛性肿块为常见症状，少数可有疼痛，肿块质地较硬，边界不清，活动度差，表面不光滑。

3. 局部皮肤凹陷、水肿，呈"橘皮样"改变，晚期可破溃、感染、坏死，呈"火山口"样改变并伴有恶臭，肿瘤细胞向皮肤扩散而形成"卫星"结节。

4. 乳头凹陷、抬高，可有乳头溢液（血性或浆液性）。乳头乳晕可有糜烂、渗出、皲裂、增厚等湿疹样变。

5. 淋巴结大，早期同侧腋窝淋巴结大，质硬，无压痛，分散分布或融合成团及锁骨上淋巴结大。

6. 可有上肢水肿及血行转移到肺、肝、脑、骨骼而出现相应症状。

7. 超声、CT、钼靶摄片及MRI、红外线等辅助检查可协助诊断。穿刺细胞学检查及病理活检可明确诊断。

（五）鉴别诊断

1. 纤维腺瘤　常见于青年女性，肿瘤大多为圆形或椭圆形，边界清楚，活动度大，发展缓慢，一般易于诊断。但40岁以后的女性不要轻易诊断为纤维腺瘤，必须排除恶性肿瘤的可能。

2. 乳腺增生症　多见于中年女性，特点是乳房胀痛、肿块可呈周期性，与月经期有关。肿块或局部乳腺增厚与周围乳腺组织分界不明显。可观察一至数个月经周期，若月经来潮后肿块缩小、变软，则可继续观察，如无明显消退，可考虑手术切除及活检。

3. 浆细胞性乳腺炎　这是乳腺组织的无菌性炎症，炎性细胞中以浆细胞为主。临床上60%呈急性炎症表现，肿块大时皮肤可呈橘皮样改变。40%患者开始即为慢性炎症，表现为乳晕旁肿块，边界不清，可有皮肤粘连和乳头凹陷。

4. 乳腺结核　这是由结核杆菌所致乳腺组织的慢性炎症。好发于中、青年女性。症程较长，发展较缓慢。局部表现为乳房内肿块，肿块质硬韧，部分区域可有囊性感。肿块边界不清晰，活动度可受限。

## 二、治疗

### （一）手术治疗

手术治疗是乳腺癌的主要方法之一，还有辅助化学药物、内分泌、放射和生物治疗等。对病灶仍局限于局部及区域淋巴结的患者，手术治疗是首选。目前应用的5种手术方式均属治疗性手术，而不是姑息性手术。

1. 乳腺癌根治术　手术应包括整个乳房、胸大肌、胸小肌、腋窝及锁骨下淋巴结的整块切除。有多种切口设计方法，可采取横或纵行梭形切口，皮肤切除范围一般距肿瘤3cm，手术范围上至锁骨，下至腹直肌上段，外至背阔肌前缘，内至膏肓旁或中线。该术式可清除腋下组（胸小肌外侧）、腋中组（胸小肌深面）及腋上组（胸小肌内侧）3组淋巴。乳腺癌根治术的手术创伤较大，故术前必须明确病理诊断，对未确诊者应先将肿瘤局部切除，立即进行冰冻切片检查，如证实是乳腺癌，随即进行根治术。

2. 乳腺癌扩大根治术　即在上述清除腋下、腋中、腋上3组淋巴结的基础上，同时切除胸廓内动、静脉及其周围的淋巴结（即胸骨旁淋巴结）。

3. 乳腺癌改良根治术　有两种术式：①保留胸大肌，切除胸小肌。②保留胸大肌和胸小肌。前者淋巴结清除范围与根治术相仿，后者不能清除腋上组淋巴结。根据大量病例观察，认为Ⅰ、Ⅱ期乳腺癌应用根治术及改良根治术的生存率无明显差异，该术式保留了胸肌，术后外观效果较好，目前已成为常用的手术方式。

4. 全乳房切除术　手术范围必须切除整个乳腺，包括腋尾部及胸大肌筋膜。该术式适宜于原位癌、微小癌及年迈体弱不宜做根治术者。

5. 保留乳房的乳腺癌切除术　手术包括完整切除肿块及腋淋巴结清扫。肿块切除时要求肿块周围包裹适量正常乳腺组织，确保切除标本的边缘无肿瘤细胞浸润。术后必须辅以放疗、化疗。

手术方式的选择还应根据病理分型、疾病分期及辅助治疗的条件而定。对可切除的乳腺癌患者，手术应达到局部及区域淋巴结能最大限度地清除，以提高生存率，然后再考虑外观及功能。对Ⅰ、Ⅱ期乳腺癌可采用乳腺癌改良根治术及保留乳房的乳腺癌切除术。在综合辅助治疗较差的地区，乳腺癌根治术还是比较适合的手术方式。胸骨旁淋巴结有转移者，如术后无放射治疗条件可行扩大根治术。

（二）化学药物治疗

浸润性乳腺癌术后应用化学药物辅助治疗，可以改善生存率。乳腺癌是实体瘤中应用化疗最有效的肿瘤之一，化疗在整个治疗中占有重要的地位。常用的有CMF方案（环磷酰胺、氨甲蝶呤、氟尿嘧啶），根据病情可在术后尽早（1周内）开始用药。剂量为环磷酰胺（C）400mg／m²体表面积，氨甲蝶呤（M）20mg／m²体表面积，氟尿嘧啶（F）400mg／m²体表面积，均为静脉注射，在第1日及第8日各用药1次，为1个疗程，每4周重复，6个疗程结束。因单药应用阿霉素的效果优于其他抗癌药，所以对肿瘤分化差、分期晚的病例可应用CAF方案（环磷酰胺、阿霉素、氟尿嘧啶）。环磷酰胺（C）400mg／m²体表面积，静脉注射，第1日；阿霉素（A）40mg／m²体表面积，静脉注射，第1日；氟尿嘧啶（F）400mg／m²体表面积，静脉注射第1、8日，每28日重复给药，共8个疗程。化疗前患者应无明显骨髓抑制，白细胞>$4\times10^9$／L，血红蛋白>80g／L，血小板计数>$50\times10^9$／L。化疗期间应定期检查肝、肾功能，每次化疗前要查白细胞计数，如白细胞计数<$3\times10^9$／L，应延长用药间隔时间。应用阿霉素者要注意心脏毒性或用表柔比星替代，其心脏毒性比较轻。

术前化疗目前多用于Ⅲ期病例，可探测肿瘤对药物的敏感性并使肿瘤缩小，减轻与周围组织的粘连。药物可采用CMF、CAF，一般用2～3个疗程。

（三）内分泌治疗

癌肿细胞中雌激素受体（estrogen receptor，ER）含量高者，称激素依赖性肿瘤，这类患者对内分泌治疗有效。而ER含量低者，称激素非依赖性肿瘤，内分泌治疗效果差。因此，对手术切除的标本除做病理检查外，还应测定ER和孕激素受体（progesterone receptor，PR）。不仅可帮助选择辅助治疗方案，对判断预后也有一定作用。

三苯氧胺（tamoxifen）系非甾体激素的抗雌激素药物，其结构式与雌激素相似，可在靶器官内与雌二醇争夺ER，三苯氧胺、ER复合物能影响DNA基因转录，从而抑制肿瘤细胞生长。临床应用表明，该药可降低乳腺癌术后复发及转移，对ER、PR阳性的绝经后女性效果尤为明显。同时可减少对侧乳腺癌的发生率。三苯氧胺的用量为每日20mg，一般服用5年。该药安全有效，不良反应有潮热、恶心、呕吐、静脉血栓形成、眼部不良反应、阴道干燥或分泌物多。长期应用后小部分患者可能发生子宫内膜癌。

新近发展的芳香化酶抑制药，如来曲唑等，有资料证明其效果优于三苯氧胺，这类药物能抑制肾上腺分泌的雄激素转变为雌激素过程中的芳香化环节，从而降低雌二醇，达到治疗乳腺癌的目的。

（四）放射治疗

乳腺癌局部治疗的手段之一。在保留乳房的乳腺癌手术后，放射治疗是重要组成部分，应于肿块局部广泛切除后给予较高剂量放射治疗。单纯乳房切除术后可根据患者年龄、疾病分期分类等情况，决定是否应用放射治疗。根治术后是否应用放射治疗，多数认为对Ⅰ期患者无益，对Ⅱ期以后患者能降低局部复发率。

目前根治术后不做常规放疗，而对复发高危患者，放射治疗可降低局部复发率，提高生命质量。

（1）病理报告有腋中或腋上组淋巴结转移者。

（2）阳性淋巴结占淋巴结总数1／2以上或有4个以上淋巴结阳性者。

（3）病理证实胸骨旁淋巴结阳性者（照射锁骨上区）。

（4）原发灶位于乳房中央或内侧而做根治术后，尤其是腋淋巴结阳性者。

（五）生物治疗

近年临床上已逐渐推广使用的曲妥珠单抗注射液，系通过转基因技术制备，对CerbB-2过度表达的乳腺癌患者有一定效果，特别是对其他化疗药无效的乳腺癌患者也能有部分疗效。

### 三、病情观察

1. 乳房肿块未明确性质前，应嘱患者每隔2～3个月到医院复查，观察肿块大小、质地、边缘、活动度等。如有怀疑，复查辅助检查。

2. 术后早期应观察引流液颜色和量、切口有无感染力、皮瓣有无坏死，后期观察皮下有无积液、患侧上肢有无水肿、活动情况。

3. 化疗期间应注意化疗不良反应，如骨髓抑制、肝肾损伤、心脏毒性、消化道反应等。

4. 放疗期间应注意放疗并发症，如放射肺炎、心包炎、上肢水肿、皮肤溃疡等。

5. 内分泌药物治疗期间，应注意内分泌药物不良反应，如阴道出血、阴道分泌物增多、面部潮红等。

6. 术后定期复查，检查内容包括患侧胸壁有无肿块复发，对侧乳房有无肿块，两腋窝及锁骨有无肿大淋巴结，肝、肺、骨有无转移。

### 四、病历记录

1. 记录医患交流的情况。

2. 记录乳房淋巴结是否有肿大。

3. 对术后可能出现的手术并发症、治疗方案要患者知情同意并签字。

### 五、注意事项

（一）医患沟通

1. 术前与患者沟通的目的是让患者理解

（1）手术有较明显的指征。

（2）做手术有一定的风险。

（3）医患双方合作，使诊疗风险降到最低。

2. 鼓励患者坚持治疗

乳腺癌患者术后须化疗，化疗反应一般较重，所以医患交流时要坚定患者战胜疾病的信心。

（二）经验指导

1. 要提高乳腺癌的早期检出率，提高患者的生存率。乳腺组织在不同年龄及月经周期中可出现多种变化，因而注意查体方法及检查时距月经期的时间。年龄在乳腺癌的诊断中是重要因素，同样大小质地的肿块，在20岁和50岁可能是两种不同的病理结果。

2. 应始终强调乳腺癌是一种全身性病变，采取综合治疗，手术、放疗都属局部治疗，化疗、内分泌治疗属全身治疗。因此，手术范围不要强求过大，乳腺癌根治术、乳腺癌扩大根治术已不常用，乳腺癌改良根治术和保留乳房的乳腺癌切除术是目前较常用的术式。术后辅助化疗应早期应用，应用要规范，剂量要足够。放射治疗只降低局部复发率，对生存率改善不明显，因此应用时要有指征。内分泌治疗要根据雌、孕激素受体结果，不要盲目使用，否则不仅无效反而增加不良反应。

3. 术后一定要加强随访，早期发现复发，早期治疗。

# 第七节　胃十二指肠溃疡

胃、十二指肠局限性圆形或椭圆形的全层黏膜缺损，称为胃十二指肠溃疡（gastroduodenal ulcer，DU）。因溃疡的形成与胃酸-蛋白酶的消化作用有关，也称为消化性溃疡。溃疡的黏膜缺损超过黏膜肌层，不同于糜烂。消化性溃疡是人类的常见病，呈世界性分布，估计有10%的人口都患过此病。胃镜检查发现率我国南方高于北方，城市高于农村。临床上十二指肠溃疡较胃溃疡多见，两者之比约为3：1。十二指肠溃疡好发于青壮年，胃溃疡的发病年龄较迟，平均晚10年。消化性溃疡的发作有季节性，秋冬和冬春之交远比夏季常见。

## 一、诊断

（一）症状

1. 腹痛　询问疼痛的病程及规律性，与进食之间的关系、诱因、缓解因素等。是否有泛酸、嗳气、恶心、呕吐等伴随症状，如突发上腹部刀割样剧烈疼痛并很快向全腹弥漫应该考虑急性穿孔。慢性穿透性溃疡疼痛往往剧烈并向腰背部放射。

2. 呕血和（或）黑便　询问呕血和黑便的性状及量。注意有无头晕、冷汗、心悸、血压下降、脉率增快等表现。注意有无肝硬化，发病前有无剧烈呕吐。

3. 呕吐　询问呕吐的特点，持续时间，与进食的关系，能否缓解，呕吐物性状及量，特别注意是否呕吐隔夜宿食，是否含有胆汁。

4. 消瘦、贫血、腹泻　注意患者近期体重变化，排便次数及大便性状，有无头晕、乏力、血红蛋白和（或）红细胞进行性下降等表现。

（二）体征

1. 一般情况　患者可有消瘦、贫血或营养不良，特别是有并发症者。大出血时有血流动力学不稳定表现。幽门梗阻可并发水电解质失衡表现。溃疡急性穿孔的患者晚期可表现为中毒性休克。

2. 腹部检查　腹部局限性压痛，十二指肠溃疡压痛点位于剑突下偏右，胃溃疡压痛点位于剑突下。幽门梗阻时可见胃型、胃蠕动波、振水音。急性穿孔时有压痛、肌紧张、反跳痛等腹膜炎体征，肝浊音界消失或缩小，移动性浊音，肠鸣音减弱，腹腔穿刺可见胃肠内容物。大出血时腹胀，肠鸣音活跃。

（三）检查

1. 幽门螺杆菌（helicobacter pylori，Hp）检测　Hp感染的诊断已成为消化性溃疡的常规检测项目，其方法可分为侵入性和非侵入性两大类，前者须做胃镜检查和胃黏膜活检，可同时确定存在的胃十二指肠疾病，后者仅提供有无Hp感染的信息。90%的十二指肠溃疡患者和75%胃溃疡患者并发幽门螺杆菌感染。尿素酶试验是幽门螺杆菌简便快速的检测方法，可以于胃镜检查时对窦部活检组织进行检测。组织学检查是诊断的金指标。非侵入性检验包括血清免疫球蛋白试验和同位素标记尿素呼吸试验。

2. 胃液分析　DU患者的胃酸分泌正常或低于正常，部分DU患者则增多，但与正常人均有很大重叠。故胃液分析对消化性溃疡诊断和鉴别诊断价值不大。目前主要用于促胃液素瘤的辅助诊断，如果BAO每小时>15mmol、MAO每小时>60mmol，BAO／MAO比值>60%，提示有促胃液素瘤之可能。

3. 血清促胃液素测定　消化性溃疡时血清促胃液素较正常人稍高，但诊断意义不大，故不应列为常规。但如怀疑有促胃液素瘤，应做此项测定。血清促胃液素值一般与胃酸分泌呈反比，胃酸低，促胃液素高；胃酸高，促胃液素低；促胃液素瘤时则两者同时升高。

4. X线钡餐检查　气钡双重对比造影能更好地显示黏膜像。溃疡的X线影像有直接和间接两种：龛影是直接影像，对溃疡诊断有确诊价值。良性溃疡凸出于胃十二指肠钡剂轮廓之外，在其周围常见一光滑环堤，其外为辐射状黏膜皱襞。间接影像包括局部压痛、胃大弯侧痉挛性切迹、十二指肠壶腹部激惹和球部畸形等，间接影像仅提示有溃疡。

5. 胃镜检查和黏膜活检　胃镜检查不仅可对胃十二指肠黏膜直接观察、摄影，还可在直视下取活检做病理检查和Hp检测。

（四）诊断要点

1. 详细地询问病史及全面的体格检查仍是胃十二指肠溃疡临床诊断的最基本方法。

2. 根据本病的周期性发作、节律性上腹痛、慢性病程、进食及服用抗酸药物可使症状缓解等典型表现，通常可做出临床诊断。

3. 反复发作的典型症状以及X线钡餐和（或）纤维胃镜检查阳性可以确诊。

4. X线钡餐检查可作为胃十二指肠溃疡诊断的初步依据。

5. 胃镜已成为溃疡病的主要诊断手段。纤维胃镜不仅能直接观察溃疡形状，还可以取活体组织做病理检查。电子胃镜的出现，使图像记录得到很大的改善。超声胃镜可对胃壁的深层损伤进行扫描，在溃疡病的诊断和鉴别诊断中发挥着越来越大的作用。

（五）鉴别诊断

1. 胃癌　对于年龄较大，典型溃疡症状消失，取而代之不规则持续疼痛或症状日益加重、饮食习惯改变、腹泻、体重减轻、消瘦乏力、贫血等表现，需提高警惕。胃镜结合病理学检查是唯一可靠的诊断方法。

2. 急、慢性胆管疾病　胆囊炎、胆囊结石引起腹痛与体征均以右上腹为明显，疼痛可放射至右肩，可伴黄疸，超声检查有助鉴别诊断。

3. 胃泌素瘤　亦称Zollinger-Ellison综合征，是胰腺非B细胞瘤分泌大量胃泌素所致。胃泌素可刺激壁细胞引起增生，分泌大量胃酸。经过正规治疗后溃疡复发，多发性溃疡，溃疡位于不寻常的部位，如十二指肠第2、3部和并发症需要外科治疗时，应该排除Zollinger-Ellison综合征。患者有过高胃酸分泌及空腹血清胃泌素>200pg／mL（通常>500pg／mL）。

4. 功能性消化不良　指有消化不良的症状而无溃疡及其他器质性疾病（如肝、胆、胰腺疾病）者而言，检查可完全正常或只有轻度胃炎。此症颇常见，多见于年轻女性。表现为餐后上腹饱胀、嗳气、泛酸、恶心和食欲减退等，有时症状酷似消化性溃疡。与消化性溃疡的鉴别需要做X线和胃镜检查。

5. 钩虫病　钩虫寄居于十二指肠，可引起十二指肠炎、渗血，甚至出现黑便。症状可酷似十二指肠溃疡。胃镜检查在十二指肠降部可找到钩虫和出血点。凡来自农村且有消化不良及贫血者，应做常规粪检寻找钩虫卵，阳性者应进行驱虫治疗。

二、治疗

消化性溃疡发生是由于对胃、十二指肠黏膜有损伤作用的侵袭因素，与黏膜自身的防御能力之间失去平衡的结果。因此，治疗消化性溃疡的策略是减少侵袭因素，增强胃、十二指肠黏膜的防御能力。治疗的目标是消除症状，促进愈合，防止复发。

（一）一般治疗

保持良好的生活规律；调整精神状态，避免过度疲劳和紧张；改善饮食习惯，不要暴饮暴食，避免辛辣、刺激饮食；戒烟、戒酒，尽量避免使用对胃黏膜有损害的药物，如非甾体消炎药、肾上腺皮质激素、抗肿瘤药物等。

（二）药物治疗

1. 抗酸药物

（1）制酸剂：为一类弱碱性药物，可以中和胃酸，抑制胃蛋白酶活力，缓解溃疡疼痛，能促进溃疡愈合。主要有碳酸氢钠、碳酸钙、氧化镁、氢氧化铝、三硅酸镁、铝碳酸镁（hydrotalcite）等。目前常用铝镁复合制剂，含氢氧化铝较多时常常导致便秘，含氢氧化镁较多时则可引起腹泻。心、肾疾病患者慎用。其中，铝碳酸镁兼有抗酸和保护胃黏膜作用，能迅速中和胃酸，缓解溃疡症状，促进溃疡愈合，其疗效与其他胃黏膜保护药相似，不良反应很少。铝碳酸镁咀嚼片：500～1000mg，每日3～4次，餐后及睡前服。格列吡嗪：15mL，三餐后1小时加睡前各服1次，每日3～4次。神黄钠铝：2粒，每日3次。维U颠茄铝镁：1粒，每日3次。由于其铝含量极低，且为大分子结构，因此几乎没有铝的吸收。抗酸药剂型以液体（凝胶溶液）最好，粉剂次之，片剂较差，片剂应嚼碎服用。

（2）抗胆碱受体药物：是一类对毒蕈碱受体具有拮抗作用的药物。可以阻断乙酰胆碱的功能，抑制胃酸、胃蛋白酶分泌，解痉镇痛，降低胃肠运动性和胃的排空速率等作用。常用药：阿托品、山莨菪碱（654-2）、颠茄、溴丙胺太林等，但此类药可以导致胃潴留和胃泌素分泌增加，对胃溃疡不利。另外，还可引起心慌、口干、腹胀、便秘、排尿困难等，目前临床已较少使用。一种新的抗胆碱能药物——哌仑西平上市，不良反应较小，常用剂量50mg，每日2次，疗程4～6周。

（3）$H_2$受体拮抗药（$H_2$-RA）：$H_2$受体拮抗药竞争性和选择性地抑制组胺与$H_2$受体结合，从而抑制细胞内cAMP浓度和壁细胞分泌胃酸，达到抑制胃酸分泌的作用。目前常用的包括第一代产品西咪替丁0.8g，每日1次；雷尼替丁150mg，每日2次；法莫替丁20mg，每日2次；空腹服用。目前罗沙替丁、尼扎替丁也已开始使用，抑酸作用强，不良反应少。在作用强度和作用时间方面均有显著优势。常见的不良反应有腹胀、口干、头晕头痛，少见的不良反应有白细胞计数减少、男性乳房发育等。

（4）质子泵抑制剂（proton pump inhibitor，PPI）：即$H^+$-$K^+$-ATP酶抑制药，抑制基础胃酸分泌和各种刺激引起的胃酸分泌。具有强有力的抑酸作用，是西咪替丁的8～20倍。主要PPI有：奥美拉唑（omeprazole）每日20～40mg；兰索拉唑（lansoprazole）每日30～60mg；泮托拉唑（pantoprazole）每日40mg；艾索美拉唑20～40mg；雷贝拉唑10～20mg；早晚空腹服用。对$H_2$-RA疗效不佳的患者也有效，不良反应少，可有头晕、恶心等，极少见有白细胞计数减少。质子泵抑制药的使用使许多以前认为难治性溃疡都得到痊愈，是一种比较安全的药物。

（5）胃泌素受体拮抗药：丙谷胺（proglumide）能竞争性地拮抗胃泌素与壁细胞上的胃泌素受体结合，从而抑制胃酸分泌，另外还有促进胆汁分泌的作用。适合消化性溃疡伴有胆囊炎、胆石症患者，常用剂量400mg，每日3次，疗程4~6周。不良反应有偶见失眠、乏力、口干、头晕等。

2. 黏膜保护药　胃黏膜保护作用的减弱是溃疡形成的重要因素，加强胃黏膜保护作用，促进胃黏膜的修复是治疗PU的重要环节之一。常用黏膜保护药有硫糖铝、铋剂、前列腺素E及近年来颇受重视的铝碳酸镁等。此类药物可主要通过促进黏液和碳酸氢盐分泌及改善黏膜血流等发挥作用。

（1）铋剂：主要是在酸性环境中与溃疡面的蛋白质起螯合作用，保护胃黏膜，促进溃疡愈合，无抗酸作用，但具有较强杀灭Hp的作用。目前常用枸橼酸铋钾（colloid bismuth subcitrate，CBS）和胶体果胶铋等。常用量：枸橼酸铋钾110mg，每日4次，分别于3餐前和睡前口服；胶体果胶铋240mg，每日2次，分别于早餐前和睡前口服，8周为1个疗程。不良反应少见，但服药可使大便变黑。此药所含铋剂有蓄积作用，应避免长期服用，严重肾功能不全者忌用该药，老年人和儿童应严格掌握疗程。少数患者服药后出现便秘、恶心、一过性血清转氨酶升高等。

（2）硫糖铝（sucralfate）：是蔗糖硫酸酯的碱式铝盐。可与溃疡面上渗出的蛋白质相结合，形成保护膜，阻止胃酸、胃蛋白酶和胆汁酸继续侵袭溃疡面，有利于黏膜再生和溃疡愈合。此外，硫糖铝还可以刺激内源性前列腺素的合成和释放，尤其适合于残胃溃疡和残胃炎。常用剂量每日4g，分别于3餐前和睡前1小时口服，连服4~6周为1个疗程。硫糖铝的不良反应较少，少数患者可出现便秘，硫糖铝不宜与食物、抗酸药或其他药物同服。

（3）前列腺素E（prostaglandine E）：有细胞保护、修复胃黏膜屏障、抑制胃酸分泌作用，是目前预防和治疗非甾体消炎药引起的胃和十二指肠黏膜损伤最有效的药。米索前列醇（misoprostol）和恩前列素（enprostil）已应用于临床。米索前列醇（喜克溃）：常用量$200\mu g$，每日4次，3餐前和睡前口服，疗程4~8周。常见的不良反应是腹部不适和腹泻，其具有收缩妊娠子宫的作用，孕妇禁用，有脑血管病和冠心病者慎用。

（4）甘珀酸（carbenoxolone）：每次50mg，每日3次。

（5）替普瑞酮（teprenone）：为新型胃黏膜保护剂。每次50mg，每日3次。

（6）胸腺蛋白：具有促进胃黏液分泌及增强胃黏膜屏障作用，也被用于消化性溃疡的治疗。每次30mg，每日2次。

3. 清除幽门螺杆菌（Hp）的药物　治疗Hp感染的药物主要是抗生素，包括诺氟沙星、呋喃唑酮、氨苄西林、甲硝唑、庆大霉素、克拉霉素等。铋剂、质子泵抑制药（PPI）、硫糖铝等也有一定的抗菌活性。中药乌梅、大黄、黄连等也有抗菌作用。提高Hp根除率的有效方法是联合用药。质子泵抑制药与抗生素联合应用，能提高后者抗

Hp的疗效。

方案一为PPI+两种抗生素：①PPI标准剂量+克拉霉素0.5g+阿莫西林1.0g，每日2次，疗程1周。②PPI标准剂量+阿莫西林1.0g+甲硝唑0.4g，每日2次，疗程1周。③PPI标准剂量+克拉霉素0.25g+甲硝唑0.4g，每日2次，疗程1周。

方案二为铋剂+两种抗生素：①铋剂标准剂量+阿莫西林0.5g（或四环素0.5g）+甲硝唑0.4g，每日2次，疗程2周；②铋剂标准剂量+克拉霉素0.25g+甲硝唑0.4g，每日2次，疗程1周。

PPI标准剂量：奥美拉唑20mg、兰索拉唑30mg、泮托拉唑40mg、艾索美拉唑20mg、雷贝拉唑10mg。铋剂标准剂量：枸橼酸铋钾220mg、胶体果胶铋240mg。如果根除失败，则选用PPI+铋剂+两种抗生素四联疗法，作为二线疗法补救。方案中甲硝唑可用替硝唑0.5g、呋喃唑酮0.1g替代。

治疗过程中有些患者会出现腹部不适、恶心、腹泻等，极少见有头晕、头痛等反应，属抗生素的消化道反应，停药后会消失，严重者可更换抗生素。

### （三）手术治疗

1. 十二指肠溃疡

（1）手术适应证：无严重并发症的十二指肠溃疡以内科治疗为主，外科治疗的重点是对其并发症的处理。适应证：①十二指肠溃疡出现的并发症，溃疡急性穿孔、大出血或瘢痕性幽门梗阻。②内科治疗无效，经应用抑酸药和抗幽门螺杆菌药物的正规内科治疗，停药4周后经纤维胃镜复查溃疡未愈者，再重复治疗共3个疗程，溃疡仍不愈合者，视为内科治疗无效。

（2）手术方法：胃大部切除术或高选择性迷走神经切断术。

2. 胃溃疡

（1）手术适应证：①经过短期（4~6周）内科治疗无效。②内科治疗后溃疡愈合且继续用药，但溃疡复发者，特别是6~12个月复发者。③发生溃疡出血、幽门梗阻及溃疡穿孔。④胃十二指肠复合溃疡。⑤直径2.5cm以上的巨大溃疡或疑为恶变者。⑥年龄超过45岁的胃溃疡患者。

（2）手术方法：首选术式为胃大部切除术。高位胃溃疡可做高选择性迷走神经切断加幽门成形术等。

### 三、病情观察

#### （一）术前

观察患者对药物及非手术治疗的反应。溃疡大出血患者观察生命体征，呕血量、大便的量，血细胞比容，RBC、HB的变化；幽门梗阻患者观察呕吐物或胃肠减压物的性状和量，胃型、蠕动波及震水声，腹部有无包块，有无脱水及电解质紊乱；溃疡急性穿孔的患者除观察生命体征外，更重要的是腹部体征，注意腹痛、肌紧张、反跳痛的范围，其他还包括WBC及中性粒细胞计数。

（二）术后

一般情况及生命体征：体温、脉搏、血压、呼吸、氧饱和度；神志、反应；发绀；有无黄疸；营养状况等。腹部情况，胃管引流物的性状和量，排便、排气情况，呕吐、呃逆，腹腔引流液及进食情况。

### 四、病历记录

1. 患者病情重、变化快，病历要及时记录患者病情的动态变化，以及医护人员的处理方案。

2. 向患者及其家属交代病情要有记录，重要的检查和治疗要有患方知情同意签字。

### 五、注意事项

（一）医患沟通

1. 告知患者及其家属对患者的诊断及可能诊断。诊断不确定时应注意留有余地。

2. 术前详细交代拟行手术方案，阐明术中及术后可能发生的并发症，尽可能避免遗漏。征得患者及其家属同意并签字后方可手术。

3. 手术过程中如改变手术方案，应及时通知患者家属或委托代理人，征得同意后方可实施并记录在案，家属签字。如手术中误伤脾脏或结肠中动脉，须行脾切除或结肠切除时，务必征得家属同意。

4. 患者病情变化或发生并发症时，应及时告知患者及其家属，针对并发症的处理方案也应征得同意。

（二）经验指导

1. 有10%～15%的消化性溃疡临床上无症状，称为"沉默溃疡"，有些患者往往以上消化道出血或溃疡穿孔就诊。因此，并不能因为没有溃疡病史而排除此病。

2. 直径>2.5cm胃溃疡或位于胃大弯的溃疡绝大多数为恶性病变。胃镜能够直接观察病变，因可以进行组织活检而对溃疡的诊断非常有价值，有利于排除恶性病变及幽门螺杆菌检测。在临床上较钡餐检查更受推崇。溃疡出血时除了诊断外，还可以对出血部位进行介入治疗。

3. 近年由于纤维内镜技术的日益完善，胃酸分泌机制的阐明及幽门螺杆菌作为重要致病因子的认识，溃疡病的内科疗法效果明显提高，所谓"难治性溃疡病"很少见到，故外科治疗的重点应是对并发症的处理。

4. 针对消化性溃疡的手术有多种，临床应根据患者的情况、手术医师的经验和水平，以及医院的条件选择。国内和欧美在手术方式的选择上有不同，欧美多推崇迷走神经切断手术，而国内多施行胃切除手术。原因除了医师对手术的理解和习惯外，人种和饮食习惯方面的差异也是因素之一。

5. 胃切除范围，应根据解剖边界客观确定。胃切除的手术方式也有多种，很难评价各种术式之间的优劣。在选择恰当的术式同时，应该更注重手术完成的质量。

6. 需外科处理的患者，也有部分患者可经非手术治疗而缓解，再经内科规则治疗而痊愈。

（1）活动性溃疡所致的痉挛性和炎症水肿性幽门梗阻。

（2）溃疡少量出血，可在内、外科严密观察下止血。

（3）空腹溃疡小穿孔，患者一般情况好、年轻、主要脏器无疾病，溃疡病史较短，症状和体征轻的，可采用半卧位、胃肠减压、输液及抗生素治疗。

# 第八节　胃癌

胃癌（gastric cancer）是最常见的胃肿瘤，系源于上皮的恶性肿瘤，即胃腺癌。在胃的恶性肿瘤中，腺癌占95%。这也是最常见的消化道恶性肿瘤，胃癌虽然是全球性疾病，但两性间、不同年龄间、各国家地区间、各种族间，甚至同一地区不同时期的发病率都有较大差异。男性居多，男性女性之比为（2~3）：1。发病年龄多属中老年，青少年较少。我国的发病率较高，不同地区间也有较大差别，一般北方比南方高，沿海比内地高。随着社会经济的不断发展，胃癌的发病率呈现下降的趋势。

## 一、诊断

（一）症状与体征

1. 早期胃癌　多见于30岁以上的患者，有慢性胃痛或上腹部胀满病史，近期加重或疼痛规律改变而又有上腹部轻压痛。另外，虽无胃病史，但有原因不明的消瘦、黑便或有食欲减退、乏力、上腹饱满、嗳气、恶心、呕吐、泛酸、贫血等症状时，需要进一步检查排除早期胃癌。

2. 进展期胃癌

（1）最早和最常见的症状是上腹胀痛，进展期上腹痛规律改变，上腹痛向腰背部放射时，与肿瘤累及胰腺有关；穿孔时剧痛难忍。

（2）消瘦、乏力、食欲减退。

（3）恶心、呕吐，胃癌引起的梗阻或胃功能紊乱所致。

（4）上消化道出血，呕血、黑便，小量者仅粪便隐血阳性，可有贫血表现。

（5）腹部包块、上腹部包块、直肠前凹包块、脐部和左锁骨上淋巴结大（约10%）与肿瘤转移有关。

3. 胃癌的伴癌综合征 指胃癌细胞直接或间接产生的某些特殊激素和生理活性产物所致的特殊临床表现，并非肿瘤本身浸润、转移的机械作用所造成的表现。有时可出现在胃癌确诊之前。①皮肤黏膜：痛痒感、痒疹、带状疱疹、皮肌炎、黑棘皮病。②内分泌与代谢：低T$_3$综合征、雌激素升高、皮质醇增多症、类癌综合征。③神经肌肉综合征：癌症引起非转移性神经疾病称"副肿瘤综合征"或称癌对神经系统的"远隔作用"，同时又有肌肉病变的称癌性神经肌病。约3%的男性胃癌和13%的女性胃癌患者具有神经肌肉系统异常，常见的是亚急性或慢性多远端感觉运动性神经病。

（二）检查

为提高胃癌早期诊断率，联合应用纤维胃镜检查、X线钡餐检查和胃液细胞学检查，可使胃癌早期诊断率高达98%。

1. 纤维胃镜检查 可直视下发现病灶，还可摄像及取活组织检查，诊断正确率可达90%以上。胃镜下早期癌可呈现一片变色的黏膜，局部黏膜呈颗粒状粗糙不平或呈轻度隆起或凹陷，有僵直感。胃镜下应估计癌肿大小，直径<1cm称小胃癌，直径<0.5cm称微小胃癌。胃镜下喷0.5%亚甲蓝，病变处着色，有助于指导活检。

2. X线钡餐检查 若用加压投照、气钡双重对比和低张造影，使早期胃癌确诊率达89%。肿块型癌表现为突向腔内的不规则充盈缺损；溃疡型癌则表现为形态不整的龛影，胃壁僵硬，蠕动波不能通过或邻近黏膜呈杆状中断；弥漫型癌可见胃黏膜皱襞粗乱，胃壁僵硬，蠕动波消失，呈狭窄的"革袋状"胃。胃溃疡和恶性溃疡的X线检查鉴别见表1-1。

表1-1　胃溃疡和恶性溃疡的X线鉴别

| 项目 | 胃溃疡 | 恶性溃疡 |
|---|---|---|
| 溃疡大小 | 多数直径小于2.5cm | 多数直径大于2.5cm |
| 溃疡部位 | 常见于胃小弯直位部和胃窦部小弯侧 | 常见于胃小弯横部、贲门附近和胃大弯侧 |
| 溃疡形状 | 圆形或椭圆形龛影，边缘平滑，龛影突出于胃轮廓以外 | 龛影不规则，边界不整齐，龛影在胃轮廓以内呈充盈缺损 |
| 溃疡壁及周围黏膜特征 | 不僵硬，蠕动波可通过溃疡，多数没有"半月征"，溃疡周围黏膜变平或呈星状排列向溃疡集中 | 僵硬，蠕动波不能通过，常见有"半月征"，溃疡周围黏膜粗乱或消失 |
| 胃的形态治疗反应 | 因痉挛变形，症状缓解后消失，龛影缩小，以致消失 | 变形严重，可于多次检查无变化或逐渐恶化，龛影变化不大或可稍见小，但不消失 |

3. 细胞学检查　用纤维光束胃镜直接冲洗或摩擦法，将抽出液离心沉淀涂片找癌细胞。

此外，胃癌患者胃液分析多显示游离酸缺乏或减少，经注射组胺后，游离酸改变仍不明显。粪便隐血试验多呈持续阳性，均有助于胃癌的诊断。血清癌胚抗原（carcinoembryonic antigen，CEA）对诊断意义不大，胃液CEA约50%患者超过100ng／mL。癌基因研究表明，p53基因表达为早期胃癌和判断胃癌预后有效指标。

4. 超声检查

（1）腹部超声：对胃外肿块可在其表面见到增厚的胃壁，对黏膜下肿块则在其表面见于1～3层胃壁结构；可鉴别胃平滑肌瘤或肉瘤；可判断胃癌对胃壁浸润深度和广度；可判断胃癌的胃外侵犯及肝、淋巴结的转移情况。

（2）内镜超声：可直接在腔内检查胃壁，将胃壁的解剖层次分为5层超声图像，有助于术前临床分期。

（三）诊断要点

1. 上腹痛，无规律，与饮食无关。

2. 梗阻感，此多为贲门部癌。

3. 呕吐、呕血、黑便。

4. 体重减轻。

5. 上腹部扪及肿块。

6. 钡剂造影可见充盈缺损。

7. 胃镜活检进行病理学诊断。

病史询问、体格检查、胃镜及X线检查仍然为主要诊断方法。近年随着超声胃镜的使用，用胃壁5层回声带差别，判断胃癌浸润深度及壁外淋巴结大，提高诊断精确性。

（四）鉴别诊断

1. 腹部病变　不少胃癌患者以困倦乏力、颜面苍白等贫血症状而就诊，因忽略了腹部症状，从而影响了思维的方向。此时除要进行贫血的鉴别外，更须注意有无腹部不适的病史，应认真收集、分析病史。

2. 胃部疾病　由于胃癌，尤其是早期胃癌上腹不适的症状不明显，定位不明确，需与胆囊炎、胆石症状等胆管疾病和胰腺炎等相鉴别。

3. 良性与恶性病变的鉴别　主要是胃炎、十二指肠溃疡和胃癌的鉴别，除依据病史、体征和资料得出初步诊断外，术前主要依靠胃镜活检判断。

二、治疗

（一）胃癌的手术治疗

1. 根治性切除术

（1）胃近端大部切除、胃远端大部切除或全胃切除：前两者的胃切断线均要求距肿瘤肉眼边缘5cm，而且均应切除胃组织的3/4～4/5。胃近端大部切除及全胃切除均应切除食管下端3～4cm。胃远端大部切除、全胃切除均应切除十二指肠第一段3～4cm。这三种胃切除均必须将小网膜、大网膜连同横结肠系膜前叶、胰腺被膜一并整块切除。胃周淋巴结清除范围以D表示，如胃切除、第一站淋巴结（$N_1$）未完全清除者为$D_0$胃切除，$N_1$已全部清除者称$D_1$胃切除术，$N_2$完全清除者为$D_2$胃切除术，依次为$D_3$胃切除术。

（2）胃癌扩大根治术：包括胰体、尾及脾在内的根治性胃大部切除或全胃切除术。

（3）联合脏器切除：胃窦、体部后壁癌，若侵及横结肠系膜，结肠中动、静脉或直接侵及横结肠，应联合切除横结肠。当胃癌直接蔓延侵及肝脏或发生肝转移且局限于一侧肝叶时，可联合肝切除术。

（4）对早期胃癌可行内镜下根治性癌灶切除或腹腔镜下胃局部切除术。

2. 姑息性切除术　常用于年老体弱患者或胃癌大出血、穿孔，病情严重不能耐受根治性手术者，仅行胃癌原发病灶的局部姑息性切除。对于肿瘤已有广泛转移，不能彻底切除，而原发肿瘤尚可切除者，也应行姑息性切除。

3. 短路手术　如肿瘤不能切除但伴有幽门梗阻者，可行胃空肠吻合，以解决患者的进食问题。

（二）化学疗法

1. 全身化疗　化疗应在术后3周左右开始，尽量采用联合用药。常用的化疗方案有联合用药和单一用药。

（1）联合用药：①FAM方案，氟尿嘧啶600mg/$m^2$体表面积，静脉滴注，第1、2、5、6周；阿霉素30mg/$m^2$体表面积，静脉注射，第1、5周；丝裂霉素10mg/$m^2$体表面积，静脉注射，第1周。6周为1个疗程。②ELF方案，叶酸钙200mg/$m^2$体表面积，静脉注射，氟尿嘧啶500mg/$m^2$体表面积，静脉滴注，第1、2、3日，依托泊苷（VP-16）静脉滴注，第1、2、3日。每3～4周为1个疗程。

（2）单一用药：尿嘧啶替加氟片，每次3片，每日3次，总量20～30g，替加氟100～150mg/$m^2$体表面积，每日3次口服，总量40g。

2. 术中腹腔内温热化疗和术后腹腔内化疗均可提高生存率。

（三）胃癌的其他治疗

包括放射治疗、免疫治疗、热疗、中医中药治疗等，其中胃癌的免疫治疗发展较快。从传统的非特异性生物反应调节剂的应用（如香菇多糖、干扰素、肿瘤坏死因子等）发展到临床应用过继性免疫治疗［如淋巴因子激活的杀伤细胞（lymphokine-activated killer，LAK cell）、肿瘤浸润淋巴细胞（tumor infiltrating lymphocyte，TIL）］等，在治疗中起到一定的疗效。

### 三、病情观察

1. 观察贫血情况。
2. 观察腹部不适的情况。
3. 观察化疗患者的情况，血常规及肝功能检查情况。
4. 观察患者的大便情况。
5. 术后观察引流情况。
6. 观察患者肠道通气情况。

### 四、病历记录

1. 有无慢性胃病史，家族内是否有消化道肿瘤患者。
2. 记录胃镜检查和组织活检定性的结果。
3. 记录超声检查结果，是否有肝、胰转移。
4. 记录患者化疗期间的反应。
5. 对患者的诊疗方案要有记录。
6. 记录医患沟通情况。

### 五、注意事项

（一）医患沟通

1. 胃癌治疗效果较差，手术大，可能出现的并发症多，医患沟通既要树立患者战胜疾病的信念，又要让患者对疾病的严重性有所认识。

2. 医患交流要增进患者对医师的信任，让患者明白医患双方有着共同的目标，即患者早日康复。

3. 对患者要多鼓励。

4. 对患者的病情变化趋势不做预测，不做肯定或否定的回答。

（二）经验指导

1. 通过X线钡餐检查和纤维胃镜加活组织检查，诊断各期胃癌已不再困难。但由于早期胃癌无特异性症状，患者的就诊率低，故目前国内大中型医院中早期胃癌占胃癌总例数的比例还不到10%。

2. 对有胃癌家庭史或原有胃病史的人群定期检查。

3. 对40岁以上有上消化道症状而无胆道系统疾病者，以及有原因不明的消化道慢性失血者、短期内体重明显减轻、食欲减退者也应做胃的相关检查，以防漏诊胃癌。

4. 手术是治疗胃癌的主要方法，但是否有手术适应证取决于两个方面，即患者能否耐受手术和手术预期的效果。高龄患者，有心肺功能不全或肿瘤浸润生长，已有远位转移，但尚无出血、梗阻等并发症等情况，均不宜勉强手术。一般患者，均应按照胃癌分期及个体化原则，制订治疗方案，争取及早手术治疗。

5. 提倡早期肠内营养，可在术前置入营养管。

6. 胃癌是一种全身性疾病，常伴浸润和转移，仅局部治疗不易根除。必须从整体考虑，制订综合性治疗方案，在进行彻底性胃癌手术治疗的前提下，结合患者的全身情况及肿瘤的病理分型和临床分期，选择相应的化疗、放疗和免疫治疗等综合性治疗方法，提高治疗效果。

# 第九节　急性阑尾炎

急性阑尾炎（acute appendicitis）是最多见的急腹症，其发生率为0.1%。据统计占外科住院患者的10%～15%。阑尾为一细长而管腔狭小的盲管，阑尾腔的机械性梗阻是诱发阑尾急性炎症的基本原因。阑尾腔阻塞后，腔内压力升高，血液回流受阻，阑尾壁水肿、充血，黏膜发生溃疡，甚至发生阑尾壁坏死、穿孔。细菌感染会加重此过程的发展，致病菌多为肠道内的各种革兰阴性杆菌和厌氧菌。常见的引起阑尾腔阻塞的机械因素有粪石堵塞、管腔狭窄、肠寄生虫病等。

## 一、诊断

### （一）症状

1. 腹痛症状　是最常见、最显著也是最早出现的症状，开始时多位于剑突下、脐周或全腹疼痛，数小时后转移并固定于右下腹并逐渐加重。有70%～80%患者具有这种典型的转移性腹痛特点。部分患者自发病开始，即出现右下腹痛，不同类型的阑尾炎其腹痛各有差异，如单纯性阑尾炎表现为轻度隐痛；化脓性阑尾炎呈阵发性胀痛和剧痛；坏疽性阑尾炎呈持续性剧烈腹痛；穿孔性阑尾炎因阑尾压力骤减，腹痛可暂时减轻，但出现腹膜炎后腹痛又持续加剧。不同位置的阑尾炎，其腹痛部位也有区别。如盆位阑尾炎腹痛在耻骨上区；肝下区阑尾炎可引起右上腹痛。

2. 胃肠道症状　多在早期出现，常见者有恶心、呕吐、便秘、腹泻等。阑尾穿孔时可出现局限性或弥漫性腹膜炎，可致麻痹性肠梗阻，腹胀更明显。

3. 全身症状　早期为乏力、头痛、疲倦、四肢无力等症状。炎症加重时有多汗、脉率增快的表现。体温多在38℃左右。当阑尾穿孔时体温可达39～40℃。

### （二）体征

1. 右下腹压痛　压痛点常位于麦氏点，可随阑尾位置的变异而改变，但压痛点始终在一个固定的位置上。

2. 有反跳痛及腹肌紧张　小儿、老年人、孕妇、肥胖、虚弱者或盲肠后位阑尾炎者，腹膜刺激征（压痛、反跳痛、腹肌紧张）可不明显。

3. 右下腹包块　结合病史应考虑阑尾周围脓肿。

4. 其他可协助诊断的体征

（1）结肠充气试验（Rovsing征）：患者取仰卧位，检查者用右手压迫左下腹，再用左手挤压近侧位，引起右下腹疼痛者为阳性。

（2）腰大肌试验：患者左侧位，使右大腿后伸，引起右下腹疼痛者为阳性。腰大肌试验阳性表现阑尾位置较深或在盲肠后位，靠近腰大肌处。

（3）闭孔内肌试验：患者取仰卧位，使右髋和右大腿屈曲，然后被动向内旋转，引起右下腹疼痛者为阳性。表明阑尾为盆腔位，闭孔肌肌膜受到刺激。

（4）直肠指诊：引起炎症阑尾所在位置压痛，常在直脉右前方。当形成阑尾周围脓肿时，可触及痛性肿块。

（三）检查

1. 实验室检查　血、尿常规检查有一定重要性。白细胞计数及中性粒细胞多有增高。约有70%患者白细胞计数（10～20）×$10^9$／L，但也有10%左右的患者白细胞计数低于$10×10^9$／L。因此，白细胞计数不高亦不能否定阑尾炎的诊断。尿化验检查的目的在于鉴别肾和输尿管的疾病，以及排除糖尿病等慢性疾病。有少数急性阑尾炎患者，由于阑尾邻近输尿管或膀胱，尿内可发现少量白细胞和红细胞。

2. 影像学检查　在急性阑尾炎的诊断中不是必须的，当诊断有困难时可选择应用。

（1）X线检查：无并发症的急性阑尾炎，其腹部X线片可能完全正常，无诊断意义，在并发局限或弥漫性腹膜炎时，可见盲肠扩张和液气平面，偶然可见钙化的粪石。

（2）超声检查：在诊断急性阑尾炎中具有一定的价值，其典型图像为阑尾呈低回声管状结构，较僵硬，其横切面呈同心圆似的靶心显像，直径≤7mm。同时对鉴别亦有意义。

（3）CT检查：与超声检查的效果相似，有助于阑尾周围脓肿的诊断。

3. 腹腔镜检查　对可疑患者可行此法检查，不但对诊断可起决定作用，而且可同时行腹腔镜阑尾切除术。

（四）诊断要点

1. 转移性右下腹痛　初起上腹或脐周痛，数小时或10余小时后转移到右下腹痛。部分患者有发热（达38℃左右）、恶心、呕吐，有的患者伴腹泻、里急后重、腹胀等。

2. 腹膜刺激征　腹痛转移至右下腹部后，右下腹有局限性压痛、反跳痛及肌紧张。右下腹压痛是急性阑尾炎最常见的重要体征，压痛点多在麦氏点。

3. 其他体征　结肠充气试验阳性、腰大肌试验阳性（阑尾位于腰大肌前方）、闭孔内肌试验阳性（阑尾靠近闭孔内肌）、肛门指检示子宫直肠凹或膀胱直肠凹有压痛（阑尾指向盆腔）。

4. **实验室检查** 白细胞计数升高、中性粒细胞比例增高，尿检查一般正常，尿中少量红细胞提示阑尾与输尿管或膀胱靠近。

（五）鉴别诊断

1. **胃十二指肠溃疡急性穿孔** 胃十二指肠溃疡合并穿孔时，胃、肠内容物可沿升结肠旁沟流入右髂窝内，积聚于右下腹部，右下腹可有固定性压痛，但此类患者多有溃疡病史，发病突然，上腹部压痛更为明显，腹肌的强直现象特别显著，常呈"木板样"强直；X线检查可发现膈下有气体阴影。

2. **Meckle憩室炎** 以儿童多见，可有便血，压痛部位更靠近腹中线。与阑尾炎不易鉴别，常常在手术中确诊，临床上，如诊断为急性阑尾炎而手术中发现阑尾正常者，应即检查末段回肠至少100cm。

3. **急性肠系膜淋巴结炎** 发病之前多有发热或呼吸道感染病史，亦多见于儿童，无转移性腹部疼痛病史，与阑尾炎不易鉴别。

4. **右侧输尿管结石** 为阵发性绞痛及腰背部疼痛，向腹股沟放射，有反复发作病史，X线检查时可发现结石阴影，尿常规检查时发现尿内大量红细胞。

5. **异位妊娠** 右侧输卵管妊娠破裂时，因出血而导致腹膜刺激症状。有右下腹疼痛、腹肌紧张及反跳痛，起病突然，有停经史、内出血征象。阴道后穹隆穿刺可抽出血液，尿妊娠试验阳性。

6. **卵巢囊肿扭转** 右侧卵巢如有囊肿且发生扭转，其所致的血运障碍可使囊肿发生绞窄坏死并产生血性渗液，引发腹膜的刺激症状。但卵巢囊肿扭转所致的腹痛发作较为突然，性质为阵发性绞痛，程度上较阑尾炎剧烈。体检除腹壁有紧张压痛外，在压痛最明显的部位常能扪及球形肿块；必要时行阴道腹壁双合诊检查，在触及宫颈时有疼痛加剧现象。

7. **右下肺炎或胸膜炎** 有牵涉性右下腹痛，偶有腹肌紧张。病变的早期易与阑尾炎混淆，如发病初期有咳嗽、发热、呼吸急促、鼻翼翕动及胸痛等。肺部有啰音或胸膜摩擦音，X线检查发现肺部病变阴影，胸膜增厚或胸腔积液时则可确诊。

8. **急性精索炎** 有时可引起右下腹疼痛和触痛，但急性精索炎患者常同时有尿道炎、附睾炎、前列腺炎等病症，时有排尿困难或疼痛症状，阴囊触诊可发现附睾肿大，直肠指诊时可发现前列腺肿大、压痛，牵引睾丸时可以引起明显的疼痛加剧。

9. **急性盆腔炎** 患者体温较高，有脓性白带。压痛范围较阑尾炎广，往往两侧下腹部均有压痛。在抬动宫颈时，患者疼痛明显。询问家属，女性多有月经期不洁性交史，男性有特异性尿道炎。女性阴道后穹隆穿刺多可获脓性液体，涂片中可见革兰染色阴性双球菌，尤其是见到细胞内双球菌，诊断即可成立。此类患者的恶心、呕吐等消化道症状常不明显。

10. **肠脂垂炎** 此病可能由于肠脂垂扭转继发梗死引起，往往在结肠分布区某处有持续性腹痛，常无转移性腹痛。食欲不受影响，多无恶心、呕吐。局部病变处有压痛和反跳痛，但无肌紧张。右侧结肠区的肠脂垂炎与阑尾炎不易鉴别。

## 二、治疗

绝大多数急性阑尾炎一旦确诊，应行阑尾切除术。

### （一）手术治疗

1. 手术方法选择

（1）急性单纯性阑尾炎：行阑尾切除术，近年来有些单位也开展了经腹腔镜行阑尾切除术。

（2）急性化脓性或坏疽性阑尾炎：应及早行阑尾切除术，如腹腔内已有脓液可清除脓液后关腹。注意保护切口。

（3）穿孔性阑尾炎：切除阑尾，清除腹腔脓液，根据情况放置腹腔引流管，术后积极行支持疗法和抗感染治疗。

（4）阑尾周围脓肿：一般先采用输液，应用抗生素治疗，促使炎症吸收消散。待2~3个月以后酌情施行手术，切除阑尾。也可在超声引导下穿刺抽脓或置管引流。但保守治疗后脓肿无局限趋势，症状明显，脓肿有可能破溃而形成弥漫性腹膜炎时，可行脓肿切开引流，阑尾是否切除，应视术中具体情况而定。术后加强支持治疗，合理使用抗生素。

2. 技术要点

（1）麻醉：一般采用硬脊膜麻醉。

（2）切口：右下腹麦氏切口最常用，标准麦氏切口是在右髂前上棘与脐连线的外1/3与中1/3交界点上，做一与连接线垂直的切口，切口也可随阑尾部位略移动。另一种可选择的切口，右下腹直肌旁（或经腹直肌）切口，显露的范围较大，上下伸延方便，所以当急性阑尾炎诊断不明确或有弥漫性腹膜炎疑为阑尾穿孔时，应采用此切口。

（3）寻找阑尾：先在髂窝内找到盲肠，沿三条结肠带向盲肠顶端寻找阑尾根部，多能找到阑尾。另一种方法，沿末端回肠追踪盲肠，找到阑尾根部。如仍未找到阑尾，应考虑盲肠后位阑尾，可切开盲肠外侧腹膜寻找。寻找阑尾时尽量使用器械，勿用手指触摸，以防污染切口。

（4）处理阑尾系膜：找到阑尾后，根据阑尾可以移动的程度，尽量将其置于切口中部或超出切口以外，如系膜菲薄，可于阑尾根部处结扎切断，若阑尾系膜肥厚或水肿明显，一般应分次钳夹、切断结扎或缝扎系膜。

（5）处理阑尾根部：在距阑尾根部0.5~1.0cm的盲肠壁上做一荷包缝合，距盲肠0.5cm处轻轻钳夹阑尾后结扎阑尾，再于结扎线远侧0.5cm处切断阑尾，残端用碘酒、乙醇处理后，用荷包缝合将其包埋入盲肠壁内。有时阑尾远端显露困难，可先处理阑尾根部，再分段切断系膜，最后切除整个阑尾，称为阑尾逆行切除法。

3. 术后并发症

（1）内出血：术后24小时的出血为原发性出血，多因阑尾系膜止血不完善或血管结扎线松脱所致。主要表现为腹腔内出血的症状，如腹痛、腹胀、休克和贫血等，应立即输血，并再次手术止血。有时出血可自行停止，但继发感染形成脓肿时，也须手术引流。

（2）切口感染：是术后最常见的并发症，在化脓或穿孔性阑尾炎中多见，多发生在术后2~3日，也有在2周后才出现。主要表现为切口处跳痛，局部红肿伴压痛，体温再度上升。应立即拆除缝线，引流伤口，清除坏死组织，定期换药或待伤口内肉芽新鲜时二期缝合。为预防切口感染，除早期手术外，还包括应用抗生素、术中加强切口保护，切口缝合前局部应用生理盐水和甲（替）硝唑冲洗，彻底止血、消灭无效腔等。预防性应用抗生素应在术前半小时就开始。

（3）粘连性肠梗阻：也是阑尾切除术后较常见的并发症，与局部炎症重、手术损伤、术后卧床等多种原因有关。一般先行综合的保守治疗，无效时手术治疗。

（4）粪瘘：较少见，产生的原因有多种，如阑尾残端单纯结扎，结扎线脱落。盲肠原为结核、肿瘤等；盲肠组织水肿，术中损伤附近肠管等。主要表现为伤口感染久治不愈并有粪便和气体溢出。粪瘘发生时感染多已局限，不致发生弥漫性腹膜炎。可先行保守治疗，多数患者粪瘘可自行愈合。

（5）阑尾残株炎：阑尾切除时残端保留超过1cm时，术后残株炎症可复发，仍表现为阑尾炎的症状。X线钡剂灌肠检查对明确诊断有一定价值。症状较重时应再次手术切除阑尾残株。

（二）非手术治疗

适用于单纯性阑尾炎及急性阑尾炎早期，患者不接受手术治疗或客观条件不允许，或伴有其他严重器质性疾病有手术禁忌证者。抗生素的应用在非手术治疗中占有重要地位。关于其选择与用量，应根据具体情况而定。阑尾炎多为混合感染，以往采用氨苄西林、庆大霉素与甲（替）硝唑联合应用，效果满意。随着新型高效抗生素的出现，目前常采用头孢霉素或其他新型 β-内酰胺类抗生素与甲（替）硝唑联合应用。

三、病情观察

1. 患者对药物及非手术治疗的反应，有无体温好转、腹痛减轻，有无腹部体征减轻，有无低蛋白血症、血糖、血钙，外周血WBC及中性粒细胞、贫血等得到纠正。

2. 对于术后患者要观察生命体征变化，注意体温、脉搏、呼吸和血压情况。动态观察腹部情况有无好转，注意腹腔引流量和性质，有无腹腔出血、感染等。了解血糖高低，进食、排气、尿量及排便情况，计算患者营养、热量需要。

## 四、病历记录

1. 腹痛的诱因、时间、部位、程度以及体征症状，有转移固定时间。
2. 记录与其他疾病鉴别诊断的内容。

## 五、注意事项

### （一）医患沟通

1. 急性阑尾炎多需手术治疗，但术前诊断可能不明确，故术前要与患方沟通，使患方理解。术中若发现阑尾炎症较轻，可能要延长切口，进行探查。
2. 阑尾炎术后并发症较多，术前要向患者充分交代清楚，经患方知情同意并签字。
3. 对患者的诊断和治疗尽量不做肯定或否定的回答。

### （二）经验指导

1. 必须指出的是，儿童、孕妇、老年人的临床表现不典型，常导致误诊，小儿急性阑尾炎常发展较快且较重，易穿孔，右下腹体征不明显。老年人对疼痛感觉迟钝，腹肌薄弱，防御功能减退，所以主诉不强烈，体征不典型，临床表现轻而病理改变却很重，体温和白细胞计数升高均不明显。
2. 妊娠期急性阑尾炎时压痛部位常上移，而且压痛、肌紧张和反跳痛不明显，炎症容易扩散为腹膜炎。
3. 临床表现急性腹病的疾病较多，应警惕并注意鉴别，才能减少和防止误诊。
4. 根据儿童、老年人急性阑尾炎的特点，宜采取积极的手术治疗措施。
5. 病程超过72小时，除非病情严重，一般可以非手术治疗。术中，如果诊断明确，选择麦氏切口，否则选择右下腹经腹直肌切口。切口适中，保证充分显露，先找到升结肠，再沿结肠带寻找阑尾。
6. 当发现阑尾炎症较轻，而术前的症状和体征较重时，不要满足于阑尾炎的诊断，应进行必要的探查，如末端回肠、子宫及附件等，以排除其他的病灶。如果脓液较多，要特别注意保护切口，必要时更换手套和器械，将腹腔脓液拭干，必要时可放置引流管。

# 第十节　肠梗阻

肠梗阻（intestinal obstruction）是一种常见的外科急腹症，凡肠内容物不能正常运行或通过发生障碍时称为肠梗阻，一旦肠管发生梗阻不但可以引起肠管本身解剖和功能上的改变，还可导致全身性生理紊乱。在临床上以腹痛、呕吐、腹胀及便闭为主要表现。肠梗阻具有病因复杂、病情多变、发展迅速等特点，若处理不当，后果严重。

按病因分为机械性肠梗阻、动力性肠梗阻、血动性肠梗阻。按梗阻有无血运障碍分为单纯性肠梗阻、绞窄性肠梗阻。根据梗阻的部位可分为高位和低位肠梗阻两种。根据梗阻的程度可分为完全性和不完全性肠梗阻。按发展过程快慢可分为急性和慢性肠梗阻。若一段肠管两端均受压且不通畅者称闭襻性肠梗阻，闭襻肠管中的气体和液体无法减压，易发生血运障碍。

## 一、诊断

（一）症状

1. 腹痛　询问腹痛初起的准确时间、腹痛的性质、间隔期和持续时间的长短、变化的程度与进食和排食、排便的关系、缓解的因素、伴发的症状等，从中找到确定病因的证据。

2. 腹胀　询问腹胀的程度、感觉、位置及变化等。

3. 呕吐　询问呕吐出现的时间、次数、内容物的量和性质，以及呕吐时与呕吐后的感觉。

4. 排便、排气的情况　询问肛门是否停止排便、排气，最后一次排便、排气的时间及肛门是否有血性或其他色泽粪便排出。

（二）体征

早期单纯性肠梗阻一般无明显全身症状，随病情进展可出现口唇干燥、皮肤无弹性、眼窝凹陷、少尿或无尿等脱水表现。发生绞窄时可表现为烦躁不安、发热、脉率快、血压下降、休克等。腹部检查时要显露充分，上自乳头水平面，下至股部均应仔细检查。

1. 腹部视诊　可见到腹胀及肠蠕动波。

2. 触诊　单纯性肠梗阻可有轻度压痛，绞窄性肠梗阻可有固定压痛和腹膜刺激征。

3. 叩诊　绞窄性肠梗阻时可出现移动性浊音。

4. 听诊　肠鸣音亢进，可闻及气过水声或金属音，麻痹性肠梗阻时肠鸣音减弱或消失。

应常规进入直肠指诊，若触及肿块，则可能为直肠肿瘤或低位肠腔外肿瘤，甚至为肠套叠；若指套染血，应考虑结肠套叠、肠肿瘤、肠绞窄或肠系膜血管栓塞等可能。

（三）检查

直肠指诊应作为常规检查不能忽略，如触及肿块，可能为直肠肿瘤所引起的结肠梗阻，极度发展的肠套叠的套头或低位肠腔外肿瘤。

实验室检查中，血红蛋白及红细胞比容可因脱水、血液浓缩而升高，白细胞计数和中性粒细胞明显增加，多见于绞窄性肠梗阻。全血二氧化碳结合力和血清$Na^+$、$K^+$、

Cl⁻的变化，可反映酸碱失衡和电解质紊乱的状况。呕吐物和粪便检查，有大量红细胞或隐血阳性，应考虑肠管有血运障碍。

X线检查一般在肠梗阻发生4~6小时后，即显示出肠腔内气体；立位或侧卧位透视或拍片，可见多数液平面及气胀肠襻。但无上述征象，也不能完全排除肠梗阻的可能。由于肠梗阻的部位不同，X线片表现也各有其特点。如在高位小肠梗阻时，空肠黏膜环状皱襞可显示出"鱼肋骨刺状"，回肠黏膜则无此表现；结肠胀气位于腹部周边，显示结肠袋形。当怀疑肠套叠、乙状结肠扭转或结肠肿瘤时，可行钡剂灌肠以助诊断。在小肠梗阻时，忌用胃肠造影的方法，以免加重病情。在病情严重、血压低、休克患者，有时立位平面相可造成直立性虚脱，值得临床医师注意。

（四）诊断要点

1. 腹痛、呕吐、腹胀、肛门停止排气排便四大症状和腹部可见肠型或蠕动波，肠鸣音亢进，压痛和腹肌紧张。

2. 机械性肠梗阻具有典型临床表现，早期腹胀可不显著。麻痹性肠梗阻无阵发性绞痛等肠蠕动亢进的表现，相反肠蠕动减弱或消失，腹胀显著，而且多继发于腹腔内严重感染、腹膜后出血、腹部大手术后等。

3. 有下列表现者，应考虑绞窄性肠梗阻的可能

（1）发病急，开始即为持续性剧烈腹痛或在阵发性加重之间仍有持续性疼痛。有时出现腰背部痛，呕吐出现早、剧烈而频繁。

（2）病情发展迅速，早期出现休克，抗休克治疗症状改善不显著。

（3）明显腹膜刺激征，体温上升、脉率快、白细胞计数增高。

（4）腹胀不对称，腹部有局部隆起或触及有压痛的肿块。

（5）呕吐物、胃肠减压抽出液、肛门排出物为血性，或腹腔穿刺抽出血性液体。

（6）经积极非手术治疗而症状体征无明显改善。

（7）腹部X线检查见孤立、突出胀大的肠襻，不因时间而改变位置或有假肿瘤状阴影；若肠间隙增宽，提示有腹腔积液。

4. 高位小肠梗阻的特点是呕吐发生早且频繁，腹胀不明显。低位小肠梗阻的特点是腹胀明显，呕吐出现晚而次数少，可吐粪便样内容物。

5. 完全性梗阻呕吐频繁，如为低位梗阻腹胀明显，完全停止排气、排便。

（五）鉴别诊断

鉴别诊断主要在于区分肠梗阻的部位、性状与是否存在绞窄病因。疼痛的性质为阵发性伴肠鸣音亢进多提示为机械性梗阻；腹胀明显且肠鸣音减弱提示为麻痹性梗阻；呕吐频繁为高位肠梗阻的表现；病情发展迅速、出现腹膜刺激症状、血流动力学不稳等说明肠绞窄的可能性较大，应引起重视。

## 二、治疗

肠梗阻的治疗在于缓解症状，恢复肠道的通畅，包括非手术治疗与手术治疗。值得注意的是，对患者生命的威胁主要在于肠梗阻带来的全身病理生理变化。因此，不论是否采取手术治疗，首先应给予非手术治疗以纠正肠梗阻带来的全身性病理生理紊乱，为手术治疗创造条件。

### （一）非手术治疗

1. 胃肠减压　肠梗阻诊断明确后，应立刻进行胃肠减压，以减轻腹胀。胃管保留在胃内，可吸出由肠管逆流到胃内的液体与气体，更主要是可将吞咽带进的气体抽出，减轻肠管膨胀的程度。腹胀减轻后还有利于改善呼吸和循环功能。应用胃肠减压后12小时，重复进行X线检查，若小肠内充气减少，结肠充气时，证明肠梗阻有所缓解。

2. 纠正水和电解质平衡　根据肠梗阻的部位、梗阻时间的长短及检验的结果来补充水和电解质。由于呕吐与胃肠减压所丢失的液体与细胞外液相似，需补充的液体以等渗液为主。绞窄性肠梗阻或晚期的单纯性肠梗阻患者，常有大量血浆和血液的丢失，还须补充血浆和全血。

3. 抗生素　单纯性肠梗阻一般不须使用抗生素。绞窄性肠梗阻时则须使用，可减少细菌繁殖，预防切口及肺部感染。

4. 对症治疗　单纯性肠梗阻患者可经胃管注入液态石蜡、花生油或通便泻下的中药，疼痛剧烈患者可应用解痉剂。

### （二）手术疗法

绞窄性肠梗阻、肿瘤及先天性肠道畸形引起的肠梗阻，以及非手术治疗无效患者均应手术治疗。手术的原则和目的是在最短的时间内，以最简单的方法解除梗阻或恢复肠腔的通畅。手术方式的选择，应根据病因、病理变化、梗阻部位、梗阻程度和患者全身情况而定。手术可归纳为4种。

1. 解除引起梗阻的原因　如粘连松解术、肠套叠整复或肠扭转复位术等。

2. 肠切除吻合术　如肠管因肿瘤、炎症性狭窄等或局部肠襻坏死，应行肠切除吻合术。梗阻原因解除后，判断肠管有无生机至关重要。如果肠壁已呈暗红色，失去光泽和弹性，无蠕动能力，对刺激无收缩反应，肠系膜终末动脉无搏动，则表示已发生肠坏死，应行肠切除。如有可疑，可用0.5%普鲁卡因或0.5%利多卡因肠系膜炎根部封闭，温生理盐水纱布热湿敷，将其放入腹腔20~30分钟，若见肠壁颜色和光泽好转，肠系膜终末动脉搏动出现，则说明肠管仍有生机。否则，即表明肠管已坏死。

3. 短路手术　当引起梗阻的原因既不能简单解除，又不能切除时，可行梗阻近端与远端肠襻的短路手术。

4. 肠造口或肠外置术　如患者病情危重，不能耐受复杂手术，可用此类术式解除梗阻。主要适用于低位肠梗阻，如急性结肠梗阻，一般采用梗阻近侧肠造口，以解除梗阻；以及麻痹性或痉挛性肠梗阻，蛔虫或粪块堵塞引起的肠梗阻，炎症引起的不完全性肠梗阻、肠套叠早期等。在治疗过程中，应严密观察，如症状、体征不见好转或反而加重，应改为手术治疗。除前述基础疗法外，还包括中药治疗、口服或胃肠道灌注植物油、针刺疗法，以及根据不同病因采用低压空气或钡剂灌肠、经乙状结肠镜插管，颠簸疗法等各种方法。

### 三、病情观察

1. 肠梗阻保守治疗期间　着重注意是否应手术干预与何时干预。动态的生命体征及检验必不可少；腹痛腹胀是否加剧、是否由阵发性腹痛变为持续性腹痛、呕吐是否由次数较少到频率增加、血压与脉搏是否有明显波动、白细胞计数是否持续增高、腹部X线片前后对照是否气液平面增多等。

2. 术后　除一般情况外，还应注意胃肠减压引流物的性状与引流量、腹腔引流管是否通畅、何时肠道恢复通气等。

### 四、病历记录

1. 记录既往病史，如腹部手术、创伤、炎症病史。
2. 绞窄性肠梗阻和单纯性肠梗阻鉴别诊断内容。
3. 记录医患沟通的情况，对于检查结果，不管阳性还是阴性，都要有记录。

### 五、注意事项

（一）医患沟通

1. 告知患者及其家属疾病诊断的可能性，由于肠梗阻的病因很多，应尽可能多地告知一些原因。

2. 保守治疗期间勤加观察，并多与患者及其家属沟通，及时告知患者的变化，以免需要手术时家属措手不及，无法理解。

3. 术前拟订手术方案不可过于死板，要有可伸缩性，便于术中正确选择手术方法。

4. 由于肠梗阻的手术常要切除肠管，甚至切除的肠管较长，可能引起术后一系列病理生理改变，应将其重要性和必要性告知患者及其家属，以获得理解。

5. 肠梗阻的肠切除吻合往往是在有继发性肠管充血、水肿、扩张的基础上进行的，肠瘘的可能性较一般手术大，应尽好告知义务。

（二）经验指导

1. 肠梗阻的病因中，粘连与肿瘤排在前两位，排除粘连的可能，即应怀疑肿瘤的可能。

2. 年龄对判断肠梗阻病因有较大帮助，肠套叠多见于婴幼儿，乙状结肠扭转多见于老年人，蛔虫性肠梗阻多见于儿童等；无手术史的成年人不明原因的肠梗阻应高度怀疑为肿瘤；年老体弱或瘫痪在床的患者粪石性肠梗阻较常见。应经常警惕，勿遗漏对腹股沟部的仔细检查，及时诊断腹外疝嵌顿或绞窄所致肠梗阻。

3. 判断单纯性肠梗阻与绞窄性肠梗阻有时极其困难，应密切观察患者腹部体征及生命体征变化，必要时果断开腹探查。

4. 粘连性肠梗阻由于手术可造成再次粘连，应尽量采取非手术治疗，尤其对于术后早期机械性肠梗阻，多为纤维素性粘连所引起，容易被吸收且很少引起肠绞窄，因此一般采用非手术治疗。

5. 术中因肠道积气、积液须做减压时，应尽量避免污染。

# 第十一节　腹股沟疝

广义的腹股沟疝（groin hernia）是腹部和股部移行区域疝的统称，解剖标志为腹横肌弓状下缘至耻骨上支之间，这一解剖缺陷又被称为耻骨肌孔（myopectineal orifice）。因此，腹股沟疝又被称为耻骨肌孔疝。腹股沟韧带将此区域分成上、下两部分，腹股沟部（inguinal region）和股部（femoral region）。狭义的腹股沟疝（inguinal hernia）并不包括股疝，我国目前采用的就是这种分类法，根据疝环与腹壁下动脉的关系，现分为腹股沟斜疝和腹股沟直疝；前者经由内环突出，行经腹股沟管，向内下前方斜行，可穿过腹股沟外环而进入阴囊；后者则直接经腹股沟三角向前突出，即不经过内环和腹股沟管，也不进入阴囊。腹股沟疝以男性居多，男女发病比例约为15∶1。

## 一、诊断

### （一）症状

1. 肿块　腹股沟区突出的肿块是腹股沟疝的典型表现，与体位或增加腹压动作出现的肿块具有特殊意义。疝囊较小者，可能仅表现为咳嗽瞬间局部肿块的突起，而且只有在持续屏气的状态下，才能保持肿块的显现。随着病程延长，肿块逐渐增大，出现频率增多，回纳难度增加；有的斜疝患者病程极短而肿块明显，没有由小变大的过程，这与患者病前存在开放的鞘状突有关（成年男性鞘状突未闭达20%），年轻患者没有疝病史，腹压骤然增加时出现嵌顿疝就是典型例子。可复性肿块突然回纳困难和突然出现的不可消失的疼痛性肿块是嵌顿疝的表现。

2. 疼痛不适　除了肿块，腹股沟疝可以没有任何其他症状，局部或下腹部的坠胀、牵拉感因人而异，随着腹股沟区肿块增大，这种不适感变得明显、加重。疼痛程度与肿块大小无密切关系，而与疝内容的肿胀、受压、缺血有关，突发性剧痛是疝嵌顿的信号，如果是肠襻嵌顿，可表现为剧烈的腹部绞痛伴恶心、呕吐。疼痛缓解伴肿块消失是嵌顿疝回纳的重要标志，但是，要注意疼痛减轻也可能是闭襻肠管穿孔后减压所致。此时肿块依然存在，疼痛缓解、减轻只是暂时现象。

3. 其他　因不全肠梗阻而出现的营养不良、消化不良、便秘等比较少见，多见于疝块巨大的难复性疝。

（二）体征

1. 强迫体位，如下蹲、屈曲等见于疝嵌顿，青壮年患者表现得尤为明显。腹股沟部的可复性肿块是腹股沟疝的典型体征，斜疝可延伸至阴囊或大阴唇而呈梨形外观（腹股沟管为蒂柄）；直疝位于耻骨结节外上方的腹股沟管，呈前突的半球状；股疝的肿块位于腹股沟韧带以下，增大时向股前内侧皮下扩展。疝绞窄引起疝外被盖炎性浸润，局部软组织可有典型的红肿热痛。肿块质地柔软，嵌顿时张力增大变硬，有明显的触痛，疝内容的实质感与交通性鞘膜积液的液体感觉有明显的区别；挤压时有咕噜的感觉（声）是小肠疝特有的表现。回纳肿块后触摸腹股沟管处，咳嗽时，疝环处瞬间感到冲击感，也是疝的关键体征。

2. 回纳肿块后，压迫内环体表投影处，观察患者腹部增压动作是否能使肿块复出是鉴别直疝和斜疝的主要方法，但对于内环过大的斜疝可能无效，也可以用指腹感觉肿块复出的途径进行鉴别：直疝是从直疝三角向前顶出，斜疝则是从腹股沟管滑过。食指经扩大的外环伸入腹股沟管，可直接触摸内环，判断是否扩大。

3. 借助光源的透照，比较容易鉴别肿块的实质是否液性。根据肿块的外延是否向内环处延伸，可以鉴别斜疝或精索肿块，肿块外延伸至内环，则提示为斜疝。但是，对于紧靠内环的张力性或实质性精索肿块，与嵌顿疝的鉴别往往较困难。

4. 疝嵌顿可出现肠梗阻的体征，疝绞窄还可出现腹膜炎体征，严重者伴有中毒性休克。

5. 患侧睾丸的检查有助于鉴别诊断，双侧比较还有助于发现是否存在睾丸的发育畸形或病变。

（三）检查

超声、CT等影像学检查有助于鉴别诊断，但是，由于疝的诊断不难，需要鉴别的疾病也多需要手术治疗，因此应用较少。腹腔（疝囊）造影对诊断可疑的病例意义较大。

（四）诊断要点

1. 腹股沟斜疝

（1）腹股沟区出现可复性肿物，可达阴囊或大阴唇。

（2）包块被挤压时可还纳入腹腔，按压内环可阻止包块突出。

（3）皮下环扩大，咳嗽时有冲击感。

（4）包块嵌顿时，局部疼痛伴恶心、呕吐。

（5）包块透光试验阴性。

（6）术中证实疝囊位于腹壁下动脉的外侧。

2. 腹股沟直疝

（1）腹股沟区可复性肿物不进入阴囊或大阴唇。

（2）包块呈半球形，基底较宽，由直疝三角突出。

（3）包块还纳后，按压内环包块仍可突出。

（4）多见于老年人。

（5）术中证实疝囊颈位于腹壁下动脉的内侧。

（五）鉴别诊断

1. 鞘膜积液　与腹股沟疝有类似的症状，两者可能合并出现，根据肿块出现与体位、腹压的关系，肿块的质地，透照试验，比较容易鉴别。需要警惕的是肠梗阻患者必须检查腹股沟部，排除疝嵌顿所致，尤其是老年患者。

2. 睾丸下降不全　隐睾多位于腹股沟管内，肿块较小，边界清楚，用手挤压肿块时有一种特殊的睾丸胀痛感。如患侧阴囊内摸不到睾丸，则诊断更易明确。

3. 髂窝部寒性脓肿　肿块往往较大，位置多偏右腹股沟外侧，边界欠清楚，质软而有波动感。患者腰椎或骶髂关节常可发现结核病变。

4. 圆韧带囊肿　女性患者，在腹股沟区有逐渐增多或大小变化不明显的圆形肿块，边界清晰，质韧而有囊性感，不能回纳，挤压有酸胀感，无柄蒂伸入腹腔深部。

5. 斜疝与直疝的鉴别　见表1-2。

表1-2　斜疝和直疝的鉴别

| 项目 | 斜疝 | 直疝 |
| --- | --- | --- |
| 发病年龄 | 多见于儿童和青壮年 | 多见于老人 |
| 突出途径 | 经腹股沟管突出，可进阴囊 | 由直疝三角突出，不进阴囊 |
| 疝块外形 | 椭圆或梨形，上部呈蒂柄状 | 半球形，基底较宽 |
| 回纳疝块后压住深环 | 疝块不再突出 | 疝块仍可突出 |
| 精索与疝囊的关系 | 精索在疝囊后方 | 精索在疝囊前外方 |
| 疝囊颈与腹壁下动脉的关系 | 疝囊颈在腹壁下动脉外侧 | 疝囊颈在腹壁下动脉内侧 |
| 嵌顿机会 | 较多 | 极少 |

## 二、治疗

### （一）一般治疗

控制基础疾病，避免咳嗽、便秘、排尿困难等，避免剧烈活动、过久站立或行走、跑、跳等容易引起腹压增加的动作。

### （二）手术治疗

手术治疗腹股沟疝最有效的治疗方法是手术修补。但如有慢性咳嗽、排尿困难、便秘、腹腔积液、妊娠等腹内压增高情况或糖尿病存在时，术前应先给予处理。手术方式可归纳为传统的疝修补术、无张力疝修补术和经腹腔镜疝修补术。

1. 传统的疝修补术　手术的基本原则是疝囊高位结扎、加强或修补腹股沟管的前壁或后壁。

（1）疝囊高位结扎术：是各类疝手术的基本步骤。在疝囊颈处行高位结扎切断疝囊。婴幼儿的腹肌在发育中可逐渐增强而使腹壁加强，单纯疝囊高位结扎常能获得满意的疗效，无须施行修补术。绞窄性斜疝通常也采取单纯疝囊高位结扎避免施行修补术，因感染常使修补失败，腹壁缺损可在以后择期手术加强。

（2）疝修补术：

1）佛格逊（Forguson）法：此法可加强腹股沟前壁。疝囊高位结扎后在精索前方将腹内斜肌下缘和联合腱缝到腹股沟韧带上。适用于腹股沟后壁较坚强、疝囊较小的斜疝、直疝。

2）巴西尼（Bassini）法：加强腹股沟后壁。疝囊高位结扎后，将精索游离后提起，于其后方将腹内斜肌下缘和联合腱缝到腹股沟韧带上。适用于青壮年斜疝、老年人直疝。

3）哈斯特（Halsted）法：与佛格逊法、巴西尼法相似，但把腹外斜肌腱膜亦在精索后缝合。适用于老年人斜疝。

4）麦可威（Mcvay）法：加强腹股沟后壁。疝囊高位结扎后在精索后方将腹内斜肌下缘和联合腱缝到耻骨梳韧带。适用于复发性直疝。

2. 无张力疝修补术　传统的疝修补术都存在缝合张力大、术后手术部位疼痛和修补的组织愈合差等缺点。现代疝手术强调在无张力的情况下进行缝合修补。常用的修补材料是合成纤维网，目前临床上应用的合成纤维网有涤纶网、聚四氟乙烯网、尼龙网、Mersilene网和Marlex网等。

3. 经腹腔镜疝修补术　其优点是损伤小、疼痛轻、恢复快、并发症少，但由于其价格较贵目前临床应用较少。

### （三）嵌顿性疝治疗

嵌顿性疝在下列情况下可先试行手法复位。

1. 嵌顿时间在3~4小时，局部压痛不明显，也无腹部压痛或腹肌紧张等腹膜刺激征者。

2. 年老体弱或伴有其他较严重疾病而估计肠襻尚未坏死者　复位方法是让患者取头低足高卧位，注射镇痛药物后，托起阴囊，持续缓慢地将疝块推向腹腔，同时用左手轻轻按摩外环和内环处以协助疝内容物回纳。复位时应手法轻柔，复位后严密观察腹部情况，注意有无腹膜炎或肠梗阻的表现，如有应尽早手术探查。由于嵌顿性疝复位后，疝并未得到根治，大部分患者迟早要手术修补，而手法复位又带有一定危险性，因此要严格掌握其指征。除上述情况外，嵌顿性疝原则上需要紧急手术治疗，以防止疝内容物坏死并解除伴发的肠梗阻；绞窄性疝的内容物已坏死，更须手术。

（四）其他治疗

1. 疝带治疗　疝带束缚治疗的原理是在疝环处施加外力，阻止疝囊突出，是一种暂时性的措施。佩戴疝带不可能直接治愈疝，而压迫可使局部组织瘢痕化，有可能使疝环变小，甚至关闭，但可能性很少。因此，仅仅推荐一些有手术禁忌而无法接受手术治疗的患者。与手术治疗的利弊相比，这只是一种不得已的治疗方法，因为组织粘连、瘢痕增生可增加手术难度，疝内容物受压可能导致坏死，长期佩戴疝带存在会阴部卫生、费用高等问题。

2. 注射治疗　历史悠久，局部注射硬化剂、生物胶的原理是直接将疝环封闭或产生瘢痕间接关闭疝通道。实际操作中存在的问题：注射部位的准确性、精确性和周围组织的损害；操作的盲目性、治愈的不可确定性、输精管损伤等，是注射治疗方法不被公认、推荐的关键。

## 三、病情观察

1. 肿块大小变化，是否可以回纳。
2. 观察电解质平衡情况。
3. 观察腹痛、腹胀、腹膜刺激征情况。

## 四、病历记录

1. 无论是术前还是术后，病史记录详细有助于诊断的确定、病情的判断。例如术后2个月出现局部疼痛、不适，逐渐加重，3个月后出现小肿块，3个月后肿块变大，再手术发现不是疝复发，因此考虑是疝再发而不是疝遗漏，明确记录的症状出现先后可以为诊断提供依据。

2. 对于年幼、年轻的患者，睾丸的并发症是容易引起纠纷的，术前睾丸大小、近期有无嵌顿病史，对于病情发展是有意义的，准确的记录可以减少不必要的麻烦。

### 五、注意事项

#### （一）医患沟通

1. 成年人腹股沟是不可自愈的，随着病程的迁延，自觉症状逐渐加重，手术治疗难度增加，最关键的是疝可能随时发生嵌顿，甚至绞窄，有脏器组织坏死的可能，可引起腹膜炎，甚至死亡。嵌顿疝需要急诊手术治疗，而急诊手术的风险较择期手术明显增大，切口感染的机会增加，尤其是高龄患者；急诊手术的目的与择期手术有所不同，手术方式的选择偏于简单，因此术后复发的可能性也大大增加。对于既往病史不明确的嵌顿性疝疑似患者，手术探查时，要说明清楚。

2. 急诊手术中嵌顿性疝"自动复位"后，是否积极探查，以排除有无组织坏死，某种程度上也取决于和患者交流后，患者及其家属对治疗风险的理解和承受能力。密切观察，依据病情有无进展，再决定是否手术治疗，受益的是患者，承担风险的是医患双方。

3. 无张力疝修补术的优点，复发低、康复快、疼痛轻是相对的，只有对传统手术有过体验的患者，以及基本了解传统手术的医务人员才能真正体会。探查范围和复合疝的遗漏、手术范围和手术创伤、补片大小和并发症的多少是手术治疗中客观存在的矛盾，治疗过程就是在这种矛盾中寻找平衡；理论上，现代腹股沟疝的治疗可以做到"零复发"，但实际操作中，术后疝复发仍然是可能的，除了复发，还有许多其他的并发症需要考虑。

4. 睾丸并发症对于年轻患者尤为重要，避免术后睾丸的缺血性改变，关键是早期治疗和术中减少广泛的分离解剖。值得注意的是，嵌顿性疝也可引起睾丸缺血性改变，术前细致的检查和病情交代是手术并发症误解和纠纷的重要环节。

5. 腹股沟疝手术是一个相对安全的"小手术"，但是高龄患者的生理特点，决定了治疗过程所承受的风险（如麻醉意外），可能远远超过手术本身所带来的风险，尤其是急诊手术，患者的心脏等重要器官功能可能处于一种临界状态，功能储备可能经受不住病变本身或手术创伤所带来的打击。

#### （二）经验指导

1. 腹股沟疝的诊断多无太大问题，只是在检查时，肿块不出现或肿块极小而仅仅表现为腹股沟区疼痛时，临床诊断的确立较为困难。

2. 某些高龄患者病史叙述的准确性极差，对于腹股沟区存在较久的精索囊肿、肿瘤，由于平时没有在意，就诊时所述病史极短，需要与嵌顿疝鉴别。

3. 老年人对疼痛感觉的迟钝，逆行性嵌顿时腹内脏器的病理改变较疝囊内脏器严重，肠管壁疝并不一定引起肠梗阻等，均说明疝嵌顿不可被轻易排除。

4. 对于腹股沟肿块已存在相当长时间者，无论是难复性疝还是无血运障碍的嵌顿疝或是非疝性肿块，由于手术处理的原则类似，对鉴别诊断的准确性要求较低。而主诉腹股沟肿块"突发"仅数小时或一二十个小时者，必须排除疝嵌顿，因为这和其他情况相比，需要紧急处理的迫切性迥然不同，存在原则性差别。不能依赖有无剧烈疼痛、局部红肿、腹膜炎体征或呕吐等肠梗阻表现来否定疝嵌顿的存在，某些证据的存在可以确立嵌顿性疝或绞窄性疝的诊断，但并不能反过来因为它的不存在而排除这些诊断。

5. 婴幼儿疝可自愈，也有可能仅仅是内环钳闭功能的完善，解剖上并没有达到真正的痊愈，随时可能发病，成年人鞘状突未闭是最好的证据。因此，婴幼儿疝也应选择积极的治疗措施。

6. 有些绞窄性斜疝因肠坏死而局部有严重感染，通常暂时行高位结扎术，腹壁的缺损应在以后另行择期手术加强。

7. 绞窄性疝或术后并发腹膜炎者，可能存在严重的水电解质紊乱，及时纠正可降低围术期风险，必要时可给予营养支持治疗。开腹手术以清除腹腔内坏死组织、引流为主要目的，病情危重者，切除坏死肠管后，肠吻合术可留待二期手术进行，甚至直接将可疑肠管外置，留待后期处理，这是减少手术死亡率的关键。

# 第十二节　结肠癌

结肠癌（colon cancer）是消化道常见的恶性肿瘤之一，其发病与生活环境和习惯，尤其是饮食方式有关。结肠癌是胃肠道中常见的恶性肿瘤，以41～51岁发病率高。在我国发病率明显上升，已有结肠癌多于直肠癌的趋势。从病因看，50%以上来自腺瘤癌变，从形态学上可见到增生、腺瘤及癌变各阶段及相应的染色体改变。随分子生物学技术的发展，同时存在的分子事件基因表达也渐被认识，从中明确癌变发生发展是一个多步骤、多阶段及多基因参与的遗传性疾病。

## 一、诊断

（一）症状

1. 排便习惯的变化　询问有无近期排便次数增多或便秘，粪便的性状，是否粪便中带血、黏液或脓液。

2. 腹痛　询问有无腹部隐痛，了解疼痛的部位，疼痛与排便的关系；有肠梗阻时可为阵发性疼痛。

3. 腹部肿块　询问是否发现腹部触到肿块及肿块的部位，有无触痛、大小变化等。

4. 全身症状　询问有无近期不明原因的发热、体重减轻、贫血、乏力等。

（二）体征

1. 一般检查　患者可有低热、不同程度的贫血及营养不良等。

2. 腹部情况　肿瘤部位可有轻压痛，但若病变在结肠肝曲或脾曲，被肋弓阻挡，亦可无腹部压痛；右半结肠肿瘤往往可触到腹部包块，包块固定，可有轻压痛。左半结肠肿瘤往往伴有梗阻，可有腹部膨胀、肠鸣音亢进等表现；肿瘤在腹腔内播散可引起腹腔积液，腹腔积液指征阳性；转移至肝脏可有肝肿大。

3. 其他　晚期可在左锁骨上触到肿大淋巴结，盆腔侵犯可在直肠指诊时触及肿块或转移结节，出血时血染指套。

（三）检查

结肠癌的诊断性检查应遵循由简到繁的步骤进行。常用的检查方法有以下几项。

1. 大便隐血试验　大规模普查时或对一定年龄组高危人群作为结肠癌的初筛手段，阳性者再做进一步检查。

2. 肿瘤标记物　结肠癌诊断和术后监测，较有意义的肿瘤标记物是癌胚抗原（carcinoembryonic antigen，CEA）。但认为CEA对早期结肠癌有诊断价值。血清CEA水平与Dukes分期呈正相关，Duke A、Duke B、Duke C、Duke D期患者的血清CEA阳性率依次分别为25%、45%、75%、85%左右。CEA主要用于预测结肠癌的预后和监测复发，但对术前不伴有CEA升高的结肠癌患者，术后监测复发亦无重要意义。

3. 内镜检查　包括直肠镜、乙状结肠镜和结肠镜检查。目前各级医院已开展纤维结肠镜的检查和治疗，是对结肠内病变诊断最直接、有效、可靠的检查方法。纤维或电子结肠镜检查不仅可以澄清钡剂灌肠或其他检查所发现的有疑问的病变，而且可以对一些疾病进行治疗和取活组织检查。

4. 影像学检查

（1）钡剂灌肠检查：是结肠癌的重要检查方法，对直肠癌的诊断意义不大。

（2）腔内超声检查：用腔内探头可检测癌肿浸润肠壁的深度及有无侵犯邻近脏器，可在术前对结肠癌的局部浸润程度进行评估，进行术前分期。

（3）CT检查：结肠癌生长较大时，CT也可显示。当癌肿穿透肠壁，可以提示与周围组织的关系，也可判断腹主动脉旁淋巴结是否转移。

（四）诊断要点

1. 排便习惯与粪便形状的改变　常为最早出现的症状，表现为排便次数增加、腹泻、便秘，粪便中带血、脓或黏液。

2. 腹痛　常为定位不确切的持续性隐痛或仅为腹部不适或腹胀感。出现肠梗阻时腹痛加重或出现腹部绞痛。

3. 腹部肿块　多为瘤体本身，有时可能为梗阻近侧肠腔内的积粪。肿块大多坚硬，呈结节状，如为横结肠或乙状结肠癌可有一定活动度。

4. 肠梗阻症状　左侧结肠梗阻多见。表现为慢性低位不完全性肠梗阻，患者表现为腹胀、腹部不适，继而出现阵发性腹痛、肠鸣音亢进、便秘或粪便条变细，以致肛门停止排气和排便。当发生完全梗阻时症状加剧。

5. 全身症状　可表现为贫血、乏力、消瘦、低热等。结肠癌发生远处转移时可出现肝大、黄疸、腹腔积液、恶病质、锁骨上淋巴结大等。

6. 其他　纤维结肠镜或钡剂灌肠检查可以明确诊断。CEA对早期病变的诊断价值不大，但对判断预后和复发有一定的帮助。

（五）鉴别诊断

1. 克罗恩（Crohn）病　可有间歇性发热、腹泻、腹痛、腹部肿块等症状。但克罗恩病患者一般年龄较轻，X线钡剂造影病变呈节段分布，肠黏膜皱襞增厚、低平或消失呈卵石征；结肠镜病理活检有助于诊断。

2. 肠结核　常在右下腹形成肿块，有贫血、发热等全身症状。但一般有肺或肺外结核表现，结核菌素试验阳性，抗结核治疗有效。

3. 溃疡性结肠炎　可有腹泻、腹痛、脓血便及发热、贫血等全身症状，与左半结肠肿瘤症状相似，X线钡剂灌肠造影见病变肠段管壁呈毛刺状，结肠镜见肠黏膜上多发性小溃疡，有假息肉形成，组织病理检查可资鉴别。

4. 阑尾脓肿　有阑尾炎发作史，白细胞计数增高，CEA不增高。值得注意的是，有些老年患者可无明确阑尾炎病史，一开始即表现出右下腹肿块，与右半结肠癌难以鉴别，常需在术中或术后病理中得到诊断。

5. 血吸虫病　有疫水接触史，常伴肝肿大、脾肿大，粪便检查可发现血吸虫卵，结肠镜组织病理检查可鉴别。

6. 其他　还应注意与结肠息肉、慢性细菌性痢疾、肠阿米巴等疾病相鉴别。

## 二、治疗

以手术切除癌肿为主的综合疗法仍是当前治疗结肠癌的主要而有效方法，化疗、放射治疗、生物治疗的效果有待于进一步评价。近年来推崇术前化疗、术前放疗等新辅助治疗，增加了对晚期大肠癌根治切除的机会，但对早期和进展期大肠癌是否值得贻误手术时机去完成术前治疗有待进一步研究。

（一）治疗原则

1. 隆起型原位癌或息肉隆起型早期癌可在纤维内镜下进行摘除手术治疗，肿瘤小于3cm直径者局部切除治愈率可达90%。其他类型早期癌由于其淋巴结转移率仅为5%~10%，因此比较适合于腹腔镜下行部分结肠切除。

2. 肿瘤局限于肠壁，且无明显淋巴结转移时，进行标准的结肠癌根治术就可达到根治的目的。而当癌肿侵及肠壁浆膜或已伴有区域淋巴结转移时，在施行根治性手术的基础上还要在术中及术后使用辅助性化疗或放疗，以除去难以避免的微转移灶或脱落的癌细胞。

3. 对晚期结肠癌，如果患者一般情况允许，也需采取积极的治疗态度。对局部癌肿比较固定，手术切除比较困难，但无远处转移者，应采用新辅助化疗等方法使局部肿瘤降期，争取完成比较彻底的根治手术。对癌肿局部情况较好，但伴有单发性远处转移灶者，可力争行转移灶的一期或二期切除；伴有多发性转移灶者，或者在术前通过介入手段进行区域性化疗争取一期切除主要转移灶，或在术中经胃网膜血管和（或）肝动脉插管置泵进行术后化疗。

4. 对于确实无法根治性切除的肿瘤，应争取切除主要瘤体进行姑息性手术（palliative operation），用腹腔泵等手段进行化疗；为解除和预防梗阻进行短路手术或造瘘手术等减症性手术。

（二）手术治疗

用手术切除癌肿及部分或全部结肠，虽然术后可能改变患者的生活习惯，带来某些痛苦和麻烦，但能保全生命或延长生存时间。

1. 手术适应证及禁忌证

（1）根治性手术适应于Duke A期，即病灶局限于肠壁内，周围无肉眼可见的浸润及淋巴结转移者；对于Duke B、 Duke C期病灶，虽然已经浸出肠壁或肠系膜淋巴结已有转移，但能做整块切除者，根治性手术务求彻底，以争取长期生存。

（2）姑息性手术适应于Duke C、Duke D期，癌肿已浸润、转移，根治无望者。切除原发病灶能解除肠梗阻，减少失血、感染、穿孔、内瘘等症状，以减轻患者痛苦及延长生存时间。

（3）患者全身情况极差不能耐受手术者禁忌手术治疗。

2. 术前准备及术后处理

（1）术前准备：为了改善患者周身情况，排除肠腔积粪，减少肠道细菌，提高手术安全性，进行充分的术前准备是十分必要的。

1）一般性准备：应了解有无出血倾向及药物过敏史，检查及纠正贫血、低蛋白血症以保证吻合口愈合；检查并矫正水电解质及酸碱失衡；全面了解心、肝、肺、肾等重要脏器功能；对并发高血压、心脏病、糖尿病、甲状腺功能亢进等患者，必须将并发症迅速控制后再行手术治疗。

2）肠道准备：在结肠癌手术中占重要地位，是避免术中腹腔污染，减少术后感染的重要措施。肠道准备包括饮食准备、机械性肠道准备和化学性肠道准备3大部分。饮食准备需要患者在术前1周开始进少渣饮食，术前48～72小时进流食，术前8小时禁食。

3）机械性肠道准备：是利用物理冲刷作用排空肠内粪便，通常应用的机械性准备方法，包括口服泻药和逆行性肠道灌洗，如口服硫酸镁或液态石蜡，每晚洗肠1次，手术前1日晚上及当日清晨做清洁洗肠。对低位乙状结肠及直肠癌患者清洁洗肠时，应使肛管插至癌肿以上部位反复灌洗，直至洗出液体不含粪渣为止。操作要轻柔，灌洗液的温度及压力要适当。术前清洁洗肠势必要将一些肿瘤表面落脱细胞冲向结肠近端，冲洗液在手术时不可能完全排空，如此近端结肠就不可避免地存留有冲洗脱落的癌细胞。当手术结束、肠蠕动恢复后，吻合口近端的残留癌细胞必然要随着肠流经过吻合口，而此时黏膜尚未愈合的吻合口则极易被这些癌细胞种植，从而造成术后短期内吻合口肿瘤复发，而切除标本的近、远侧断端在病理检查中未发现有肿瘤细胞存在。当然，这只是一种理论推断，目前这一假设仍缺乏循证医学的支持。

4）抗生素肠道准备：也是减少肠腔细菌数量的重要措施，但需要在机械性肠道准备开始以后施行方能更好地发生作用。传统的抗生素肠道准备方式是在术前3日口服肠道不易吸收的抗生素，如给予新霉素或喹诺酮类药物和抗厌氧菌药物。大多数临床医师均推荐术前1日给药，一般同时给予甲硝唑400mg和卡那霉素0.5g或庆大霉素8万单位，每4小时1次，共服4次，经临床验证该方法是安全有效的。

5）结肠手术前准备：包括补充维生素和按本医院或本地区细菌流行病学情况经验性选用抗生素，抗生素应在术前30分钟经静脉或肌内注射给予，以预防手术期感染。

6）对并发肠梗阻术前的肠道准备：更为重要，具体方法因梗阻的程度、部位不同而异。不完全性梗阻仍可采用机械性肠道准备及药物准备，但应延长进食无渣流食及服用泻药的时间，但应避免导致肠道剧烈蠕动药物的应用，如5%甘露醇等，以防止造成肠套叠而被迫施行急症手术。

（2）术后处理：

1）胃肠减压：应持续进行，直到术后2~3日，患者无腹胀、肠鸣音恢复、已有肛门排气时为止。在应用胃肠减压期间，每日应经静脉补充必要的液体、葡萄糖和电解质、维生素，保持水电解质平衡，补充血容量，注意各重要脏器功能状态。

2）饮食：肛门排气后可开始进流食，如无腹胀再改为半流食，一般在2周后可进低渣普食。

3）抗生素：已有许多临床试验证明，在术前预防性应用全身抗生素后，在术后没有必要再继续应用抗生素。如确实术中发生肠内容物污染，可在术后极短时间内再应用抗菌药物1~2次，但切忌过长时间使用。在选择抗生素时，应根据细菌流行学情况，抗药谱应覆盖革兰阴性杆菌和厌氧菌。

4）引流管的处理：腹部引流管一般留置48~72小时，如渗液量少、非血性、无感染迹象，即可给予拔除。

5）结肠造口的处理：对单口造瘘应注意造口处肠黏膜的血运情况，有无出血、缺血、坏死、回缩及周围感染等现象。对襻式结肠造瘘患者，如腹胀不重可在48小时后切开造瘘处肠壁，如腹胀、腹痛严重应提前切开。近年来多推荐术中一次性造口完成术式，造口周围皮肤用氧化锌软膏保护。术后以低渣饮食为主，防止腹泻，训练患者逐步形成定时排便习惯。

3. **手术方式**　结肠癌的手术方式和切除范围应根据癌肿的部位、病变浸润和转移的范围及有无肠梗阻等情况而定。就手术方式和手术效果而言，结肠癌手术分为根治性手术（radical operation）和姑息性手术（包括减荷手术、减症手术在内）。

根治性手术术式由切除肠段的部位、个体相对长度和系膜淋巴结清扫程度决定，由于结肠癌的跳跃式淋巴结转移并不罕见，所以大多数学者建议以清扫到系膜血管根部淋巴结（即第3站淋巴结）为结肠癌的标准根治手术，称为D3式结肠癌根治术。

（1）根治性手术：

1）根治性右半结肠切除术：适应于盲肠、升结肠、结肠肝曲癌。切除范围包括回肠末端10～15cm，盲肠、升结肠、横结肠肝曲和部分横结肠，连同有关的肠系膜及其中的淋巴结一并切除。在肠系膜根部切断回盲肠动脉、右结肠动脉、结肠中动脉右支或主干，显露肠系膜上静脉外科干（surgical trunk）以清扫肠系膜根部淋巴结，然后做回肠与横结肠对端吻合术。根据具体切除肠段情况和离断血管情况，根治性右半结肠切除术也有一些变形，如针对盲肠癌可不切断结肠中血管，保留肝曲，此术式有学者称为右侧结肠切除术。而在肝曲癌时往往要离断结肠中血管主干，于近脾曲切断肠管，被称为扩大右半结肠切除术。

2）根治性横结肠切除术：适用于横结肠癌。切除范围包括肝曲、脾曲的整个横结肠，连同系膜及其中淋巴结、胃结肠韧带及其淋巴结一并切除。在根部切断结肠中动脉，然后做升结肠与降结肠对端吻合术。

3）根治性左半结肠切除术：适用于结肠脾曲、降结肠。切除范围包括横结肠左半、降结肠、部分乙状结肠，自根部切断左结肠动脉、乙状结肠动脉。在乙状结肠全部切除时，也可从根部切断肠系膜下支脉，然后做横结肠与直肠对端吻合术。与结肠肝曲癌手术类似，在处理脾曲癌时可离断结肠中血管左支，近肝曲离断肠管，施行扩大左半结肠切除术。

4）根治性乙状结肠切除术：适用于乙状结肠癌。切除范围包括降结肠远端、乙状结肠和乙状结肠直肠曲，自根部离断肠系膜下动、静脉，以便清扫肠系膜下血管根部淋巴结。行降结肠直肠吻合，如降结肠张力较大，可游离脾曲以保证吻合口处于无张力状态，防止发生吻合口瘘。

（2）姑息性手术：如结肠癌已浸润到盆壁、已有腹膜广泛种植、弥漫性肝或肺转移等，均属晚期已无根治的可能。其中95%以上的患者在3年内死亡。姑息性手术只能减轻症状、延长生存时间。姑息性手术包括局部切除、短路手术及近端结肠造瘘等，应根据患者的不同情况加以选用。

（3）紧急性手术：结肠癌所致的急性完全性肠梗阻或肠穿孔、内科难以控制的下消化道大出血，应在适当准备（补充血容量，纠正脱水、酸中毒及电解质紊乱，胃肠减压）后紧急手术治疗。

1）结肠造口术：对于并发急性肠梗阻又有根治性切除可能的患者，对于癌肿已浸润固定无法切除或并发急性肠穿孔的患者，均应采用结肠造口术；如系暂时性结肠造口，造口部位应选择在远离癌肿的近端结肠，避免对癌肿局部的骚扰，为二期手术切除创造条件。暂时性结肠造口不仅是解除肠梗阻的紧急措施，而且使远端肠管得到休息，在短期内使患者的周身情况得到改善，以便在2周后再做二期切除手术。一般以双腔造口为宜。如对晚期患者做永久性结肠造口时，术前需取得家属的同意。

2）癌切除加结肠造口术：适应于癌肿可以切除的不完全性肠梗阻，腹腔污染不重的肠穿孔。因患者一般情况或局部条件较差，对吻合口愈合能力无保证者，可在切除癌肿之后行肠吻合术，再在近端结肠做造口术，2～3周后根据情况行造口还纳术，这样既保证了手术的安全性又达到早期切除癌肿的目的。

3）急症期一期切除吻合术：并发梗阻的右半结肠癌，如患者一般情况好、肠管本身扩张、炎症水肿不明显，可行右半结肠切除术及回肠横结肠一期吻合术。但对左半结肠癌的急性梗阻，因肠管内积粪多，肠壁供应血管的分支较少，高度膨胀的肠管壁很薄易于穿孔、破裂，故应行分期切除术以保证手术的安全。如患者一般情况好，肠管扩张不明显，术者又有较丰富的结肠手术的经验，在术中充分排空肠内容物和大量生理盐水冲洗后，亦可采用一期切除及吻合术，但应置一细导管于吻合口近端。为解除吻合口瘘发生，可在吻合口近端做结肠失用性暂时性襻式造瘘，待二期手术还纳。

4. 影响吻合口愈合的因素　为使根治性手术获得成功，除加强术前准备、术后处理、控制感染外，吻合口的安全性尚依赖于保持肠管良好的血运、正确的操作技术及吻合口无张力。结肠由垂直进入肠壁的终末血管所供应，右侧结肠因有回结肠动脉、右结肠动脉及结肠中动脉的右支相互连接成网，故血运较好。左结肠动脉与结肠中动脉左支因分支少，与乙状结肠动脉、痔上动脉间侧支循环更少，在行根治性手术时因结扎血管干及清除动脉旁淋巴结进一步破坏了肠壁的血液供应。由于左半结肠血运较差，在采用离断肠系膜下血管的乙状结肠癌根治术及直肠癌根治术时，尤应妥善保护降结肠的边缘血管弓，必要时可使用动脉类试验性暂时阻断肠系膜下动脉30分钟，如降结肠近端无缺血表现，再行血管断离。手术时对颜色苍白发暗、终末血管无搏动的肠管应给予切除，肠管的对系膜缘应多切除些。操作应轻柔，吻合口缝线的疏密应适度，不宜缝扎过紧。

5. 手术过程中癌细胞扩散的途径及其预防　在手术操作过程中，癌细胞可经肠壁、肠腔、静脉、淋巴扩散，也可脱落种植于腹膜及吻合口，因此需要采取必要的预防措施，以提高手术效果。

（1）操作宜轻柔，避免挤压、触摸癌肿。先用布带结扎癌肿两端肠管，在解剖及分离受累肠段之前，先结扎其血管干根部，吻合前用抗癌液冲洗肠腔。

（2）肠管切缘应距癌肿10cm，以保证断端无癌细胞残留，避免局部复发及经肠壁内扩散。

（3）从探查开始即给予抗癌药静脉滴注，可用氟尿嘧啶10mg／kg体重，以减少经血行播散。

（4）术中所用针线都应用抗癌药液浸泡，以减少创面种植；局部以抗癌药液或低渗液（无菌水）冲洗以破坏脱落的癌细胞，关闭腹腔前应更换器械手套。

6. 术后并发症及其预防和处理

（1）切口裂开及感染：常见于营养不良、贫血及低蛋白血症患者。切口有积血也是导致切口裂开及感觉异常的常见原因，多发生于术后5～14日。切口一旦裂开多有粉红色液体渗出或肠管膨出，此时应消除患者恐惧心理，以无菌纱垫覆盖切口，防止肠管进一步大量膨出，立即将患者送手术室，在适当麻醉下对腹壁皮肤及外露肠管进行消毒，将肠管送回腹腔以张力缝线全层缝合腹壁。如切口部分裂开可将肠管送回后在腹壁无张力的情况下，使两侧对合以宽胶布固定。无论缝合或固定，切勿将肠管或网膜夹于两侧切缘内。术后应补充全血或白蛋白，用抗生素有效地控制腹腔感染。

切口感染多与切口被肠内容物污染、脂肪或肌肉集束结扎或电刀应用造成坏死有关。术中妥善保护切口、操作细致轻柔、术前规范预防应用抗生素是防止感染发生的关键，一旦发生切口感染，应尽早拆除缝线，敞开伤口充分引流，使用聚维酮碘纱条敷盖感染的创面有助于伤口的愈合。

（2）非吻合口性肠梗阻：可发生于肠切除、肠造口术时对肠系膜关闭不全，小肠进入孔隙形成的内疝。乙状结肠切除过多时膀胱后出现较大空腔，如小肠坠入与周围粘连则可形成梗阻。因此，术中注意缝合肠系膜空隙以防小肠脱出。一旦确诊，应立即手术探查并矫正。

（3）吻合口破裂：为结肠癌手术的严重并发症。多见于结肠癌并发肠梗阻术前肠道准备不充分；患者有贫血或低蛋白血症；吻合口血运不良，吻合口张力过大或缝合不够严密等。常发生于术后4～9日。如吻合口破裂发生在腹腔内，表现为弥漫性腹膜炎，全身中毒症状十分明显，应立即引流，同时做吻合口近侧结肠造口。如破裂发生在盆腔，则出现明显的直肠刺激症状，引流处有粪便排出，但腹痛、发热等症状可不明显，时间较长可形成盆腔脓肿，甚至直肠阴道瘘。处理时应加强局部引流，控制感染，根据破口大小决定是否需要行横结肠造口。

（4）吻合口绞窄：在结肠癌手术中并不常见，多缘于吻合口术后水肿、机体低蛋白性营养不良，一般2～3周时多能在水肿消退后自行缓解。吻合手术操作对吻合口绞窄的产生也具有一定的作用，使用断端对合型吻合可有效防止肠壁断端内翻过多及水肿造成吻合口绞窄。

（5）结肠造口并发症：由于术中损伤了结肠边缘动脉，腹壁切口太小或拉出肠管及系膜太短，张力太大，均可发生结肠造口坏死。如坏死范围较大，应再次手术切除坏死肠管，重新做结肠造口。如腹壁切口太小或该处感染后，瘢痕挛缩可引起造口绞窄。如绞窄处能通过小指可定期扩张造口，如不能通过小指则需重新造口。

（6）伪膜性肠炎：多发生在术后2~5日。临床表现为剧烈腹泻，排出大量暗绿色浑浊的稀薄液体，有时含坏死的黏膜组织。因肠液及电解质大量丢失，患者很快进入脱水、酸中毒、休克状态。治疗时首先补充血容量；维持水电解质平衡，纠正酸中毒。停止原来使用的抗生素，改用对难辨梭状芽孢杆菌、金黄色葡萄球菌有效的抗生素，如万古霉素和甲硝唑等；严重时可插肛管注入正常人粪便混悬液以恢复肠道中菌群比例。

### （三）化学治疗

作为结肠癌综合性治疗的一部分，化疗亦常被采用。可作为根治性手术前、后的辅助治疗，但对于Ⅰ期癌的根治性切除术后可不再加用。对于不能手术切除的晚期癌、不能再次手术的复发癌均可采用。

1. 常用药物及用法

（1）氟尿嘧啶（5-fluorouracil，5-Fu）：为目前治疗大肠癌最常用、疗效较高的药物。属抗代谢类药物，对增殖细胞各期均有杀伤作用。氟尿嘧啶在体内可转变为氟尿嘧啶脱氧核苷，可抑制胸腺嘧啶核苷合成酶，阻断脲嘧啶脱氧核苷转变为胸腺嘧啶脱氧核苷，从而影响DNA的合成。氟尿嘧啶单独使用的标准方案为15~20mg／（kg·d），连用5日，3个月为1个疗程，休息1个月，重复至1年。对老年人、体质弱、有远处转移或曾用过化疗的患者，可减少剂量至8~10mg／（kg·d）。有效率为12%~21%。常见的不良反应为厌食、恶心、呕吐、贫血、血小板及白细胞计数减少，偶见的不良反应为皮炎、脱发、皮肤色素沉着及小脑共济失调等。氟尿嘧啶具有时间依赖性，近年已有许多学者强调使用微滴泵进行24小时连续给药，鉴于国内条件限制，应该提倡缓慢静脉滴注并维持12小时以上的给药方式。四氢叶酸钙（leucovorin，LV）具有使氟尿嘧啶增效的作用，其作为生物化学调节剂的作用越来越为人们所重视，提出了辅助治疗结直肠腺癌的LV方案，其给药方式与氟尿嘧啶单药应用相同，在输入氟尿嘧啶前先静脉滴注LV，每日60mg，每分钟60滴，在更换氟尿嘧啶后改为每分钟30滴。口服氟尿嘧啶可增加药物在门静脉系统的浓度，对有肝转移的患者可能较合适，但因胃、小肠对药物的吸收受许多因素的影响，不易达到恒定的有效浓度，因此目前认为氟尿嘧啶仍以静脉注射为宜。

（2）丝裂霉素（mitomycin，MC）：可与DNA发生交叉联结并可使DNA解聚，从而抑制细胞DNA复制，为细胞周期非特异性药物。治疗大肠癌的有效率为12%~24%，有效的缓解期为3~4个月。常用的治疗方案为每周1~2次，每次4~6mg溶于等渗盐水20~40mL中静脉注射，总剂量达40~60mg为1个疗程。不良反应为骨髓抑制作用，使白细胞及血小板计数下降，一般停药后2~4周可恢复。另外，操作中如药液渗出血管可致局部红肿、疼痛、坏死、溃疡。

为了增强药物疗效、减少毒性反应、提高患者的耐受力，可将氟尿嘧啶与丝裂霉素联合使用，各用其半量。具体方法为每周用丝裂霉素4mg溶于5%葡萄糖溶液300mL、维生素$B_6$ 200mg溶于5%葡萄糖溶液200mL静脉滴注。每周三及每周五用氟尿嘧啶500mg

溶于5%葡萄糖溶液500mL静脉滴注。休息2日后重复上述治疗，共5周为1个疗程。每6个月进行1个疗程，3个疗程后结束治疗。因所用每种药物剂量较小，疗程的间歇期较长，患者一般都能耐受治疗。

（3）其他化疗药物：有亚硝脲类（卡莫司汀、洛莫司汀、司莫司汀）、替加氟、氨甲蝶呤、环磷酰胺、阿霉素、顺铂、氨烯咪胺等。

（4）化疗时间：如化疗作为根治性手术的辅助治疗，可于患者切口完全愈合、血色素及肝功能检查正常、体力大致恢复后开始。

（5）化疗注意事项：治疗期间应加强营养，配合用升白细胞及血小板的药物，加用激素如泼尼松，以动员处于静止状态的癌细胞进入细胞增殖周期，增强抗癌药的杀伤能力，配合免疫治疗（免疫球蛋白、左旋咪唑等）刺激免疫，可提高患者抵抗力及耐受力。用药期间应定期检查血常规、肝功能，如消化道反应明显应暂时停药。

（四）放射治疗

近年来对于中晚期直肠癌作为综合治疗方法之一，采用放射治疗者屡有报道，评价较好。如术前放射治疗可使癌肿局部降期，有助于预防复发，可提高5年生存率10%～15%。但结肠癌对任何放射治疗都不适宜。目前已开始尝试用射频区域透热治疗体内深部肿瘤。据报道，应用射频区域透热联合氟尿嘧啶对中晚期大肠癌患者进行术前辅助治疗，热化疗后76.7%大肠癌患者的肿块有不同程度缩小；92.3%的中晚期大肠癌得到完整切除。射频区域透热化疗治疗中，对中、晚期大肠癌效果明显优于单纯化疗。

（五）生物治疗

所谓生物治疗包括免疫治疗和基因治疗两部分。基因治疗是指用正常或野生型基因校正或置换致病基因的一种治疗手段，达到基因置换、修正或修饰、失活的目的。基因治疗是目前肿瘤治疗最为理想的方式，但将其应用于临床尚待许多问题的解决。

免疫治疗是以细胞免疫或体液免疫方法消灭癌细胞，监护癌肿复发，从理论上讲也是治疗癌症的理想方法。它没有手术切除所带来的破坏性及功能障碍，也不像化疗、放疗对正常细胞的普遍杀伤力，因而是一种相对无损伤性治疗。但实践中免疫疗法的效果是有限的，因机体的抗癌能力只能消灭小量的癌细胞$(1～10)×10^5$，如临床发现直径1cm的癌肿，其癌细胞数约为$10×10^7$，早已超过机体免疫功能所能控制的范围。因此，免疫治疗只能配合手术切除、放射治疗、化疗以消灭残余的癌细胞。目前多以非特异性免疫抑制剂（adjuvants）刺激免疫系统，增强患者对自身癌肿的免疫反应。常用的有卡介苗、棒状杆菌属、卡介苗的甲醇提取残渣、多核苷酸。也可用被动免疫获得抗血清、免疫活性细胞及单克隆抗体等，如LAK细胞、白细胞介素、干扰素，甚至血管生成抑制因子等。

### 三、病情观察

1. 大便的性状，是否有血便、脓血及黏液。

2. 肠梗阻症状，如腹痛、腹胀、恶心等。

3. 术前要观察腹部体征、全身引流等情况。

### 四、病历记录

术中如发现肿块侵犯到邻近脏器，须做邻近脏器切除时，一定要经患者签字同意，病历上记录谈话情况。

### 五、注意事项

（一）医患沟通

1. 告知患者及其家属术前患者的基本身体状况，手术的必要性和危险性。

2. 术前告知拟订的手术方案时应考虑周全，必要时多拟几条方案备选，以免术中更改术式时措手不及。

3. 术中如肿瘤转移至其他部位需切除其他脏器时，应告知患者家属并签字。

4. 须做临时造口转流时，术前应有所准备，告知患者及其家属手术的必要性。

（二）经验指导

1. 有家族性肠息肉病、炎性结肠的患者，结肠癌的发生率远大于正常人群，须引起注意。

2. 结肠癌致下消化道大出血的情况不多见。

3. 有些右半结肠癌患者表现出的首发症状是阑尾炎，因此在阑尾炎手术中，如有可能应尽量探查一下回盲部；如阑尾炎术后仍有腹痛或持续脓血便应提高警惕，有必要时做肠镜或钡灌肠造影。

4. 结肠癌伴梗阻时并不是均须做预防性造口，有时亦可一期吻合。

（1）全身情况良好，无低蛋白血症和中毒表现。

（2）梗阻时间不长，肠道污染轻。

（3）肠道色泽好，炎症水肿不重。

但对于不符合条件者则应分期手术，绝不留下有遗憾的吻合口。

5. 结肠癌有时可同时出现在不同的部位，多为肠息肉样病变恶变而来，如果结肠镜不能通过肠管远侧的肿瘤段，有可能遗漏位于近侧肠管的肿瘤，因此术中应注意探查。术后仍应定期随访复查。

# 第十三节　直肠肛管周围脓肿

直肠肛管周围脓肿（perianorectal abscess）是肛管直肠周围软组织或间隙内的感染并形成脓肿，脓肿多来自肛腺的感染，蔓延到肛管周围间隙或肛管皮下与直肠黏膜下形成的脓肿。脓肿一旦形成，多自行破溃或在手术切开引流后形成肛瘘，因而它是炎症过程的急性期，而肛瘘是其慢性期。

## 一、诊断

### （一）症状

1. 肛门疼痛　询问是否有肛门疼痛，是持续性疼痛还是跳痛，是否伴有肛门坠胀感，疼痛是否在行走或排便时加剧，是否有排尿困难、里急后重等现象。
2. 肛旁肿块　询问是否在肛旁发现肿块，是否有压痛，肿块是否曾破溃流脓。
3. 全身症状　询问是否伴有发热、寒战、乏力、食欲减退等全身症状。

### （二）体征

1. 一般情况　脓肿位置较浅时以局部症状为主，一般全身症状较轻，位置较深的脓肿，如坐骨直肠间隙脓肿、骨盆直肠间隙脓肿等可有发热、脉快等。
2. 局部检查　浅部肛周脓肿，肛旁皮肤有明显红肿，伴硬和触痛，可有波动感。深部脓肿，肛门指诊时可有直肠内压痛，亦可触到波动。

### （三）检查

1. 血常规　深部脓肿常有白细胞计数增高表现。
2. 肛门镜检查　可见脓肿侧直肠黏膜局部充血，可有脓性分泌物。
3. 超声、CT　对深部脓肿的定位有帮助。

### （四）诊断要点

1. 肛门周围脓肿　主要症状是局部持续性跳痛，排便时明显。肛周皮肤红肿，全身感染症状不明显。在病变处扪及肿块，有触痛；脓肿形成后可触及波动，穿刺有脓液。脓肿破溃流脓后，症状减轻。
2. 坐骨直肠窝脓肿　初起局部体征不明显，表现为肛门处不适或轻微疼痛。以后出现发冷、发热，疼痛加重，患侧红肿、质地硬，双臀不对称。局部触诊或肛门指检可扪及肿块，可有触痛，有深压痛或波动感。
3. 骨盆直肠间隙脓肿　全身症状较重，局部症状不明显。早期出现全身中毒症状，如发热、寒战、周身不适。局部有会阴部坠胀感，便意不尽，排便、排尿不适，下腹部有轻度肌肉强直和触痛。直肠指诊可发现骨盆深处触痛，扪到肿块或波动感，穿刺抽到脓液可作为重要诊断依据。

4. 结核性肛门直肠周围脓肿　不常见，它是一种慢性过程，脓肿经数周或数月才能形成，局部疼痛不剧烈，伴有低热，破溃后流出的脓液呈清稀乳白色，常有多个流脓的外口，久治不愈的肛周脓肿应想到结核的可能性，全身检查可找到结核病灶，脓液培养可发现结核杆菌。

（五）鉴别诊断

1. 臀部疖肿　为皮肤浅表化脓性感染，有红、肿、热、痛的炎症表现，肿胀中心与毛囊开口一致，破溃或切开后即愈合，不遗留肛瘘。

2. 囊毛窦或囊肿　好发于尾骨及肛门周围，有排脓的外口及短浅窦道，特点是在外口内有毛发和小毛囊。

3. 骶骨尾骨结核　有结核病史，病程长，伴有全身症状，X线片可见骨质损害，与肛门直肠无关。

二、治疗

（一）一般治疗

多数肛门、直肠周围脓肿经保守治疗只能延缓脓肿形成时间。平时以预防为主，保持肛门清洁，调理饮食防止便秘，积极治疗可引起肛周脓肿的疾病，如肠结核、溃疡性结肠炎等。

（二）辅助治疗

1. 局部热敷或热坐浴　脓肿未形成时用1：5000的高锰酸钾温水坐浴，每次10～20分钟，每日2～3次。

2. 控制感染　根据不同致病菌选用磺胺类、青霉素、庆大霉素、卡那霉素等治疗，适当补充维生素C。

3. 局部治疗　局部敷药，用如意金黄散、鱼石脂软膏外敷。

（三）手术治疗

脓肿切开引流是治疗直肠肛管周围脓肿的主要方法，一旦诊断明确，即应切开引流。手术方式因脓肿的部位不同而异。

1. 肛门周围脓肿　在局麻下就可进行，在波动最明显的部位做十字切口，剪去周围皮肤使切口呈椭圆形，无须填塞以保证引流通畅。

2. 坐骨肛管间隙脓肿　要在腰麻或骶管麻醉下进行，在压痛明显处用粗针头先穿刺，抽出脓液后，在该处做一平行于肛缘的弧形切口，切口要够长，可用手指探查脓腔。切口应距离肛缘3～5cm，以免损伤括约肌。应置管或放置油纱布条引流。

3. 骨盆直肠间隙脓肿　要在腰麻或全麻下进行。切开部位因脓肿来源不同而不同：源于括约肌间的脓肿，应在肛门镜下行相应部位直肠壁切开引流，切缘用肠线缝扎止血；若经坐骨直肠间隙引流，日后易出现肛管括约肌外瘘。源于坐骨直肠间隙脓肿，引流方式与坐骨直肠间隙脓肿相同，若经直肠壁切开引流，易导致难以治疗的肛管括约肌上瘘。

4. 其他部位的脓肿 若位置较低，在肛周皮肤上直接切开引流；若位置较高，则应在肛门镜下切开直肠壁引流。

### 三、病情观察

1. 一般治疗 观察患者对全身或局部用药的反应，发热是否减轻，肛门疼痛是否减轻，排尿困难、里急后重等是否改善。

2. 手术治疗 注意术后是否有出血、切口疼痛、尿潴留等情况。

### 四、病历记录

1. 发病前的全身状况。
2. 记录全身及局部症状。
3. 记录直肠指诊结果、术中病变情况及术后换敷料情况。
4. 记录医患沟通内容。
5. 记录出院时卫生宣教及处理结果。

### 五、注意事项

（一）医患沟通

1. 初诊直肠肛管周围脓肿时，应告知患者该病治疗后遗留的肛瘘常见的转归。

2. 因本病术后有可能复发，应在术前告知患者及其家属。

3. 本病术后较难接受的并发症是肛门失禁，应尽力避免，相关情况在术前应向患者及其家属说明。

4. 直肠肛门周围间隙脓肿术后并发症较多，现代医疗技术还不能完全防治这些并发症，但作为医护人员要尽力避免并发症，在医患交流时要使患方明白这一点。

5. 术前、术中及术后患者的情况，我们要及时将其向患者及其家属告知，在与患者交流时，要明白医患双方有着共同的目标——战胜疾病，所有医患交流都要以此为主线。

（二）经验指导

1. 肛门直肠周围脓肿能否一次性治愈，与手术方法有关。脓肿局限，无明显急性炎症，无全身感染中毒症状，寻找内口正确，能使脓肿一次治愈，不遗肛瘘。

2. 肛提肌以上的脓肿，处理要慎重，做彻底清理时，如切断肛门括约肌深部和提肛肌，易致肛门失禁，可先引流排脓，待炎症消退后3~6个月再做第二次手术。

3. 注意术后有无切口出血，出血多时应将引流纱布重新填塞；术后切口疼痛可致尿潴留，可给予下腹热敷或针灸，无效时应留置尿管。引流条于术后2~3日开始逐步取出，如脓腔深而大，引流脓液又多时，放置时间可延长，多数在1周左右完全取出；拔除引流后，用1：5000高锰酸钾热水坐浴，每日2~3次（包括排便后的1次）；换药时，注意避免形成桥叠，务使肉芽从底部向上逐渐填满。

# 第十四节  肛瘘

肛瘘（anal fistula）是直肠或肛管与肛周皮肤相通肉芽肿性管道，多为肛门直肠周围脓肿引起，由内口、瘘管、外口组成。本病多见于男性青壮年，可能与男性的性激素靶器官之一的皮脂腺分泌旺盛有关。

## 一、诊断

（一）症状

肛瘘的类型多种多样，但其表现有以下共同特征。

1. 排脓  是其主要症状。一般来说，新生成的瘘管排脓较多，脓汁黏稠、色黄、味臭；瘘管日久的排脓相对较少或时有时无，稀淡如水；若脓量增加，则表示新瘘管生成。瘘管有时会暂时封闭，不排脓液，从而出现局部肿痛，体温上升，以后封闭的瘘口破溃，又排出脓液，也可从瘘口排出气体或粪便。

2. 疼痛  瘘管通畅无炎症时，一般无疼痛，只有肛门局部略有肿胀感，行走时可加重，若外口封闭，瘘管存积脓液或粪便进入瘘管，则会疼痛加重或排便时疼痛加重，而内盲瘘则常感直肠下部和肛门部灼热不适，排便时疼痛加重。

3. 瘙痒  肛门部皮肤由于脓液及其他排出物刺激，常感觉皮肤瘙痒。

4. 硬结或瘢痕  由于瘘管壁及瘘口的反复刺激，使纤维组织增生，在管壁和瘘口形成质韧的结缔组织，常表现为瘘管周围皮肤变色，表皮脱落，凹陷变形，触及条索状硬结通向肛门内。

5. 全身症状  多数无全身症状；当肛瘘侵犯范围较大、较深或支管较多时，反复炎症感染，会导致消瘦、贫血、便秘、排便困难等全身症状。

（二）体征

1. 一般检查  多数患者全身情况良好，少数患者合并有深部肛旁脓肿时可有发热。

2. 局部情况  可在肛门旁发现1个至数个肛瘘外口，呈乳头状肉芽组织突起，挤压外口常有脓液或黏液溢出，肛指检低位肛瘘可皮下触到条索状瘘管，内口处有轻压痛硬结；高位肛瘘因位置可能触不到瘘管。

（三）检查

1. 直肠镜　可发现内口，对内口有帮助。

2. 经瘘管碘油造影　可发现瘘管的数目、分支、深浅等情况。

3. 染色检查　将干纱布放入直肠内，将亚甲蓝由外口注入，然后拉出纱布，如有亚甲蓝染色，即证明有内口存在，并判断其位置。

（四）诊断要点

1. 肛旁流脓或黏液，反复出现，伴有瘙痒，常为肛管直肠周围脓肿。

2. 肛门旁发现肛瘘外口。

3. 直肠镜或造影等检查证实有瘘管存在。

（五）鉴别诊断

1. 肛门周围化脓性汗腺炎　该病外口较多，侵犯广泛，但无内口，与肛管无联系。

2. 直肠尿道瘘、直肠膀胱瘘、直肠阴道瘘等　有相应病史，易与肛瘘鉴别。

## 二、治疗

（一）一般治疗

肛瘘不经手术治疗难以治愈，保守疗法是为了减轻症状和减少并发症，为手术做准备。

1. 保持排便通畅，防止腹泻或便秘，以减少粪便对肛瘘内口的刺激。

2. 清洁肛门，每日用温盐水或高锰酸钾1：5000的溶液坐浴，每日1～2次，勤换内裤。

3. 药物治疗可适当使用小檗碱口服，以控制炎症，也可适当使用药膏等局部涂抹。

（二）手术治疗

瘘管形成后不能自愈。必须采取手术方法将瘘管切开，敞开创面使其愈合。手术时必须确定内口，彻底切除，防止复发，避免损伤肛门括约肌，防止肛门失禁。

1. 瘘管切除术　适用于低位单纯肛瘘，在骶丛麻醉下以探针引导，将肛瘘切开或完全切除，创面开放，经换药后愈合。

2. 挂线疗法　适用于内口、外口低位或高位单纯性肛瘘或作为复杂性肛瘘切开或切除的辅助方法，挂线疗法是一种瘘管缓慢切开法，利用橡皮筋的机械作用，使结扎处组织发生血运障碍，逐渐压迫坏死，将瘘管敞开，换药后愈合。优点是不会造成肛门失禁，挂线结扎的瘘管发生血运障碍，坏死而裂开，创面逐渐愈合。

3. 肛瘘手术后并发症及处理

（1）出血：肛瘘手术创面大，切口深时易出血。预防的方法：遇活动出血应结扎止血，深部不易结扎的出血点可用电灼止血，切口可用纱布压迫。术后仍有出血应打开创面重新止血。

（2）尿潴留：麻醉、切口疼痛、不习惯在床上使用便器排尿均可引起尿潴留，可给予下腹热敷、针灸等方法，仍无效可留置尿管1~2日。

（3）肛门失禁：瘘管通过肛管直肠环的上方，术中切断肛管直肠环可造成肛门失禁，因此对高位或复杂肛瘘应采用挂线疗法，可有效避免肛门失禁。

### 三、病情观察

1. 一般治疗　观察患者对全身或局部用药的反应，发热是否减轻，局部疼痛、感染、肛门瘙痒是否减轻等。

2. 手术治疗　注意术后是否有出血、切口疼痛、尿潴留等情况。

### 四、病历记录

1. 记录发病的诱因。

2. 记录肛瘘的检查及造影结果。

3. 记录医方向患方所做的有关本病的卫生宣教。

### 五、注意事项

（一）医患沟通

1. 肛瘘的诊断需仔细，忽略肛门视诊与直肠指诊，往往遗漏诊断。

2. 肛瘘手术有一定并发症，尤其是肛门失禁，术前应向患者及其家属交代清楚。

3. 肛瘘患者治疗周期相对较长，需要患者积极配合，所以要向患者交代治疗的注意事项。

（二）经验指导

1. 肛瘘多由肛周脓肿转变而来，有肛周脓肿的患者往往遗留肛瘘。

2. 肠结核、溃疡性大肠炎、肠克罗恩病、糖尿病患者常伴发肛瘘，久治不愈的肛瘘要想到有其他疾病的可能性，明确诊断则应给予积极治疗。

3. 探针检查一般只在治疗中应用，不能作为常规诊断用，因可穿破瘘管壁，造成假内口形成复杂肛瘘。

4. 寻找肛瘘内口是手术成败的关键，内口是初起感染生成肛瘘的入口，是发病的起源。因此，肛瘘都有其内口，内口可在直肠下部或肛管的任何部位，但多在内外括约肌连接处的平面上。有的肛瘘有两处内口，一处在肛管，另一处在直肠。若内口在直肠下部，表示瘘管复杂，若同一平面上有两个内口时，则可能有两个瘘管，各有内口通入肛管。手术时要找到原发的内口，把感染的肛窦、肛门腺及其导管切除干净。

5. 正确探查内口是手术成功的关键，内口处理失当，瘘管则不能完全治愈。即便有时创口暂时愈合，因入口仍然存在，感染时仍易复发，形成肛瘘。绝大多数内口在肛窦内及其附近，内口80%约在肛管后部中线的两侧，也可在直肠下部和肛管的任何部位，但常在内外括约肌接连的平面上。注意在插入探针时不能用暴力，以防造成假道。如仔细探查仍不能找到内口，可将疑有病变的肛窦作为内口处理。

6. 术后伤口的处理往往关系到手术的成败，换敷料最好在排便后进行，直到肛管内创口愈合为止。每隔数日做直肠指诊可以扩张肛管，更可防止桥形粘连，避免假愈合。

# 第十五节　痔

痔（hemorrhoid）是直肠下端黏膜下和肛管皮肤下的静脉扩张、瘀血形成的团块，主要由肛垫松弛、肥大、出血或脱垂而产生的。痔的发病率高，普遍存在于所有年龄、性别及种族中，只有合并出血、脱垂、疼痛等症状时才能称为病，成年人发病较多。

## 一、诊断

### （一）症状

1. 排便时出血　呈滴注或喷射状。
2. 痔块脱出　较重者在排便或腹压增加时有痔块脱出肛外。
3. 疼痛　血栓性外痔、内痔发生感染或脱出嵌顿时疼痛明显。
4. 瘙痒　肛门部皮肤由于脓液及其他排出物刺激，常感觉皮肤瘙痒。

### （二）体征

1. 一般情况　多数患者营养状况正常，少数患者可因长期出血有不同程度贫血。
2. 局部检查　除1期内痔外，2、3、4期内痔多可在肛门视诊下见到。蹲位排便后观察，可清楚地看到痔块大小、数目及部位的真实情况，特别是诊断环状痔更有意义。血栓性外痔呈暗紫色肿物，有明显触痛。肛门指诊对诊断痔意义不大，内痔无血栓形成或纤维化时，不易触到，但可了解直肠内有无肿瘤、息肉、狭窄等情况。

### （三）检查

1. 血常规　有长期便血者可有贫血，一般无白细胞计数增高等表现。
2. 直肠镜　直肠镜检查可确定痔的数目、形态、部位等。

### （四）诊断要点

1. 出血　排便时或排便后出现无痛性鲜血，量不大，少数为喷射状，便后自行停止。出血常为间歇性，便秘、腹泻、劳累、饮酒及进食刺激性饮食是出血的诱因。
2. 痔块脱出　见于2、3、4期内痔或混合痔。轻者发病时痔脱出肛门外，重者在行走、咳嗽、用力等腹压增加时痔都可脱出，甚至形成环形痔。
3. 疼痛　单纯内痔仅有下坠不适感，无疼痛。合并血栓形成、感染、糜烂及嵌顿时，才出现疼痛。当有嵌顿和血栓形成时，患者行动不便，局部疼痛剧烈。

4. 瘙痒 痔和慢性感染刺激直肠壁黏膜，使腺体分泌增加，流出肛门外，刺激肛门周围皮肤引起瘙痒及湿疹。检查时可见肛门周围皮肤水肿、潮红。

5. 肛镜检查 可见到痔块大小、数目、部位及直肠黏膜有无充血、水肿、溃疡和肿块等。

（五）鉴别诊断

1. 直肠癌 是与痔鉴别诊断的最重要的疾病。直肠癌的早期表现以便血为主，与痔出血几乎一样，但直肠指诊可触到肿块，大多数的直肠中下端肿瘤，为质硬、表面高低不平的肿块，有血染指套；直肠镜可在直视下观察肿瘤的大小、侵犯范围，可做病理活检。

2. 直肠息肉 直肠下端较长蒂的息肉可突出于肛门外并可出血，息肉呈圆形、椭圆形，可活动。

3. 直肠脱垂 可被误诊为环状痔。但直肠脱垂黏膜呈环形，表面平滑，直肠指诊时括约肌松弛；环状痔的黏膜呈梅花瓣状，括约肌不松弛。

## 二、治疗

### （一）一般治疗

改善饮食、改变排便习惯，便秘者口服液态石蜡、蜂蜜，便后热水坐浴以改善局部循环。

### （二）注射疗法

用于1、2期内痔并发出血者。常用硬化剂有5%苯酚植物油、5%鱼肝油酸钠等。

### （三）胶圈套扎疗法

适用于1、2、3期孤立的内痔。用特制的胶圈套在痔的根部，阻断痔的血运，导致痔缺血、坏死、脱落，形成瘢痕愈合。

### （四）手术疗法

1. 痔单纯切除术 适用于2期以上内痔、混合痔及嵌顿痔的治疗。
2. 痔环形切除术 用于环形痔。
3. 血栓外痔剥离术 当外痔合并血栓形成时，可于局麻下，在痔表面皮肤做梭形切除。摘除血栓，不缝合创口，用油纱条填塞即可。
4. 激光治疗 主要适用于2、3期内痔及混合痔。

## 三、病情观察

1. 一般治疗 患者对局部用药的反应，症状是否减轻，出血是否减少，突出的痔块是否回缩、变小或消失，上述情况主要在门诊随访。

2. 手术治疗　术后是否出血，出血的量，有无术后肛门疼痛、排尿困难、便秘等。

## 四、病历记录

1. 记录中要有鉴别诊断的内容，特别是与直肠癌鉴别诊断的内容。

2. 对于门诊患者，一定要写随访时间，注意事项。

## 五、注意事项

### （一）医患沟通

1. 由于多数患者的治疗是在门诊诊治，应说明痔的预防要在日常生活中注意保持，否则反复发作，常导致治疗效果不确切。

2. 在痔的手术之前应告知可能出现的并发症，以及可能日后对肛门的影响（如狭窄等）。

3. 痔的手术后仍有复发的可能，可以预防，应将其告知患者。

### （二）经验指导

1. 多种疾病可以引起排便时出血，不要轻易认为是内痔而掉以轻心，特别要警惕直肠癌的可能性。

2. 对出血量较多的患者应嘱休息，进食稀软食物，给予润肠通便药物。有内痔脱出，应立即用手复位，内痔脱出发生嵌顿，可试用手法复位，即先行高锰酸钾热水坐浴，当括约肌松弛时，于痔脱出部位垫上油纱布，轻柔送回肛管内；若水肿明显，可先用50%硫酸镁溶液做持续湿热敷，待水肿消退后自行复位或手法复位。

3. 痔的治疗重在预防，保持排便通畅与会阴部清洁是重要环节，以及积极治疗与痔的发生相关的疾病，可有效防止痔的发生与并发症的出现。

4. 痔一般以保守治疗为主，解除痔的症状较改变痔的大小更有意义，被视作治疗效果的标准。当保守治疗失败或3、4期内痔周围支持的结缔组织被广泛破坏时，才考虑手术。

5. 内痔的治疗方法很多，可以根据病情、医院的设备条件、医疗技术的掌握程度来选择。

6. 患者对局部用药的反应，症状是否减轻，出血是否减少，突出的痔块是否回缩、变小或消失，该情况主要在门诊随访。

# 第十六节　直肠癌

直肠癌（rectal cancer）是乙状结肠直肠交界处至齿状线之间的癌，是消化道常见的恶性肿瘤，占消化道癌的第二位。中国人直肠癌与西方人比较，有3个流行病学特点：①直肠癌比结肠癌发生率高，约1.5：1。②低位直肠癌所占的比例高，占直肠癌的65%～75%，大多数癌肿可在直肠指诊时触及。③青年人（<30岁）直肠癌比例高，10%～15%。直肠癌根治性切除术后总的5年生存率在60%左右，早期直肠癌术后的5年生存率为80%～90%。同时，由于消化道缝合器的应用，使许多原来须做肠造口的直肠癌患者免去了人工肛门的苦恼，提高了患者的生活质量。

## 一、诊断

### （一）症状

1. 便血　肿瘤表现与正常黏膜不同，与粪便摩擦后易出血。低位大肠癌中，粪便较干硬，故便血常见。

2. 脓血便和黏液便　几乎所有的肛肠肿瘤发生出血时粪便检查都不是单纯的血便，粪便中混有脓细胞和黏液则是最常见的表现。

3. 排便习惯改变　包括便秘、腹泻或两者交替，排便不尽，排便困难等。

4. 粪便形状改变　肛肠肿瘤在生长到一定大小时，常使大便形状改变，表现为粪便变细、变形。

### （二）体征

1. 一般情况　如果患者有长期便血可有轻度贫血、消瘦、下肢水肿等。

2. 腹部情况　如果有梗阻时可有腹胀，有肝脏转移时可有肝肿大，腹腔内有转移时可有腹腔积液征阳性。

3. 直肠指诊　直肠中下段肿瘤可在肛指诊时触到直肠内肿块，肿块一般质地较硬，有不规则隆起，中央可有凹陷；肿块呈浸润性生长时可有肠腔狭窄，肿块向周围组织侵犯时一般不可推动，有血染指套。直肠指诊了解肿瘤下端距肛门缘的距离、所处的部位、侵犯的范围、固定程度等。

### （三）检查

1. 粪便隐血检查　大规模普查时或对一定年龄段高危人群进行检查时可作为直肠癌的初筛手段。阳性者再做进一步检查。无症状阳性者的癌肿发现率在1%以上。

2. 直肠指诊　是诊断直肠癌最重要的方法，由于中国人直肠癌近75%以上为低位直肠癌，能在直肠指诊时触及。因此，凡遇患者有便血、排便习惯改变、粪便变形等症状，均应行直肠指诊。指诊可查出癌肿的部位，距肛缘的距离，癌肿的大小、范围、固定程度与周围脏器的关系等。

3. 内镜检查　包括直肠镜、乙状结肠镜和纤维结肠镜检查。门诊常规检查时可用直肠镜或乙状结肠镜检查，操作方便，不需肠道准备，但在明确盲肠癌诊断须手术治疗时应行纤维结肠镜检查，因为直肠癌有5%～10%为多发癌。内镜检查不仅可在直视下肉眼做出诊断，而且可取活组织进行病理检查。

4. 影像学检查

（1）钡剂灌肠检查：是结肠癌的重要检查方法，对直肠癌的诊断意义不大。

（2）腔内超声检查：用腔内探头可检测癌肿浸润肠壁的深度及有无侵犯邻近脏器，内镜超声逐步在临床开展应用，可在术前对直肠癌的局部浸润程度进行评估。

（3）CT检查：可以了解直肠癌盆腔内扩散情况，有无侵犯膀胱、子宫及盆壁，是术前常用的检查方法。腹部CT可扫描有无肝转移癌。

（4）腹部超声检查：由于直肠癌手术时有10%～15%同时存在肝转移，所以腹部超声检查应列为常规。

5. 肿瘤标记物　目前公认的在大肠癌诊断和术后监测中有意义的肿瘤标记物是癌胚抗原。大量的统计资料表明，直肠癌患者的血清CEA水平与Duke分期呈正相关，Duke A、Duke B、Duke C、Duke D期患者的血清CEA阳性率分别为25%、45%、75%、85%左右。CEA主要用于预测直肠癌的预后和监测复发。

6. 其他检查　低位直肠癌伴有腹股沟淋巴结大时，应行淋巴结活检。癌肿位于直肠前壁的女性应做阴道检查及双合诊检查。男性有泌尿系症状时应行膀胱镜检查。

（四）诊断要点

1. 排便次数增多，大便带血、黏液血便，便前有肛门下坠感，里急后重。

2. 大便变形、变细，腹痛、腹胀、肠鸣音亢进。

3. 急性肠梗阻的表现。

4. 直肠指诊是诊断直肠癌最重要的手段，可以了解肿块部位、大小，距肛缘距离、范围与周围组织关系等。80%直肠癌患者仅靠直肠指诊即可发现病变。

5. 内镜检查，可直视下肉眼判断，又能取活组织送病理检查。

6. 钡剂灌肠用来鉴别其他疾病。

7. CT等其他辅助检查，可以了解直肠癌扩散情况。

（五）鉴别诊断

1. 痔　直肠癌主要应与痔相鉴别，约90%的直肠癌初被误诊为痔，甚至行痔手术后亦未发现肿瘤的存在，应引起重视。直肠指诊或直肠镜可以明确诊断。痔多为便后滴血，突出的痔块为紫色质软血管团。

2. 直肠息肉　有绒毛管状腺瘤、炎性息肉、增生性息肉、家族性腺瘤息肉病等，有的息肉可有恶变倾向，可表现出大便带血，并发感染时亦可有脓血便。直肠指诊息肉多柔软，表面光滑，可有蒂或无蒂，内镜病理组织学检查可以确定息肉的性质及有无恶变。

3. 溃疡性结肠炎　多发生在乙状结肠与直肠，可有脓血便、排便习惯改变等，有腹痛及贫血、发热等全身症状。钡剂灌肠造影见肠壁的边缘可呈毛刺状或锯齿状，结肠镜检可见病变处黏膜呈充血、水肿，黏膜脆弱，易出血，有黏液、脓性分泌物附着，有发散性浅小溃疡，病理检查可以确诊。

## 二、治疗

### （一）一般治疗

术前纠正贫血，增强机体抵抗力。尽量给予高蛋白质、高热量、高维生素、易于消化的少渣饮食，以增加对手术的耐受力。同时进行术前准备。

### （二）手术治疗

1. 根治性手术　手术方式根据癌肿在直肠的位置而定。为降低术后复发率，现强调全直肠系膜切除术。

（1）经腹直肠癌根治术（直肠癌低位前切除术、DiXon手术）：一般来讲适合于距肛缘5cm以上的直肠癌，但随着近年来双吻合器技术的使用，行DiXon手术的直肠癌距肛缘有更近的趋势，但应强调以根治性切除为前提，要求远端切缘距肿瘤下缘2～3cm。由于此法术后常影响控便功能，因此较低位的直肠癌选用此法时应持慎重态度。

（2）腹会阴联合直肠癌根治术（Mile手术）：适用于距肛缘5～7cm的直肠癌。此手术切除彻底，治愈率高，但须做永久性乙状结肠造口，可对患者心理及生活上造成影响。

2. 局部切除　仅适合于早期瘤体小、局限于黏膜或黏膜下层、分化程度高、肿瘤小，与肠壁周径<30%的直肠癌，术后应定期随访，以防复发。

3. 经腹直肠癌切除、近端造口、远端封闭手术　适用于全身状况差、不能耐受根治性手术的患者，尤其是伴有梗阻时。但随着术后情况好转，还有行二期手术进行造口回纳的可能性。

4. 姑息性手术　如直肠癌已广泛转移或侵犯盆腔脏器不能根治，可采用近端结肠造口以解除梗阻。

5. 腹腔镜手术　有创伤小、恢复快的优点，但对清扫彻底等仍有不同意见。

### （三）放射治疗

放射治疗在直肠癌治疗中的地位已日益受到重视，有与手术相结合的综合治疗和单纯放射治疗两种。术前放射治疗可提高手术切除率，减少复发；除病期较晚不能手术治疗的患者外，因体弱和不愿手术者放射治疗可延长生命，改善症状。

### （四）化疗

术前倾向于新辅助化疗；术后因为瘢痕粘连，化疗药难以渗入创伤病灶周围组织。

### （五）其他治疗

直肠癌的其他治疗方法还包括免疫治疗、热疗、介入性化疗、支架治疗等。

## 三、病情观察

1. 术前　患者对直肠癌的认识程度；腹部的情况，即有无腹胀、腹痛、排便困难、腹泻、贫血、低蛋白血症等。

2. 术后　注意观察一般生命体征的变化、水与电解质的平衡、是否有术中失血致贫血、腹部体征、切口有无渗血、腹腔（骶前）引流的量、造瘘口的情况、排便排气及进食后的反应等。

## 四、病历记录

1. 记录患者有无慢性直肠炎症、直肠息肉等癌前病变。

2. 记录直肠指诊结果。

3. 及时记录患者的诊疗计划。

4. 术前谈话记录。

5. 记录医患沟通的过程。

## 五、注意事项

### （一）医患沟通

1. 多数患者对能否保肛尤为注重，思想负担重，应做细致的心理疏导工作。

2. 直肠癌手术创伤大，术后多伴有不同程度的器官功能和生命质量下降，因此必须在术前得到病理证实方可施行手术。

3. 术前向患者及其家属交代拟订的手术方案时应考虑周全，应多拟几条方案备选，以免术中更改术式时措手不及；尤其在施行保肛手术前，不能轻易将肛门改道方案否决掉。

4. 直肠肿瘤常有向周围器官（膀胱、子宫、阴道等）侵犯的趋势，如术中可能切除受损器官，必须有患者及其家属的签名认可。

5. 直肠癌手术大，手术并发症多，所以在与患者进行沟通时，要让患者理解，作为医务人员，会尽力降低手术的风险，医患双方的目标是一致的。

### （二）经验指导

1. 在诊断方面，直肠癌最主要的是与痔的鉴别，早期症状与痔无太大差别，且常与痔共存，因此门诊对便血的患者如无可靠证据均不可随便用痔来解释。

2. 直肠癌约75%发生在直肠中下段，直肠指诊易于发现，因此不能忽视指诊这一最基本的诊断手段。直肠指诊应在患者排便后进行。

3. 对于40岁以上的患者，无明显诱因下出现肠梗阻症状，应考虑直肠癌的可能。

4. 术中有意识地找到两侧输尿管，可有效地避免输尿管损伤。应注意避免伤及骶前静脉丛，在解剖骶前间隙时锐性分离较钝性分离更安全。术中的骶前静脉丛出血在一般的止血方法无效时，不应过多将时间花在止血上，以免增加出血量，危及生命，经典的而且行之有效的方法仍是纱布条填塞。

5. 术中应注意保存盆神经与骶前神经，以降低术后性功能障碍的发生率。

6. 直肠癌术后引流管的管理尤其重要，应保持通畅。

7. 部分患者因手术需要行肠造口，应观察造口处肠襻的生命力，注意造口近期的并发症。

8. 保肛手术应在根治的基础上施行，同时应注意术后的控便功能，过分强调保留肛门可能会造成肿瘤远端切除范围不足，导致肿瘤易复发。经验表明，接受腹部会阴联合直肠癌切除术的患者比接受直肠前切除术的患者生活质量好。

# 第十七节　细菌性肝脓肿

细菌性肝脓肿多为继发性，即机体任何部位的细菌感染通过各种途径侵入肝脏形成脓肿，以胆道系统的感染最为常见。其他尚可因胃肠道感染通过门静脉系统、全身其他部位感染通过肝动脉、肝脏邻近器官感染、肝创伤及术后继发感染导致肝脓肿。机体抵抗力减弱也是本病发病的重要内因。有时可能无法发现原发感染灶，仅在肝脏出现脓肿，称为隐源性肝脓肿，但此类患者往往有糖尿病等全身免疫功能低下的病理基础。细菌性肝脓肿的典型临床表现为寒战、高热、肝区疼痛、肝肿大等。

## 一、诊断

（一）症状

1. **全身症状**　乏力、全身酸痛、消瘦及头痛等全身中毒性反应。

2. **寒战、高热**　见于发病早期，是最常见的临床表现，一般多在先驱病变后，突然出现寒战、高热，体温在40℃，呈弛张热型或间歇热型。每日可多次寒战、发热，体温很少降至正常。常伴有脉速、大量出汗等现象。每日有发冷、发热者，提示为多发性肝脓肿。

3. **肝区疼痛**　因肝内化脓，被膜张力高，90%的患者有疼痛的症状。由于原发病不同，肝区疼痛出现的时间有差异，或在其他症状尚未再现之前发生，或与其他症状同时出现，或在其他症状出现以后才发生。疼痛多为持续性钝痛，疼痛剧烈者常提示单发性脓肿。右肝脓肿者感右侧季肋部疼痛，左肝或左右肝脓肿者上腹部可出现疼痛。有时因炎性刺激膈肌或感染向胸膜、肺部发展而引起胸痛。刺激性咳嗽和呼吸时疼痛加重。疼痛常向右肩放射，左肝脓肿亦可向左肩放射。

4. **消化道症状**　由于脓毒性反应及全身消耗，多数患者有乏力、食欲减退、恶心、呕吐，短期内便可呈现重病容，少数患者有腹泻、腹胀、呃逆等症状。

（二）体征

1. 肝肿大　70%的患者有肝肿大。肝脏明显向肋缘下增大者，多发性肝脓肿可能较大。若肋缘下未能触及肝脏，可能脓肿位于肝顶部或因腹肌紧张不易扪及。

2. 肝区压痛、叩痛　肝大常伴有明显压痛，叩击肝区时疼痛。肝右叶的脓肿，无论单发还是多发，多有右肋缘下压痛，肝左叶的脓肿可能有上腹部压痛。肝区有局限性压痛点者多为单发性，可能靠近肝表面。

3. 肝区局限性隆起　部分患者肝区可有局限性隆起，右胸常呈饱满状态，肋间隙增宽，有触痛。如果脓肿靠近体表，其上面的皮肤红肿，可触及波动感。

4. 脾肿大　脾常有增大现象。阿米巴肝脓肿者，脾肿大不常见。有门静脉血栓形成者，疾病恢复后可出现门静脉高压症。

5. 腹腔积液　见于晚期重症患者，以门静脉炎性肝脓肿较多见。腹腔积液产生可能与以下因素有关：门静脉炎引起门静脉阻塞；多发性门静脉周围脓肿压迫门静脉影响循环；肝脏功能损害致低蛋白血症；若有脓肿破裂，合并弥漫性腹膜炎，亦可出现腹腔积液。

6. 黄疸　多出现在晚期，常见于多发性肝脓肿。因门静脉炎引起的肝脓肿黄疸较轻，由化脓性胆管炎引起的黄疸较显著。

7. 肺部改变　多为呼吸运动受限，呼吸音减弱，肺底部啰音及摩擦音。

（三）检查

1. 血常规　白细胞计数增高，核明显左移，有时出现贫血。

2. 影像学检查

（1）超声检查：首选的检查方法，阳性诊断率在96%以上。表现为不同程度的肝肿大，根据肝脓肿不同的病理阶段，可有不同的声像特征。在脓肿前期，肝区内呈局限性低回声，边界不清，当肝组织破坏出血坏死时，局部回声增强，边界模糊不清。来自胆管感染的肝脓肿，因胆管壁增厚，坏死组织沿胆管分布呈多发性强回声光点。脓肿形成期，脓腔呈无回声液性暗区，边界不甚清晰。脓肿恢复期，无回声区逐渐变小直至消失。

（2）X线片和CT检查：X线片可见右侧膈肌抬高、活动受限、肋膈角模糊或少量的胸腔积液、右下肺不张、炎症改变等，肝区如果有液气平面显示则是肝脓肿的佐证。CT图像上表现为密度减低区，增强后脓肿周围一般均有强化，可见密度增高的增强环。

（3）MRI检查：特征性表现为在$T_1$、$T_2$加权像上出现无信号的气体或者气液平面。

3. 脓肿穿刺抽液及细菌学检查　细菌性肝脓肿一般脓液稀薄，有明显的恶臭。抽出液若培养出细菌则能够证实为细菌性肝脓肿。

4. 肿瘤标志物的检查　甲胎蛋白（α-fetoprotein，AFP）、CEA、CA199等肿瘤标

志物的检测对于排除恶性肿瘤有很大的帮助。

5. 病理学检查　对于不能够完全排除恶性肿瘤者，可在超声或者CT引导下行肝脏穿刺活组织病理学检查，甚至行开腹手术切除病理学检查。

（四）诊断要点

1. 寒战、高热　体温可高达39～40℃，多表现为弛张热，伴有或无大量出汗、恶心、呕吐、食欲减退和全身乏力。

2. 肝肿大和肝区疼痛　肝区持续性钝痛或胀痛，刺激性咳嗽和呼吸时疼痛加重，可伴有右肩牵涉痛。

3. 较重的病例可有黄疸、贫血或水肿。

4. 白细胞计数和中性粒细胞比例增高。

5. 超声可分辨直径> 2cm的脓肿病灶，明确其部位和大小，为首选的检查方法。

6. 胸腹透视右叶脓肿可见右膈肌升高，运动受限；肝阴影增大或有局限性隆起；有时出现右侧反应性胸膜炎或胸腔积液。

7. 在超声或CT定位下，距病灶最近处进行肝脏穿刺抽脓，对诊断价值较大。

（五）鉴别诊断

1. 阿米巴肝脓肿　多有痢疾或脓血便史，起病缓慢，病史长，感染中毒症状较轻，肝区肿痛明显。白细胞计数升高不明显，以嗜酸性粒细胞升高为主。粪便中可见阿米巴包囊或滋养体。穿刺液为"巧克力"样，抗阿米巴治疗有效。

2. 肝细胞癌　偶有伴高热者，早期细菌性肝脓肿尚未完全液化者有时需与伴癌性高热的肝癌相鉴别，而伴癌性高热的肝癌有癌坏死液化者又需与单个细菌性肝脓肿鉴别。应结合病史、AFP水平、超声及CT等进行鉴别。

3. 结核性肝脓肿　临床上罕见。在排除常见的肝脓肿病因后，有下列表现时，应当考虑到结核性肝脓肿的可能。

（1）有结核病史，特别是未经正规抗结核治疗的患者。

（2）脓液呈干酪样。

（3）脓液的常规细菌培养及厌氧细菌培养均阴性。

（4）腹部CT检查发现多发钙化。

脓液的结核杆菌培养、PPD试验、脓腔壁活检及试验性抗结核治疗，对诊断有较大的帮助。

4. 右膈下脓肿　常有溃疡病穿孔、阑尾穿孔等腹膜炎史或腹部手术后，通常全身症状略轻于细菌性肝脓肿，X线检查右膈下常有液气平面出现，应结合超声及CT等进行鉴别。

5. 肝内胆管结石并发感染　两者颇难鉴别，后者通常临床症状较轻，超声检查常有助于肝内结石的诊断。

## 二、治疗

细菌性肝脓肿是继发性病变，对原发病能早期发现并进行合理的治疗，可以预防肝脓肿形成。若肝内已出现早期感染，给予大量敏感抗生素，亦可避免脓肿形成。一旦形成肝脓肿，应强调早期发现、早期诊断、早期治疗原则，根据不同的病情、病期、脓肿部位等选择适宜的治疗方法。

### （一）非手术治疗

适用于尚未局限的肝脓肿和多发性小的肝脓肿。使用大剂量有效抗生素控制感染，促进炎症及脓液吸收。在选用种类上，应根据细菌培养及药敏试验结果来选择。如暂无法做细菌培养，可根据感染分析选用。如感染源不明，可采用联合用药，同时应用控制革兰阴性菌、革兰阳性菌感染的抗生素及控制厌氧菌感染的药物。注意抗生素治疗不能替代必要的外科手术治疗。

细菌性肝脓肿往往因病程长、高热消耗等因素，多数患者可出现严重的营养不良、贫血、低蛋白血症等。应及时纠正贫血，多次小量输血，尽量采用新鲜血液。补充足够的热量、多种维生素及微量元素，改善营养状况，增强机体的抵抗力。

### （二）经皮肝脓肿穿刺引流术

经皮肝脓肿穿刺术既可作为一种诊断手段，又可作为一种治疗方法。它可以确定脓肿的存在，根据脓液的性质，鉴别为细菌性或阿米巴肝脓肿。

在超声或CT的定位引导下，经皮肝脓肿穿刺，尽量抽净脓液后，用生理盐水反复冲洗脓腔，然后注入有效抗生素，可以取得很好的疗效。对脓腔较大者，可沿穿刺针方向置入导管，持续引流加上间断冲洗。必要时，扩张窦道，放入较粗的导管保证引流通畅。此法简便、安全，可重复操作，成功率可达80%，多发性肝脓肿亦可一次同时多处穿刺置管引流，并发症与死亡率低于手术切开引流。目前已得到广泛应用。

穿刺抽脓有其局限性，尤其对深在部位者存在一定危险性。有时因脓液黏稠或导管难以置入脓腔底部致引流不彻底。

### （三）腹腔镜引流

腹腔镜引流适用于肝脏表面利于腹腔镜操作的巨大肝脓肿，如位于肝左叶、肝右叶前下方等；药物及穿刺引流疗效不良者；蛔虫引起的肝脓肿须清除死虫者。

### （四）肝脓肿切开引流术

1. 经腹切开引流术　右肋缘下或旁正中切口进入腹腔，直接引流脓液，可以探查整个肝脏并寻找腹腔内原发病灶。穿刺抽出脓液后，沿针头方向用血管钳插入脓腔，排出脓液。用生理盐水反复冲洗脓腔，留置有效抗生素，顺脓腔低位置引流，引流管经腹壁另开口引出。必要时放置腹腔引流管，预防腹腔感染。此方法的缺点是有时引流位置不一定是最低位。

2. 经腹前壁切开引流　适于肝右叶前方肝脓肿和左肝外叶脓肿，及与前腹膜粘连或十分表浅靠近腹膜者。右肋缘下切口，逐层切开腹壁与腹膜外，用手指在腹膜外向上钝性达脓肿部位，触之有囊性感。保护切口，穿刺证实后，切开脓肿壁，排出脓液。脓腔处理方法及引流同前所述。有时为防止腹腔污染，可行分期手术：一期手术将聚维酮碘纱条填塞于脓肿表面，使其与腹膜发生粘连，经5～7日后二期手术行切开引流。缺点是不能立即达到有效引流。

3. 后侧脓肿切开引流　适用于肝右叶膈顶部和后侧脓肿。左侧卧位，沿右第12肋稍偏外侧切口，切除一段肋骨，在第1腰椎棘突水平的肋骨床横行切开，显露膈肌，沿肾后脂肪囊向上钝性分离达脓肿。用穿刺针抽得脓液后，将长弯血管钳顺穿刺方向插入脓腔，引出脓液，除特别需要外，一般采用前两种方法。脓腔内可放置2根软质胶管或双导管以利于冲洗及引流。

（五）肝部分切除术

肝部分切除术治疗肝脓肿的适应证如下。

1. 慢性厚壁肝脓肿。

2. 局限性肝脓肿，多应用于左肝内胆管结石或肝胆管狭窄合并肝左内叶及左外叶脓肿。

3. 肝脓肿切开引流术后无效腔形成，创口长期不愈及窦道形成；各种造成慢性发炎、肝周围组织萎缩者。

4. 创伤后肝脓肿，其他原因致肝缺血坏死后肝脓肿，不能形成完整的壁或因感染有出血危险者。

5. 并发支气管瘘或形成胆管支气管瘘，难以修补者。

脓肿感染的肝胆组织与正常肝组织，在解剖上肝叶或肝段是其自然隔离线，故肝部分切除应取典型的肝叶或肝段切除术，切缘应位于肝的正常组织处，利于缝合切口止血。

### 三、病情观察

1. 一般情况　体温、脉搏、血压、呼吸、氧饱和度及神智、反应、营养状态及贫血状态等。这对评估患者基本情况，选择何时的治疗方法十分重要。

2. 术前　了解脓肿部位、大小及范围，以确定手术方式及范围。

3. 术后　一般情况及生命体征的观察，除常规术后观察项目外，腹腔及腹腔引流的性状观察十分关键。

### 四、病历记录

1. 注意记录肠道、胆囊感染症状。

2. 记录发热的特点、肝肿大程度。

3. 记录鉴别诊断。诊疗计划简明扼要，记录技术补充或改变等情况。

4. 记录医患沟通情况。

5. 术后记录补液情况及体温波动。

## 五、注意事项

### （一）医患沟通

1. 患者发病快、病情重、体温高，常有焦虑不安心理，医患交流时要稳定患者的情绪，使患者能积极配合医护人员的治疗。家属能理解本病的严重性，又能对治疗有信心。

2. 为改善患者的一般情况，须加强基础治疗，为控制感染，要大剂量使用抗生素，故治疗费用较高，治疗前一定要与患方沟通，费用较高且治疗需要的药物要有患方的知情同意并签名。

### （二）经验指导

1. 注意观察抗生素的治疗反应，及时做脓液培养和药敏试验，选用敏感的抗生素。在患者体温正常后，需要再使用1周的抗生素。目前大剂量强效抗生素的应用使不典型患者有增加趋势。

2. 超声检查，如出现休克症状应及时处理并尽早行手术引流。注意引流液性状，引流管通畅情况，必要时用抗生素液冲洗脓腔。

3. 切开引流常用的手术途径有经腹腔切开引流和经腹膜外切开引流。前者适用于多数患者，术中注意避免脓液污染腹腔。后者主要应用于肝右叶后侧脓肿。可以经右侧第12肋骨床切口，在腹膜外用手指钝性分离至脓腔，行切开引流。用手指分离脓腔内纤维间隔组织时，操作应轻柔，若遇到条索状物不要强行撕裂，以免损伤肝内血管引起大出血或者脓毒血症。脓腔内少量出血，可以用温生理盐水纱布压迫止血。压迫止血无效可以在直视下将出血点缝扎止血或用纱布填塞压迫，另一端经切口拉出。

4. 手术治疗中，脓肿穿破胸腔者应同时引流胸腔，行胸腔闭式引流术。由胆管结石、狭窄等疾患引起的胆原性肝脓肿，在脓肿切开引流的同时，应同时探查胆总管，解除胆管梗阻，引流胆道。血原性肝脓肿应积极治疗原发感染灶。

5. 病程长的慢性局限性的厚壁脓肿，也可行肝叶切除。

6. 肝脓肿可能是多种病原体的混合感染，比如阿米巴性肝脓肿并发细菌感染时，若仅仅针对细菌性肝脓肿治疗，极有可能导致治疗效果不满意，此时应该加用针对阿米巴原虫的特效药物。

# 第十八节　原发性肝癌

　　原发性肝癌（以下简称肝癌）是我国常见恶性肿瘤之一，通常是指肿瘤细胞来源于上皮组织的肝细胞性肝癌、胆管细胞性肝癌和两者同时存在的混合型肝癌，我国绝大多数是肝细胞性肝癌。我国肝癌的年死亡率占恶性肿瘤死亡率的第二位，仅次于胃癌。原发性肝癌多见于中壮年男性，以30～60岁最多见。在高发区，患者的年龄较轻。原发性肝癌按病理形态可以分为结节型、巨块型和弥漫型；按肿瘤大小分为镶小肝癌（直径≤2cm）、小肝癌（2cm～5cm）、大肝癌（5cm～10cm）和巨大肝癌（>10cm）。原发性肝癌是各种癌症中恶性程度很高的一种癌瘤，对健康危害很大。原发性肝癌多发生肝内转移，也可以通过血液和淋巴途径向肝外转移到肺、骨、肾、脑等；还可以直接侵犯膈肌及胸腔或癌细胞脱落植入腹腔，发生腹膜癌瘤及血性腹腔积液，腹腔积液中可找到癌细胞；尚有少数情况发生医源性种植转移。肝外转移以肺转移最多见。

## 一、诊断

### （一）症状

　　1. 肝区疼痛　最常见，多为持续性隐痛、钝痛或胀痛，因癌迅速生长使肝包膜绷紧所致。肿瘤侵犯膈肌，疼痛可放射至右肩或右背。向右后生长的肿瘤可致右腰疼痛。突然发生的剧烈腹痛和腹膜刺激征提示癌结节包膜下出血或向腹腔破溃。

　　2. 消化道症状　食欲减退、消化不良、恶心、呕吐和腹泻等，因缺乏特异性而易被忽视。

　　3. 乏力、消瘦　全身衰弱，晚期少数患者可呈恶病质状。

　　4. 发热　一般为低热，偶达39℃以上，呈持续或午后低热或弛张型高热。发热与癌肿坏死产物吸收有关。癌肿压迫或侵犯胆管可并发胆管感染。

　　5. 转移灶症状　肿瘤转移之处有相应症状，有时成为发现肝癌的初现症状。如转移至肺可引起咳嗽、咯血，胸膜转移可引起胸痛和血性胸腔积液。癌栓栓塞肺动脉或分支可引起肺梗死，可突然发生严重呼吸困难和胸痛。癌栓阻塞下腔动脉，可出现下肢严重水肿，甚至血压下降；阻塞肝静脉可出现Budd-Chiari综合征，亦可出现下肢水肿。转移至骨可引起局部疼痛或病理性骨折。转移到脊柱或压迫脊髓神经可引起局部疼痛和截瘫等。

　　6. 其他全身症状　癌肿本身代谢异常或癌组织对机体产生各种影响引起的内分泌或代谢方面的症候群称为伴癌综合征或癌旁表现，有时可先于肝癌本身的症状。常见的有自发性低血糖、高钙血症及红细胞增多症等。

（二）体征

1. 一般情况　肝病病容，可有消瘦、营养不良等症状。

2. 腹部检查　肝肿大，进行性肝肿大为最常见的特征性体征之一。肝质地坚硬，表面及边界不规则，常呈结节状，少数肿瘤深埋于肿瘤实质内者则肝表面光滑，伴或不伴明显压痛。肝右叶膈面癌肿可使右侧膈肌明显抬高。脾肿大，多见于并发肝硬化与门静脉高压患者。当侵犯肝内胆管或肝门淋巴结肿大压迫胆管时，可出现阻塞黄疸。有时肿瘤坏死组织和血块脱落入胆管引起胆管阻塞可出现梗阻性黄疸。

3. 转移灶相应体征　可有锁骨上淋巴结肿大。胸膜淋巴转移可出现胸腔积液或血胸。骨转移可见骨骼表面向外突出，有时可出现病理性骨折。脊髓转移压迫脊髓神经可表现截瘫，颅内转移可出现偏瘫等神经病理性体征。

（三）检查

1. 实验室检查

（1）AFP：是当前诊断肝细胞癌最特异的标志物。AFP是胎儿时期肝脏合成的一种胚胎蛋白，当成年人肝细胞恶变后又可重新获得这一功能。由于孕妇、新生儿及睾丸或卵巢的生殖腺胚胎癌亦可出现，故AFP对肝细胞肝癌仅有相对特异的诊断价值。因检测方法灵敏度的提高，在一部分肝炎、肝硬化及少数消化道癌，如胃癌、结肠癌、胰腺癌等转移性肝癌中亦可测得低浓度AFP；故AFP检测结果，必须联合临床才有诊断意义。

（2）其他肝癌标志物的检测对肝癌诊断具有较高价值：①γ-GT同工酶；②甲胎蛋白异质体；③异常凝血酶原；④血清岩藻糖苷酶（AFu）；⑤M2型丙酮酸激酶；⑥同工铁蛋白；⑦α-抗胰蛋白酶；⑧醛缩酶同工酶A。其他肝癌标志物对原发性肝癌尤其是AFP阴性病例的诊断有辅助意义，但仍不能取代AFP在肝癌诊断中的地位。根据实践经验联合检测优于单检测，血清AFP检测联合1～2个肝癌标记物即可明显提高原发性肝癌的阳性检出率。

（3）生化肝功能检查：碱性磷酸酶（alkaline phosphatase，ALP）约有20%的肝癌患者增高。γ-谷丙氨酰转肽酶（γ-GT）约有70%肝癌患者升高。其他主要的几项指标为转氨酶、胆红素、血红蛋白及凝血酶原时间。它虽无直接诊断意义，但在鉴别诊断与治疗的选择方面必不可少。

（4）肝炎标志物检查：常检测的为乙型肝炎病毒（hepatitis B virus，HBV）及丙型肝炎病毒（hepatitis C virus，HCV）标记物。它可反映肝炎病毒感染的背景资料，对鉴别诊断有一定帮助。

2. 特殊检查

（1）超声检查：最为常用，可获得肝脏及邻近脏器切面影图，能发现2cm左右的小肝癌。可显示肿瘤大小、部位，门静脉有无癌栓及与主要血管的关系等。

（2）CT及MRI：肝癌直径小于2cm或密度近似正常肝实质CT难以显示。经造影增强后可显示直径在1～2cm，甚至更小的病灶。MRI具有一定的优点，能更清楚地显示肝癌的转移性病灶，显示肿瘤与主要血管的关系、门静脉有无癌栓等。可做不同方位的层面扫描，立体重建、定位。

（3）选择性肝动脉造影或数字减影血管造影（digital subtraction angiography, DSA）：是一种灵敏的检查方法，可显示直径在1cm以内的肝癌。其属创伤性检查，故未作为常规使用。

（4）放射性核素肝脏扫描显像：大肝癌时呈现阳性结果。由于其他影像学技术发展迅速，该方法的使用已日趋减少。

（5）X线检查：肝右叶癌肿可发现右膈肌升高，局限性凸起或运动受限。可显示肺、骨有转移灶，以及有无食管静脉曲张等。

（6）其他：超声引导下肝穿刺活检，有助于确诊和提高阳性率；对肝癌各种检查不能诊断，但有可能切除者，如情况许可，可及时开腹探查。

（四）诊断要点

1. 早期肝癌常无特异性表现，症状常有肝区持续性隐痛，夜间及劳累后尤甚，上腹饱胀，食欲减退，乏力消瘦，低热。多数患者在肝硬化基础上发生肝癌，可有鼻出血、牙龈出血等肝硬化的症状。肝癌进行性肿大或上腹扪及肿块，表面光滑或有结节感，多数已不属于早期。晚期常有黄疸、腹腔积液、下肢水肿等，并发肝硬化患者有蜘蛛痣，腹壁静脉曲张、肝掌等。

2. AFP放免检查≥400μg／L，持续4周以上，排除妊娠、活动性肝病、生殖腺胚胎原性肿瘤及转移性肝癌者。

3. 肝功能正常，无黄疸而碱性磷酸酶或γ-谷氨酰转肽酶明显升高。

4. 超声及CT等影像学检查，明确肝内实质性占位病变，能排除肝血管瘤和转移性肝癌。

5. 腹腔积液中找到癌细胞或肝穿刺活检组织学检查证实为原发性肝癌。

（五）鉴别诊断

1. 继发性肝癌 肝脏亦为转移性癌肿好发器官。一般来说，继发性肝癌病情发展较缓慢，病灶多为多发，AFP检测一般为阴性，多无肝炎病史或肝硬化表现。除肝脏病变症状外，多有原发病灶的相应症状。主要的鉴别方法为检查肝脏以外器官有无原发癌肿病灶。

2. 肝硬化 通常肝硬化患者病史较长，多有肝炎史，患者经休息后症状可缓解，早期肝稍大，后期可缩小变硬，有肝硬化的体征表现，如脾肿大、食管胃底静脉曲张、蜘蛛痣、肝掌等，AFP为阴性或低浓度阳性，放射性核素肝扫描、超声检查、肝动脉造影或CT检查等均有助于鉴别诊断。但如遇肝大、质硬有结节，因肝萎缩畸形，放射性核素肝扫描出现假阳性、AFP低浓度阳性或小肝癌合并严重肝硬化时，鉴别较困难。此时密切观察AFP的动态变化和AFP与肝功能的关系（肝硬化患者出现AFP阳性时，多有肝功能改变），做血AFP异质体检查，反复做超声检查，必要时做CT或肝动脉造影，一般是可以鉴别的。

3. 肝脓肿　急性肝脓肿一般较易鉴别，而慢性肝脓肿有时比较困难，但肝脓肿多有阿米巴或细菌感染史及相应的临床表现。超声检查为液性暗区，肝穿刺吸脓常能最后确诊。

4. 肝棘球蚴病　多见于牧区，有牛、羊、犬等接触史，病史较长，患者全身情况好，常不伴肝硬化，Casoni试验和补体结合试验常为阳性，超声检查为液性暗区，AFP为阴性等，均有助于鉴别。但对肝泡状棘球蚴病，有时与AFP阴性的肝癌患者不易鉴别，常须病理检查，才能确诊。不过此类患者常有发热、黄疸等炎症表现，对鉴别诊断有一定帮助。

5. 肝脏良性肿瘤　通常病情发展慢，病程长，患者全身情况好，多不伴有肝硬化，AFP为阴性，常见的有肝海绵状血管瘤、肝腺瘤等。借助AFP检查、超声、CT、肝血池扫描及肝动脉造影可以鉴别。

6. 邻近肝区的肿瘤　腹膜后软组织肿瘤来自右肾、右肾上腺、胰腺、胃、胆囊等器官的肿瘤，可在上腹部出现肿块，特别是右腹膜后肿瘤可将右肝推向前方，扪诊时误为肝肿大，肝受压变薄区在放射性核素肝扫描时可出现假阳性，鉴别起来比较困难，常需借助AFP检测、超声检查及其他特殊检查（如静脉肾盂造影、胃肠钡餐检查、气腹造影、选择性腹腔动脉造影或CT等）。必要时行开腹探查，才能明确诊断。

## 二、治疗

早期治疗是改善肝癌预后的最主要的因素。早期肝癌应尽量采取手术切除。对不能切除的大肠癌亦可采用多模式的综合治疗。

### （一）手术治疗

肝癌的治疗仍以手术切除为首选，早期切除是提高生存率的关键，肿瘤越小，5年生存率越高。手术适应证如下。

1. 诊断明确，估计病变局限于一叶或半肝者。

2. 无明显黄疸、腹腔积液或远处转移者。

3. 肝功能代偿尚好，凝血酶时间不低于50%者。

4. 心、肝、肾功能耐受者。

肝功能正常者肝切除量不超过70%；中度肝硬化者不超过50%或仅能做左半肝切除；严重肝硬化者不能做肝叶切除。手术和病理证实约80%以上肝癌合并肝硬化，公认以局部切除代替规则性肝叶切除远期效果相同，而术后肝功能紊乱减轻，手术死亡率亦降低。由于根治切除仍有相当高的复发率，故术后宜定期复查AFP及超声显像以监测复发。由于根治切除术后随访密切，故常监测到"亚临床期"复发的小肝癌，仍以再手术为首选，第2次手术后5年生存率仍可达38.7%。

（二）肝移植术

肝移植术不失为治疗肝癌的一种方法，国外报道较多，但在治疗肝癌中的地位尚未达成共识。术后患者须长期服用免疫抑制药，中晚期患者常死于复发。对发展中国家而言，更是常受供体来源及费用问题的困扰。

（三）姑息性外科治疗

适用于较大肿瘤或散在分布或靠近大血管区或由于肝硬化限制而无法切除者。方法有肝动脉结扎和（或）肝动脉插管化疗、冷冻、激光治疗、微波治疗、射频，术中肝动脉栓塞治疗或无水乙醇瘤内注射等，有时可使肿瘤缩小、血清AFP下降，为第二步切除提供机会。

（四）多模式的综合治疗

是近年对中期大肝癌积极有效的治疗方法，有时使不能切除的大肝癌转变为可切除的较小肝癌。其方法有多种，一般多以肝动脉结扎加肝动脉插管化疗的二联方式为基础，加外放射治疗为三联，如合并免疫治疗为四联，以三联以上效果最佳。经多模式综合治疗患者肿瘤缩小率达31%，因肿瘤明显缩小，获二步切除，二步切除率可达38.1%。上海某肝癌研究所曾研究超分割放射治疗及导向治疗，超分割外放射和肝动脉插管化疗联合治疗的方法：第1周肝动脉导管内化疗，顺铂每日20mg，连续3日。第2周肝肿瘤区局部外放射，上、下午各2.5Gy（250rads），连续3日；2周为1个疗程，如此隔周交替可重复3~4个疗程。导向治疗，以$^{131}$I-抗肝癌铁蛋白抗体或抗肝癌单克隆抗体或$^{125}$I-lipiodol肝动脉导管内注射，每隔1~2个月1次，治疗期间动脉内化疗顺铂20mg，每日1次，连续3~5日。若治疗同时加免疫治疗，如胸腺素、干扰素、香菇多糖、白细胞介素-2等则更佳。

（五）经导管动脉栓塞化疗（transcatheter arterial chemoembolization，TACE）

这是20世纪80年代发展的一种非手术的肿瘤治疗方法，对肝癌有很好疗效，甚至被推荐为非手术疗法中的首选方案。多采用碘化油混合化疗药和（或）$^{131}$I或$^{125}$I-lipiodol、$^{90}$Y微球栓塞肿瘤远端血供，再用吸收性明胶海绵栓塞肿瘤近端肝动脉，使之难以建立侧支循环，致使肿瘤病灶缺血坏死。化疗药常用顺铂80mg+氟尿嘧啶1000mg、丝裂霉素10mg（或阿霉素40~60mg），先行动脉内灌注，再混合MMC10mg，于超声乳化的碘化油内行远端肝动脉栓塞。肝动脉栓塞化疗应反复多次治疗，效果较好。

（六）无水乙醇瘤内注射

超声引导下经皮肝穿于肿瘤内注入无水乙醇治疗肝癌。以肿瘤直径≤3cm，结节数在3个以内者，伴有肝硬化而不能手术的肝癌为首选。对小肝癌有可能治愈，≥5cm效果差。

## （七）放射治疗

由于放射源、放射设备和技术的进步，各种影像学检查的准确定位使放射治疗在肝癌治疗中的地位有所提高，疗效亦有所改善。放射治疗适于肿瘤仍局限的不能切除肝癌，通常能耐受较大剂量，其疗效也较好，外放射治疗经历全肝放射、局部放射、全肝移动条放射、局部超分割放射、立体放射，近年有用质子做肝癌放射治疗者。有报道，放射总量超过40 Gy（4000rads）合并理气健脾中药，可使1年生存率达72.7%，5年生存率达100%，与手术、化疗综合治疗可起杀灭残癌之作用，化疗亦可辅助放疗起增敏作用。肝动脉内注射$^{90}$Y微球、$^{131}$I-碘化油或同位素标记的单克隆抗体等可起内放射治疗作用。

## （八）导向治疗

应用特异性抗体和单克隆抗体或亲肿瘤的化学药物为载体，标记核素或与化疗药物或免疫毒素交联进行特异性导向治疗，是有希望的疗法之一。临床已采用的抗体有抗人肝癌铁蛋白抗体、抗人肝癌单克隆抗体、抗甲胎蛋白单克隆抗体等。"弹头"除$^{125}$I或$^{131}$I-Lipoidol外已试用$^{90}$Y微球，此外，毒蛋白和化疗药物与抗体的交联人源单抗或基因工程抗体等正在研究中。

## （九）化疗

对肝癌较为有效的药物为顺铂，常用的还有氟尿嘧啶、阿霉素及其衍生物、丝裂霉素等。一般认为单个药物静脉给药疗效较差。采用肝动脉给药和（或）栓塞，以及配合内、外放射治疗应用较多，效果较明显。对某些中晚期肝癌无手术指征，门静脉主干癌栓阻塞不宜肝动脉介入治疗者和某些姑息性手术后患者可采用联合或序贯化疗，常用联合方案为顺铂20mg+氟尿嘧啶750～1000mg静脉滴注，共5日，每个月1次，3～4次为1个疗程。第1日阿霉素40～60mg，继以氟尿嘧啶500～750ma静脉滴注，连续5日，每个月1次，连续3～4次为1个疗程。上述方案效果评价不一，总体疗效较差。

## （十）生物治疗

生物治疗不仅起配合手术、化疗、放射治疗以减轻对免疫的抑制作用，还可起到消灭残余肿瘤细胞的作用。近年来，由于基因重组技术的发展，使获得大量免疫活性因子或细胞因子成为可能。应用重组淋巴因子和细胞因子等生物反应调节因子对肿瘤生物治疗已引起医学界普遍关注，已被认为是第四种抗肿瘤治疗，目前临床已普遍应用α和γ干扰素进行治疗，天然和重组IL-2，TNF业已问世，此外，淋巴因子激活的杀伤细胞-LAK细胞、肿瘤浸润淋巴细胞（TIL）等已开始试用。所用各种生物治疗药的疗效仍有待更多的实践和总结。基因治疗为肝癌的生物治疗提供了新的前景。

（十一）中草药

中草药扶正抗癌适用于晚期肝癌患者和肝功能严重失代偿无法耐受其他治疗者，可起改善机体全身状况、延长生命的作用，亦可配合手术、放射治疗和化疗以减少不良反应，提高疗效。

综上所述，早期肝癌宜尽早手术切除，不能切除者首选肝动脉栓塞化疗。无水乙醇瘤内注射适用于肝功能欠佳不宜手术的小肝癌，有可能起根治效果；中期大肝癌宜采用肝动脉插管结扎为主的多模式治疗或肝动脉栓塞化疗以杀伤肿瘤细胞减少肿瘤负荷，待肿瘤缩小后争取二步或序贯手术切除。晚期肝癌以中草药为主的中西综合治疗可望改善症状延长生存期。导向治疗已取得初步成功，基因治疗已前景在望。

## 三、病情观察

### （一）术前

观察患者的一般情况，有无皮肤感染、腹部有无隆起、肝掌及蜘蛛痣等，同时了解肿瘤的部位、大小以及与肝静脉、门静脉等大血管的关系，了解患者肝脏储备功能以确定手术方式及范围。

### （二）术后

一般情况就生命体征的观察，除常规术后观察项目外，腹腔引流物的性状观察也十分关键。注意观察患者的神志、尿量。

1. 术后注意观察一般情况及生命体征，包括体温、脉搏、血压、呼吸、氧饱和度、神志、反应等。注意有无肝功能失代偿的表现。

2. 术后注意观察腹腔引流物性状，肝癌常并发肝硬化，凝血机制较差，术后腹腔内渗血一般较多，从数十至数百毫升。

3. 术后要注意观察患者的神志，预防肝性脑病。

4. 术后注意患者的尿量，可以适当使用利尿药。

## 四、病历记录

1. 详细剂量、医患沟通情况、医方向患者交代病情的情况，要及时记录。

2. 各项检查结果要有记录，对一些特殊的阳性结果，病历上要有分析和治疗方案。

3. 记录患者的情绪变化过程，及时发现患者的异常情绪，及时处理。

4. 诊疗方案要详细记录并要有患者的知情同意签名。

5. 对诊断不能明确和疑难重症患者，应有详细的讨论记录。

## 五、注意事项

### （一）医患沟通

1. 肝癌患者的病情重，手术风险大，预后不佳，在与患者进行沟通时应立足于树立患者的信心，配合医方的治疗。术后并发症较多，所以术前要向患者交代清楚，对患者的诊疗计划要及时告知，尊重患者的知情同意权。

2. 肝癌患者常合并有乙型肝炎、肝硬化，患者可能有一定的感染性，医护人员对患者进行检查、治疗时，一方面要注意自我防护，另一方面要注意尊重患者。

3. 治疗全程要与患者沟通，了解患者所思及其病情，多用换位思考与患者交流。对患者的病情变化要做客观的描述，不做预测或肯定、否定的回答。

4. 肝癌的治疗是以外科手术为主的综合治疗，需要患者的积极配合，医患交流时要树立患者的信心。

（二）经验指导

1. AFP阴性肝癌近年来有上升趋势，影像学检查常不典型，应注意鉴别诊断。

2. 小肝癌的CT表现常不典型，当无法明确诊断时，应结合病史、其他检查，认真分析、慎重考虑，必要时按恶性肿瘤对待。

3. 早期诊断，早期治疗。根据不同病情进行综合治疗，是提高疗效的关键。手术切除仍是目前首选的、最有效的方法。

4. 对行手术切除的患者，都应加强术前、术后的治疗。术前应全身详细检查，包括心、肺、肝、肾功能及凝血功能，积极纠正贫血及血浆蛋白降低情况，给予适当的护肝药物及B族维生素和维生素K。术后除给抗生素外，必须加强护肝治疗，特别对伴有肝硬化和切除半肝以上者，尤应注意护肝治疗，给予足够的蛋白质、葡萄糖、维生素等。术后2周至1个月开始有计划地辅以其他综合治疗，以提高手术疗效。

5. 肝切除术的关键是控制出血，常用的方法有在肝门区分离结扎血管切肝法和常温下间歇阻断肝门切肝法。

6. 肝癌可以产生多种并发症，临床上亦应注意对其并发症的处理。


# 第十九节　肝囊肿


　　肝囊肿是一种比较常见的肝脏良性疾病，分孤立的和多发的两种。一般无任何症状，常在体格检查行超声检查时发现，常为多发，又称多囊肝，中年女性较多，常伴多囊肾。先天性肝囊肿囊壁由上皮细胞组成，囊液多呈无色或透明，有出血者可呈棕色，多发囊肿常较小而遍布全肝。

## 一、诊断

### （一）症状

小的囊肿可无任何症状，常在体检时发现。囊肿较大时可引起腹胀、腹泻、消化不良及上腹部不适等症状。如继发感染可出现发热症状，类似肝脓肿。囊肿破裂可有肝急剧肿大、内出血等急腹症样症状。

### （二）体征

1. 一般情况　良好，严重者可出现消瘦、营养不良。
2. 腹部检查　一般无体征，严重者常可触及肿大的肝脏或包块。肿大的肝脏有时呈局限性隆起。

### （三）检查

1. 实验室检查　肝功能一般正常，偶见胆红素、ALT、AKP及$\gamma$-GT升高者。AFP及CEA常为阴性。
2. 特殊检查
（1）X线检查：可见右侧膈肌抬高或局部隆起。
（2）超声检查：显示肝内囊性占位及其部位、大小及数目。
（3）CT及MRI检查：对肝内囊肿检查较准确。
（4）核素扫描检查：现已不常用。

### （四）诊断要点

1. 囊肿体积较小时，常无任何症状，多在体格检查时偶然发现。
2. 影像学检查显示肝内单发或多发性囊性占位。
3. 体格检查时肝肿大，有囊性感，此时要注意是否有多脏器囊肿。

### （五）鉴别诊断

1. 肝棘球蚴囊肿　常有疫区居住史，棘球蚴皮试阳性，影像学检查可显示多个较小的子囊。
2. 肝脓肿　有炎症表现，常有化脓性疾病或痢疾史，影像学检查可见无清晰薄壁，液性占位周边有炎症表现。囊肿继发感染时较难鉴别，一般后者炎症表现较轻，囊壁较厚。
3. 恶性肿瘤中央坏死液化　影像学上表现为囊实性病灶，液化常不规则，边缘不光滑，液性区周围，实性病灶的影像学征象很容易导致肿瘤的诊断，如超声检查发现囊肿周围异常回声表现，CT检查尤其是增强后可见占位病灶的征象，结合肿瘤学标志物的检查，易与肝囊肿相鉴别。

## 二、治疗

### （一）一般治疗

症状严重者可进行营养支持，纠正水电解质失衡等。

### （二）非手术治疗

对于小而无症状的肝囊肿可定期观察，无须特殊治疗。

### （三）手术治疗

对于大而有症状或囊肿在近期生长过快或疑有恶变者可行以下治疗。

1. 囊肿穿刺抽液术　适用于肝囊肿浅表，不能耐受手术的患者。

2. 囊肿开窗术　开腹或在腹腔镜下将囊壁部分切除（至少1／3），吸尽囊液，囊腔开放。适用于囊液清而无胆汁成分者，疗效较好。

3. 囊肿切除术　适用于位于肝表面或带蒂的囊肿。本术式治疗彻底，疗效满意。

4. 囊肿内引流术　如囊肿空肠回肠Roux-Y吻合术。适用于囊液内含胆汁或囊壁厚而不易剥除或穿刺和开窗术均不能使囊肿闭合的患者。

5. 肝切除术　行肝叶、肝段或局部切除术。适用于肝囊肿并发感染、出血或癌变，病变局限于肝的一叶或肝段者疗效好。

## 三、病情观察

1. 患者的营养状态。

2. 水电解质平衡情况。

3. 术后一般情况及生命体征的观察，如行引流术应注意引流液的性状，有无胆汁成分。

## 四、病历记录

1. 记录囊肿是否有压迫症状。

2. 记录囊肿的数目、大小。

3. 记录医患沟通情况。

4. 记录发病年龄及有无家族史。

## 五、注意事项

### （一）医患沟通

1. 无症状患者常不需特殊处理，嘱患者定期检查影像学以了解囊肿的变化。

2. 对于用无水乙醇注射治疗的患者，一定要讲明利弊，尤其是复发的可能，患者知情同意后方可施行。

（二）经验指导

1. 在诊断肝囊肿的过程中，首先要明确病变为"液性"还是"实性"，其次是通过影像学检查了解壁的形态、特征及其增强后的表现，最后是明确有无特异性的病理基础和临床表现。无症状的肝囊肿，一般临床上不易发现；具有临床表现的肝囊肿，诊断并不困难。确诊主要靠影像学检查，依其比较典型的影像学表现，多能够得到正确的诊断。

2. 有无明显症状为手术治疗的重要依据。多发性肝囊肿等仅切除引起症状的大囊肿也有较好的疗效。

3. 行囊肿穿刺抽液术操作简单，不需开腹；缺点是不能一次性根治，有时会引起感染。

4. 囊肿内引流术后容易发生逆行性感染，尽量不采用该术式，禁用于多囊肝以免感染波及邻近的囊肿而导致无法控制的严重后果。行囊肿-肠道吻合时要最大限度地切除囊壁并低位引流。

5. 多囊肝的治疗比较棘手。对较大的囊肿进行穿刺抽液可使肝脏因减压而有增生代偿的机会，可以反复进行。近年来，随着肝移植技术的逐渐成熟，供肝问题的解决，对此类患者尤其是肝功能失代偿者有了一种后备的治疗选择。


# 第二十节　门静脉高压症


门静脉高压症是指各种原因造成门静脉血流障碍或血流异常增多，而引起的以门静脉系统压力升高为主的一组临床综合征。正常门静脉压力为$1.25 \sim 2.35 kPa$，由于各种原因使门静脉血流受阻，血液瘀滞时，则门静脉压力升高，从而出现一系列门静脉压力增高的症状和体征。窦前性阻塞常见的原因是血吸虫病性肝硬化。窦后性阻塞的常见病因是肝炎后肝硬化。肝外型主要是肝外门静脉主干血栓形成，门静脉主要属支的阻塞所致。

## 一、诊断

（一）症状

1. 脾肿大、脾功能亢进　门静脉高压时，多数患者有不同程度的脾肿大，部分可平脐或达脐下。巨型脾大在血吸虫病性肝硬化中多见。早期，脾质软、表面光滑、边缘钝圆；晚期，由于脾内纤维组织增生而变硬，脾周围粘连而活动度减少。发生上消化道出血时，脾可暂时缩小，患者常自觉腹部肿块缩小或消失。脾大均伴有不同程度的脾功能亢进，表现为白细胞计数降至$3 \times 10^9$/L以下，血小板减至（$70 \sim 80$）$\times 10^9$/L以下，可出现贫血。少数患者可不发生脾大，但可存在脾功能亢进的表现。

2. 食管胃底静脉曲张破裂出血　曲张的食管、胃底静脉破裂，发生急性上消化道大出血，出血性休克是门静脉高压症最致命的症状，$24\% \sim 69\%$的患者会发生大出血。一旦出血，第一次出血的死亡率即可达$40\% \sim 70\%$。临床上通常表现以呕血为主，色鲜红，随着时间的推移，可出现黑便。肝功能损害和脾功能亢进引起的血小板计数减少，导致凝血功能的障碍，使出血不易停止，出血量大时，可引起出血性休克或诱发肝性脑病。

3. 腹腔积液　是肝脏功能失代偿的一种表现。呕血后常引起或加剧腹腔积液的形成。腹腔积液患者常伴有腹胀、食欲减退。

（二）体征

1. 患者全身状况一般较差，乏力、倦怠、面色灰黄、巩膜皮肤可能黄染。

2. 腹部检查，叩诊呈移动性浊音，肋下可扪及肝结节，可有肝掌、蜘蛛痣。

3. 左肋缘下扪及肿大的脾脏。

4. 若为上消化道出血者，检查有无意识模糊、脉搏细速、四肢厥冷。

（三）检查

1. 血常规　白细胞、血小板、红细胞计数均减少，以白细胞和血小板计数的改变最为明显。

2. 尿常规　一般无明显变化。当有腹腔积液、黄疸时，由于凝血机制的障碍、肾静脉回流障碍及胆红素对肾小管的毒性作用，可出现血尿、蛋白尿及管型尿等。黄疸患者尿中胆红素、尿胆原升高。

3. 粪便检查　当怀疑血吸虫病性肝硬化时，应采用粪便沉淀后毛蚴孵化法3次。

4. 肝功能检查　血浆白蛋白降低而球蛋白增高，白蛋白、球蛋白比例可倒置。在肝病活动期，血清转氨基酶和胆红素常增高，凝血酶原时间可以延长。乙型肝炎病原免疫学检查可了解门静脉高压的原因。

5. 食管吞钡X线检查　在食管被钡剂充盈时，曲张的静脉使食管的轮廓呈虫蚀状改变；排空时，曲张的静脉管表现为蚯蚓样或串珠状影。

6. 纤维胃镜检查　急性出血时的胃镜检查，可以判断曲张静脉管出血情况，对正在出血的曲张静脉管可在胃镜下注入硬化剂治疗及行套扎治疗等。

7. 超声检查　可了解肝硬化、脾肿大和腹腔积液的情况。彩色多普勒超声检查可提供有关门静脉血流动力学资料。

（四）诊断要点

1. 有慢性肝炎病史或长期饮酒史、疫水接触史。

2. 呈灰黑色慢性肝病面容、肝掌、蜘蛛痣、腹腔积液。

3. 上消化道出血，止血药物治疗一般无效。

4. 黑便。

5. 体检发现脾大。

6. 肝功能检查常有转氨酶增高、血清胆红素增加、血浆蛋白减少、白蛋白／球蛋白比例倒置。

7. 血常规检查显示白细胞、血小板及红细胞计数减少，尤以白细胞、血小板计数为甚。

（五）鉴别诊断

1. 肝前性门静脉高压症　常见原因有门静脉主干闭锁、狭窄或门静脉血管瘤样病变；新生儿脐静脉炎、门静脉海绵样变、肝动脉与门静脉系统之间动静脉瘘形成等。临床上除有脾肿大、脾功能亢进、上消化道出血、腹腔积液等与肝硬化门静脉高压症相似的表现外，还有小儿多见，成年人较少，肝功能多正常等特点。超声尤其是彩色多普勒超声检查确诊率可达95%以上。主要特征为门静脉主干或主要分支的管腔显示不清，第一肝门处呈现蜂窝状无回声区，内有血流信号。

2. 肝后性门静脉高压症　又称Budd-chiari综合征，由先天或者后天性原因引起肝静脉和（或）其开口以上的下腔静脉段狭窄或阻塞所致。单纯肝静脉阻塞者，以门静脉高压的症状为主；合并下腔静脉阻塞者，同时可以有门静脉高压症和下腔静脉阻塞综合征的表现。晚期患者可以出现顽固性腹腔积液或曲张静脉破裂出血的表现。诊断本病的最好方法是下腔静脉造影，可以清楚地显示病变部位、梗阻的程度、类型和范围。经皮肝穿刺肝静脉造影可以显示肝静脉有无阻塞。另外，食管胃底曲张静脉破裂出血时，需与胃十二指肠溃疡和出血性胃炎的急性大出血鉴别。

3. 胃和十二指肠出血（溃疡、胃癌、出血性胃炎）　门静脉高压曲张静脉破裂出血量大，出血急，一次出血量可达500～1000mL，可引起休克，而胃和十二指肠疾病所致出血量一般较少，易控制，以便血为主。

4. 其他原因所致脾肿大　慢性粒细胞所致巨脾，骨髓穿刺可确诊。脾肿瘤病变血常规检查常无明显变化。

5. 恶性肿瘤腹腔积液　行腹腔穿刺可找到癌细胞。

## 二、治疗

（一）食管胃底曲张静脉破裂出血

1. 非手术疗法　对于有黄疸、大量腹腔积液、肝功能严重受损的患者发生大出血，若进行外科手术，死亡率很高，对这类患者应尽量采用非手术疗法。

（1）输血：严密观察血压、脉搏的同时，根据患者的血量，及时输血以纠正休克。

（2）应用垂体后叶素或生长抑素：垂体后叶素一般剂量为20U，溶于5%葡萄糖溶液200mL内，在20～30分钟内经静脉滴注，必要时4小时后可重复应用。生长抑素收缩内脏血管，减少门静脉血流，目前临床常用的生长抑素为人工合成的生长抑素8肽，首剂100μg静脉注射，以后每小时25μg，持续24～48小时，也可每8小时，皮下注射100μg，其24小时止血率在80%以上，疗效肯定，已渐成为治疗食管静脉曲张出血的第一线药物。

（3）三腔管压迫止血：原理是利用充气的气囊分别压迫胃底和食管下段的曲张静脉，以达到止血目的。在使用三腔管前应首先检查气囊是否漏气，然后将三腔管表面涂上液态石蜡，从患者鼻孔缓慢地把管插入胃内，在抽得胃内容物后先向胃气囊充气（或等渗盐水）150～200mL。轻拉导管至贲门受阻时为度，利用滑车装置，在管端悬以重量约0.5kg的物品牵引压迫，观察止血效果，隔12小时将气囊放空10～20分钟，以观察是否有再出血，同时也避免压迫太久而使食管或胃底黏膜发生溃烂、坏死，甚至食管破裂。通常用于对垂体后叶素或内镜治疗食管胃底静脉曲张出血无效的患者。

（4）内镜治疗：经胃镜将硬化剂直接注射到曲张静脉腔内，使曲张静脉管闭塞，其黏膜下组织变硬，以治疗食管静脉曲张出血和预防再出血。急诊止血、择期控制出血、预防出血均可应用，近期疗效较好，但再出血率高，比硬化剂注射操作相对简单和安全的是经内镜食管曲张静脉套扎术。

（5）经颈静脉肝内门腔内支架分流（transjugular intrahepatic portosystemic stent-shunt，TIPSS）：是采用介入治疗技术，经颈静脉管途径，在肝内肝静脉管与门静脉管主支间置入支架以实现门体分流，从而降低门静脉压力，治疗食管胃底曲张静脉出血，并控制腹腔积液发生。因其创伤性小，并发症少，适应证广，近期疗效较好，可重复施行，故在临床上较快开展起来。TIPSS适用于食管胃底曲张静脉破裂出血经药物和内镜治疗无效，肝功能失代偿不宜行门体分流手术的患者。主要并发症包括肝性脑病和支架狭窄或闭塞。

2. 手术疗法　可在食管胃底曲张静脉破裂出血时急诊施行，也可为预防再出血择期手术。手术治疗可分两类：一类是通过各种不同的分流手术来降低门静脉压力；另一类是阻断门静脉间的反常分流，从而达到止血的目的，即断流手术。

（1）分流手术：即用手术吻合血管的方法，将门静脉系和腔静脉管两边连起来，使压力较高的门静脉系血液直接分流到腔静脉中去。可分为非选择性分流、选择性分流（包括限制性分流）两类。

1）非选择性门体分流术：包括脾肾静脉分流术，门-腔静脉管分流术，脾腔静脉管分流术，肠系膜上、下腔静脉分流术等。此术式治疗食管胃底曲张静脉管破裂出血效果好，但肝性脑病发生率高，易引起肝衰竭。

2）选择性门体分流术：旨在保存门静脉的入肝血流，同时降低食管胃底曲张静脉管的压力。代表术式为远端脾-肾静脉分流术，该术式的优点是肝性脑病发生率低。

3）限制性门体分流：目的是充分降低门静脉管压力，制止食管胃底曲张静脉管出血，同时保证部分入肝血流。主要术式为限制性门-腔静脉分流和门-腔静脉管"桥式"（H形）分流。

（2）断流手术：即脾切除，同时结扎、切断冠状静脉，以阻断门静脉间的反常血流，临床上常用贲门周围血管离断术。此术式不仅离断了食管胃底的静脉侧支，还保存了门静脉入肝血流。这一术式还适合于门静脉循环中没有可供与体静脉吻合的通畅静脉，肝功能差（child C级），既往分流以手术和其他非手术疗法失败而又不适合分流手术的患者。

（3）肝移植：是治疗终末期肝病并发门静脉高压食管胃底静脉管曲张出血患者的理想方法，既替换病肝，又使门静脉系统血流动力学恢复到正常。但由于供肝短缺、费用昂贵、终身服用免疫抑制药的危险，限制了肝移植的临床应用。

（二）严重脾肿大、并发明显的脾功能亢进

最多见于晚期血吸虫病、脾静脉栓塞等，单纯行脾切除术效果良好。

（三）其他

对于肝硬化引起的顽固性腹腔积液，有效的治疗方法是肝移植，其他方法包括TIPS和腹腔-静脉转流术。

### 三、病情观察

1. 观察患者血常规的动态变化，术后要注意血小板计数的变化。
2. 观察患者的神志情况。
3. 观察术后引流管引流物的性状、量。

### 四、病历记录

1. 及时记录患者入院时的情况。
2. 及时记录医务人员的抢救治疗措施。
3. 重大的抢救治疗方案要有患者及其家属的知情同意签名。
4. 记录患者血常规的动态变化过程，正常或异常都要记录。
5. 记录患者病情的动态变化。

### 五、注意事项

（一）医患沟通

1. 提倡诊疗全程的沟通，患者入院时要对患者的病情做客观的评价，告知患者及其家属非手术治疗及外科治疗的风险。
2. 门诊高压症患者一旦出现大出血，死亡率高，抢救困难，所以一方面要抢救及时到位，另一方面要及时向患者家属交代病情。
3. 医患交流时对患者的病情尽量做客观描述，对患者的病情转归不做预测。对患者的抢救要坚持到底。

4. 涉及患者的重大诊疗措施要有患者及其家属的知情同意签名。

5. 医患交流时，要让患者及其家属明白医护人员正在尽最大的可能治疗患者。对患者的病情交代不夸大，但绝不能缩小，"没关系…""没事…""不要紧"之类的语言尽量不讲。

（二）经验指导

1. 对于门静脉高压症的患者，诊断并不困难，关键是要及早发现患者大出血的先兆和患者早期出血的症状，以便及时处理。

2. 对于大出血患者，主张早期急诊手术，不要等到患者出现腹腔积液、黄疸时才做手术。

3. 任何一种分流手术，虽然一方面降低了门静脉的压力，但另一方面也影响了门静脉血向肝脏的灌注，术后肝性脑病的发生率高达10%。因此，有学者主张应用"选择性分流"手术。如远端脾肾静脉分流术：将脾静脉远断端与肾静脉的侧面或肾静脉的近侧断端吻合，通过脾静脉、胃短静脉引流，降低食管胃底曲张静脉压力，这样，既能改善脾肿大及脾功能亢进，又不降低门静脉压力。维持门静脉血液对肝的灌注，有利于肝细胞功能的改善，同时还保持了脾脏的免疫功能，预后较好。

4. 断流手术中以贲门周围血管离断术效果较好，即脾切除，同时彻底结扎、切断胃冠状静脉，包括高位食管支、胃后支及贲门周围的血管，此手术对防止大出血较有效，操作较简便，又不影响门静脉的血流灌注，对患者负担较小，预后较好。而且脾切除可减少门静脉系统来自脾静脉的血量20%~40%，尚可同时纠正脾功能亢进所致的症状。

5. 提倡自体输血，对于肝硬化脾切除患者可自体输注脾血。

# 第二十一节　胆囊结石

胆囊结石（cholecystolithiasis）是指原发于胆囊的结石，是胆石症中最多的一种疾病。近年来随着卫生条件的改善及饮食结构的变化，胆囊结石的发病率呈升高趋势，已高于胆管结石。胆囊结石以女性多见，男女之比为1：（3~4）；其以胆固醇结石或以胆固醇为主要成分的混合性结石为主。少数结石可经胆囊管排入胆总管，大多数存留于胆囊内，结石越聚越大，可呈多颗小米粒状，在胆囊内可存在数百粒小结石，也可呈单个巨大结石；有些终身无症状而在尸检中发现（静止性胆囊结石），大多数反复发作腹痛症状，一般小结石容易嵌入胆囊管发生阻塞引起胆绞痛症状，发生急性胆囊炎。

## 一、诊断

### （一）症状

1. **胆绞痛** 是胆囊结石并发急性胆囊炎时的典型表现，多在进油腻食物后胆囊收缩，结合移位并嵌顿于胆囊颈部，胆囊压力升高后强力收缩而发生绞痛。小结石通过胆囊管或胆总管时可发生典型的胆绞痛，疼痛位于右上腹，呈阵发性，可向右肩背部放射，伴恶心、呕吐，呕吐物为胃内容物，吐后症状并不减轻。存留在胆囊内的大结石堵塞胆囊腔时并不引起典型的胆绞痛，故胆绞痛常反映结石在胆管内的移动。胆囊炎急性发作，特别是坏疽性胆囊炎急性发作时还可出现高热、畏寒等显著的感染症状，严重病例由于炎性渗出或胆囊穿孔可引起局限性腹膜炎，从而出现腹膜刺激症状。胆囊结石一般无黄疸，但30%的患者因伴有胆管炎或肿大的胆囊压迫胆管，肝细胞损害时也可有一过性黄疸。

2. **胃肠道症状** 大多数慢性胆囊炎患者均有不同程度的胃肠道功能紊乱，表现为右上腹隐痛不适、厌油、进食后上腹饱胀感，常被误认为"胃病"。有近50%的患者早期无症状，称为静止性胆囊结石，此类患者在长期随访中仍有部分出现腹痛等症状。

### （二）体征

1. **一般情况** 无症状期间患者大多一般情况良好，少数急性胆囊炎患者在发作期可有黄疸，症状重时可有感染中毒症状。

2. **腹部情况** 如无急性发作，患者腹部常无明显异常体征，部分患者右上腹可有深压痛；急性胆囊炎患者可有右上腹饱满、呼吸运动受限、右上腹触痛及肌紧张等局限性腹膜炎体征，Murphy征阳性。有33%～50%的急性胆囊炎患者，在右上腹可扪及肿大的胆囊或由胆囊与大网膜粘连形成的炎性肿块。

### （三）检查

1. **实验室检查** 胆囊结石合并急性胆囊炎有血液白细胞计数升高，少数谷丙转氨酶也升高。

2. **超声检查** 简单易行，价格低廉且不受胆囊大小、功能，胆管梗阻或结石含钙多少的影响，诊断正确率可达96%以上，是首选的检查手段。典型声像特征是胆囊腔内有强回声光团并伴声影，改变体位时光团可移动。

3. **胆囊造影** 能显示胆囊的大小及形态并了解胆囊收缩功能，但易受胃肠道功能、肝功能及胆囊管梗阻的影响，应用很少。

4. **X线** 腹部X线片对胆囊结石的显示率为10%～15%。

5. **十二指肠引流** 有无胆汁可确定是否有胆囊管梗阻，胆汁中出现胆固醇结晶提示结石存在，但此项检查目前已很少用。

6. **CT、MRI、ERCP、PTC** 在超声不能确诊或者怀疑有肝内胆管、肝外胆管结石或胆囊结石，术后多年复发又疑有胆管结石者，可酌情选用其中某一项或几项诊断方法。

（四）诊断要点

1. 症状　20%~40%的胆囊结石可终生无症状，称"静止性胆囊结石"。有症状的胆囊结石的主要临床表现：进食后，特别是进油腻食物后，出现上腹部或右上腹部隐痛不适、饱胀，伴嗳气、呃逆等。

2. 胆绞痛　胆囊结石的典型表现，疼痛位于上腹部或右上腹部，呈阵发性，可向肩胛部和背部放射，多伴恶心、呕吐。

3. Mirizzi综合征　持续嵌顿和压迫胆囊壶腹部和颈部的较大结石，可引起肝总管狭窄或胆囊管瘘，以及反复发作的胆囊炎、胆管炎及梗阻性黄疸，称"Mirizzi综合征"。

4. 墨菲（Murphy）征　右上腹部局限性压痛、肌紧张，阳性。

5. 超声　胆囊暗区有1个或多个强回声光团并伴声影。

（五）鉴别诊断

1. 肾绞痛　胆绞痛需与肾绞痛相鉴别，后者疼痛部位在腰部，疼痛向外生殖器放射，伴有血尿，可有尿路刺激症状。

2. 胆囊非结石性疾病　如胆囊良、恶性肿瘤，胆囊息肉样病变等，超声、CT等影像学检查可提供鉴别线索。

3. 胆总管结石　可表现为高热、黄疸、腹痛，超声等影像学检查可以鉴别。但有时胆囊结石可与胆总管结石并存。

4. 消化性溃疡性穿孔　多有溃疡病史，腹痛发作突然并很快波及全腹，腹壁呈板状强直，腹部X线片可见膈下游离气体。较小的十二指肠穿孔或穿孔后很快被网膜包裹，形成一个局限性炎性病灶时，易与急性胆囊炎混淆。

5. 内科疾病　一些内科疾病如肾盂肾炎、右侧胸膜炎、肺炎等，亦可发生右上腹疼痛症状，若注意分析不难获得正确的诊断。

## 二、治疗

（一）一般治疗

饮食宜清淡，防止急性发作，对无症状的胆囊结石应定期超声随诊；伴急性炎症者宜进流食，注意维持水电解质平衡，静脉应用抗生素。

（二）药物治疗

溶石疗法，服用鹅去氧胆酸或熊去氧胆酸对胆固醇结石有一定溶解效果，主要用于胆固醇结石。但此种药物有肝毒性，服药时间长，反应大，价格贵，停药后结石易复发。适应证：胆囊结石直径在2cm以下；结石为含钙少的X线能够透过的结石；胆囊管通畅；患者的肝脏功能正常，无明显的慢性腹泻史。目前多主张采取熊去氧胆酸单用或与鹅去氧胆酸合用，不主张单用鹅去氧胆酸。鹅去氧胆酸总量15mg／（kg·d），分次口服。熊去氧胆酸为8~10mg／（kg·d），早餐后和晚餐后2次口服。疗程1~2年。

### （三）手术治疗

对于无症状的静止胆囊结石，一般认为无须施行手术切除胆囊。但有下列情况时，应进行手术治疗：①胆囊造影胆囊不显影。②结石直径超过2~3cm。③并发糖尿病且在糖尿病已控制时。④老年人或有心肺功能障碍者。

腹腔镜胆囊切除术适用于无上腹创伤及手术史者，无急性胆管炎、胰腺炎和腹膜炎及腹腔脓肿的患者。对并发胆总管结石的患者应同时行胆总管探查术。

1. 术前准备　择期胆囊切除术后引起死亡的最常见原因是心血管疾病。这强调了详细询问病史发现心绞痛和仔细进行心电图检查注意有无心肌缺血或以往心肌梗死证据的重要性。此外还应寻找脑血管疾病，特别是一过性缺血发作的症状。若病史阳性或有问题时应做非侵入性颈动脉血流检查。此时对择期胆囊切除术应当延期，按照指征在冠状动脉架桥或颈动脉重新恢复血管流通后施行。除心血管病外，引起择期胆囊切除术后第二位死亡的原因是肝胆疾病，主要是肝硬化。除术中出血外，还可发生肝衰竭和败血症。自从在特别挑选的患者中应用预防性措施以来，择期胆囊切除术后感染中毒性并发症的发生率已有显著下降。慢性胆囊炎患者胆汁内细菌滋生率占10%~15%；而在急性胆囊炎消退期患者中则高达50%。细菌菌种为肠道菌，如大肠埃希菌、产气克雷白杆菌和粪链球菌，另外也可见到产气荚膜杆菌、类杆菌和变形杆菌等。胆管内细菌的发生率随年龄增长而增加，故主张年龄在60岁以上，曾有过急性胆囊炎发作刚恢复，同时并发胆总管结石的胆石症并发慢性胆囊炎患者，术前应预防性使用抗生素。

2. 手术治疗　对有症状胆石症已成定论的治疗是腹腔镜胆囊切除术。虽然此技术的常规应用时间尚短，但是其结果十分突出，以致仅在不能施行腹腔镜手术或手术不安全时，才选用开腹胆囊切除术，包括无法安全地进入腹腔完成气腹或由于腹内粘连或者解剖异常不能安全地显露胆囊等。外科医师在遇到胆囊和胆管解剖不清及遇到止血或胆汁渗漏而不能满意的控制时，应当及时中转开腹。目前，中转开腹率在5%以下。

### （四）其他治疗

体外震波碎石适用于胆囊内胆固醇结石，直径不超过3cm，且胆囊具收缩功能。治疗后部分患者可发生急性胆囊炎或结石碎片进入胆总管而引起胆绞痛和急性胆管炎，此外碎石后仍不能防止结石的复发。因并发症多，疗效差，现已基本不用。

### 三、病情观察

1. 起病的缓急和时间，胆囊结石的发病常出现在饱食高脂餐后，以夜间多见。
2. 腹痛的性质，疼痛常较剧烈，患者坐卧不安。
3. 观察是否伴有休克及精神症状，警惕急性化脓性胆管炎。

4. 术后注意观察引流物的性状，引流物是否是血性，是否有胆汁。

5. 术后观察患者是否有腹胀及患者肠道通气情况。

6. 观察切口恢复情况。

## 四、病历记录

1. 记录患者腹痛的起病、诱因、程度、性质。

2. 记录医患沟通的情况。

3. 记录引流情况，患者体温及黄疸情况。

4. 动态记录患者的病情变化及其相应的处理措施。

## 五、注意事项

（一）医患沟通

1. 胆囊结石是常见病、多发病，患者对此常有轻视的思想，认为手术简单、恢复快。实际上胆囊结石是外科较难处理的急诊，尤其是急诊手术病例，因为患者胆囊处于炎性水肿期，术中、术后易发生出血、胆漏等并发症，所以术前要让患者了解到手术的风险存在，当然，在与患者沟通时，也要树立其战胜疾病的信念。

2. 作为医师，心中要时刻有这样的理念，良好的医患沟通是避免医疗纠纷的最佳途径。

3. 医患交流时，要重视患者的知情同意权，对患者重要的诊疗活动都要经患者知情同意并签名。

（二）经验指导

1. 胆囊结石如无并发胆囊炎者多无症状，与正常人无异，并发急性或慢性胆囊炎者，则有急性或慢性右上腹疼痛症状与体征。如出现休克和精神症状，要考虑发生急性化脓性胆管炎的可能，需要及时进一步明确诊断，做相应的急诊处理。

2. 术后要注意引流物的情况，尤其是引流物中是否有胆汁；胆漏可先行非手术治疗，如果并发腹腔感染，则须行开腹探查。

3. 术后3日内如发生低热，不超过38.5℃，这可能是术后的吸收热，不需要特别处理，如果术后一周仍有发热，则可能出现肺部、腹腔或是切口感染。

4. 如胆囊炎出现明显的黄疸，应考虑有继发胆管结石或Mirixxi综合征。

5. 胆囊结石原则上应采用手术治疗，但应灵活对待。

（1）对无症状的胆囊结石患者是否需及时手术仍有不同意见，现倾向认为应定期随诊，待患者有明确手术指征时再行手术。

（2）对伴有急性胆囊炎的患者，除非怀疑胆囊坏疽，多先行抗感染、解痉、补液等措施控制，然后行胆道系统全面检查以决定下一步治疗方案；慢性胆囊炎患者如结石小于5mm，有认为是危险结石，因流动性大、较易嵌顿于胆囊管或排石中诱发胰腺炎，主张早期手术。

（3）伴有继发胆总管结石宜及早手术，可先行内镜下乳头括约肌切开术（endoscopic sphinc-terotomy，EST），待排出胆总管结石后行腹腔镜胆囊切除术（laparoscopic cholecystectomy，LC）。

（4）口服溶石治疗无症状胆囊结石的意义不肯定，其他侵袭性溶石方法成功率很低，即使促成排石，但由于胆汁代谢中可再生新石，故利少弊多，少数还会导致急性发作，形成继发胆管结石，甚至诱发胰腺炎。

# 第二十二节　胆管结石

胆管结石多为色素性结石，棕黑色，不定型，易碎，小者呈泥沙样，大者呈铸管型。结石形成常与寄生虫有关，男性女性无差异。肝外胆管结石包括左右肝管、肝总管、胆总管内结石，可以引起完全性或者不完全性的胆管梗阻、继发胆管系统感染导致急性化脓性胆管炎、胆原性肝脓肿、胆原性胰腺炎等疾病。

## 一、诊断

（一）症状

症状取决于有无梗阻及感染。一般平时无症状，继发胆管梗阻伴有胆管感染时，其典型表现为夏科氏三联症，即腹痛、寒战高热、黄疸。

1. 腹痛　发生在剑突下及右上腹部，多为绞痛，呈阵发性发作或持续性疼痛阵发性加剧，可以向右肩背部放射，常伴恶心、呕吐。

2. 寒战高热　约2/3的患者在发病过程中出现寒战高热，一般表现为弛张热，体温高者可达39～40℃。

3. 黄疸　其轻重程度、发生和持续时间取决于胆管梗阻的程度及有无感染。胆石梗阻所致黄疸多呈间歇性和波动性。

（二）体征

1. 一般情况　体征与梗阻及感染的程度有关。发作时多有不同程度的黄疸，患者呈急性病容，感染严重时有体温升高、脉搏加快等感染中毒征象，AOSC患者可出现血压下降、神志不清。如呕吐及进食困难者可有脱水和酸中毒现象。

2. 腹部情况　发作期间腹部多有压痛，压痛多在剑突下偏右，如胆总管下端梗阻，有时可扪及胀大的胆囊。

（三）检查

1. 实验室检查　并发感染时白细胞及中性粒细胞升高，白细胞计数可达$20 \times 10^9 / L$以上；长期的胆管梗阻可导致肝功能明显受害，血清胆红素、碱性磷酸酶及$\gamma$-谷氨酰转肽酶升高，尿胆红素升高、尿胆原降低，粪中尿胆原减少。

2. 特殊检查　超声检查可发现肝内、外胆管扩张，胆总管结石。PTC和ERCP可更进一步了解结石和梗阻的情况。PTC的优点是可清楚显示梗阻以上胆管的解剖，还能在造影的基础上行PTCD，做术前准备；ERCP还能显示胰管但不能了解梗阻近端情况。

（四）诊断要点

急性发作期特点如下。

1. 长期反复发生的上腹痛及胆管炎史。
2. 腹痛、寒战高热及黄疸症候群。
3. 病情进展快，常并发脓毒血症。
4. 肿大触痛的胆囊。

（五）鉴别诊断

1. 肾绞痛　始发于腰部或者胁腹部，可以向股内侧或外生殖器放射，伴血尿，无发热，腹软，无腹膜刺激征，肾区叩痛明显。腹部X线片多显示肾、输尿管区结石，超声检查有助于诊断。

2. 肠绞痛　以脐周为主，多为机械性肠梗阻引起。腹部X线片显示有阶梯状气液平面。

3. 壶腹癌和胰头癌　起病比较缓慢，腹部仅轻度不适。黄疸进行性加深、加重。一般无寒战高热，无腹膜刺激征，肝肿大，常可以扪及肿大胆囊；晚期可以有腹腔积液及恶病质表现。ERCP、MRCP或CT有助于诊断。

## 二、治疗

（一）肝外胆管结石的治疗以手术治疗为主

1. 手术治疗原则

（1）术中尽可能取尽结石。

（2）解除胆管狭窄和梗阻，去除感染病灶。

（3）术后保持引流通畅，预防结石再发。

2. 手术方法

（1）胆总管切开取石加T管引流术：可以采用开腹手术或者腹腔镜手术。适用于单纯胆管结石、胆管上下端通畅、无狭窄和其他病变者。若伴有胆囊结石和胆囊炎，可同时行胆囊切除术。

（2）胆肠吻合术：适用于胆总管扩张$\geq 2.5cm$，下端有炎性狭窄等梗阻性病变，难以用手术方法解除者，但上端胆管必须通畅无狭窄；泥沙样结石。常用的为胆管空肠Rouxen-Y吻合术。

（3）Oddi括约肌成形术：适应证同胆肠吻合术。

（4）经内镜下括约肌切开取石术：适用于胆石嵌顿于壶腹部和胆总管下端良性狭窄，尤其是已经行胆囊切除的患者。

### （二）非手术治疗

1. 肝外胆管结石并发感染应先控制感染，待控制感染后再行择期手术。
2. 本病多见于老年人，应该注意并发病的治疗。
3. 营养支持及其他治疗。

## 三、病情观察

1. 超声检查结果，对胆管结石诊断意义较大。
2. 是否有夏科氏（Charcot）三联症。
3. 观察是否伴有休克及精神症状，以及急性化脓性胆管炎。
4. 术后注意观察引流物的性状，引流物是否是血性，是否有胆汁。
5. 术后观察患者是否有腹胀及患者肠道通气情况。
6. 观察T形管引流的情况。

## 四、病历记录

1. 记录患者腹痛的起因、诱因、程度、性质。
2. 记录医患沟通的情况。
3. 记录引流情况、患者体温及黄疸情况。
4. 动态记录患者的病情变化及其相应的处理措施。

## 五、注意事项

### （一）医患沟通

1. 胆管结石是常见病、多发病，患者常须进行胆总管切开探查，术后要放置T形管时间较长，术前要向患者讲明T管放置时间长的原因，以免引起不必要的误解。

2. 胆总管手术风险相对较大，术后并发症较大，患者需长期带T管，会给患者带来相当的不便，所以我们在术前要充分阐明。

3. 当今医疗技术的进步还不能完全解除患者的疾病，还不能完全防止手术的风险，但作为医师，心中要时刻有这样的理念，良好的医患沟通是弥补诊疗不足的最好方法。

4. 医患交流时，要重视患者的知情同意权，对患者重要的诊疗活动都要经患者知情同意并签名。

（二）经验指导

1. 根据结石的阻塞程度及有无感染，患者轻者可无症状，重者可表现为急性梗阻性化脓性胆管炎。具有典型症状的夏科氏三联症者易于诊断，无典型症状时需结合影像学检查，诊断多无困难。超声检查对胆总管下端阻塞的判断不佳，但胆总管扩张基本可说明下端阻塞。PTC及ERCP的诊断价值更大，能提供更全面的信息。

2. 术前应借助超声、ERCP等方法了解结石的位置、范围及有无胆管狭窄，黄疸患者需特别强调维生素K的补充及肝功能的保护。手术时机应尽量待患者全身状况较好时择期进行，因急诊手术常不能取尽结石或纠正其他病变且手术风险增加，除非伴有严重的急性病变，如胆囊坏疽等。

# 第二十三节　急性胆囊炎

急性胆囊炎是胆囊的一种细菌性或化学性炎症，如若治疗不当可导致严重的腹膜炎，甚至死亡。95%的患者胆囊中存在结石，即结石性胆囊炎，其他5%的患者没有结石，即非结石性胆囊炎。急性结石性胆囊炎的一个常见的病因为胆囊管或者胆囊颈部结石梗阻；细菌入侵、继发性感染为另一重要病因。急性非结石性胆囊炎的病因尚不完全清楚，多见于严重创伤、手术、烧伤、感染及其他危重患者。

## 一、诊断

（一）症状

突发性右上腹持续性绞痛，向右肩胛下区放射，伴有恶心、呕吐、发冷、发热、食欲缺乏、腹胀，10%患者可有轻度黄疸。

（二）体征

1. 腹膜刺激征　即右上腹或上腹剑突下部的压痛、肌肉紧张、反跳痛。
2. 墨菲征阳性。
3. 麻痹性肠梗阻　发生于弥漫性腹膜炎，肠鸣音消失。
4. 胆囊区肿块　可能是肿大的胆囊或网膜包裹。在病程后期，肿块则提示胆囊周围脓肿形成。

（三）检查

1. 化验检查　85%的患者白细胞计数升高，但老年人或正在服用抗感染药者可正常。一半的患者血清胆红素升高，1/3的患者淀粉酶升高。

2. 影像学检查

（1）超声或CT：胆囊囊壁增厚，胆囊体积增大，有胆囊内或胆管内、肝管内结石者可发现结石。

（2）$^{99}$mTc扫描：特异性的检查是$^{99}$mTc-HIDA扫描。正常情况下，扫描可显示肝脏及完整的肝外胆管系统，以及核素流入小肠。急性胆囊炎患者，胆囊不显影。

（四）诊断要点

本病根据临床症状、体征结合检查一般不难诊断。

1. 右上腹持续性疼痛，与进油腻食物有关，绞痛后持续胀痛，放射至右肩、背部。

2. 右上腹压痛，墨菲征阳性，肝区叩击痛存在，常可触及肿大的胆囊。

3. 超声可明确诊断。

（五）鉴别诊断

1. 其他的急腹症　包括急性阑尾炎、穿孔性或穿透性十二指肠溃疡、急性或穿孔性胃溃疡、急性胰腺炎。大多数阑尾炎不难与胆囊炎鉴别，但高位、较长的阑尾，尖端位于胆囊附近时诊断较为困难，此时进行胆囊闪烁成像术检查以助鉴别。15%的患者血清淀粉酶升高，提示可能并发急性胰腺炎，在无并发症的急性胆囊炎患者中，淀粉酶升高的原因尚不清楚，而淀粉酶升高并不意味着一定并发急性胰腺炎。

2. 胆原性胰腺炎　是一种自限性疾病，与胆石从胆总管排入十二指肠过程有关，此时往往有淀粉酶升高，且有1/3患者合并急性胆囊炎。同时发生胰腺炎和胆囊炎的病理生理机制尚不清楚，但这两种疾病在胆石排入十二指肠后均会缓解。这种相关性的重要之处对于急性胰腺炎的患者应考虑并发胆囊炎的可能，而对于淀粉酶升高的急性胆囊炎患者应考虑胰腺炎的可能。

3. 其他右上腹痛疾病　如急性肝肿大可导致右上腹疼痛，如病毒性肝炎、急性酒精性肝炎、右心衰竭、细菌性心包炎。这些疾病的胆囊绞痛很少超过3小时，临床并不表现为炎症过程。小肠梗阻、急性局限性肠炎等病在细致的病史采集和体检后可以鉴别。

## 二、治疗

（一）一般治疗

纠正水、电解质、酸碱平衡紊乱，调整血压、血糖。解痉镇痛对症治疗，可选用山莨菪碱（654-2）10mg，肌内注射，每6～8小时1次，或阿托品0.5～1.0mg，肌内注射，每6～8小时1次，或33%硫酸镁口服，10mL，每日3次。使用抗生素预防和控制感染，一般可选用针对革兰阴性细菌及厌氧菌的抗菌药物，如氨苄西林、阿米卡星或第二、第三代头孢菌素，如舒普深2.0g，静脉滴注，每日2次；头孢曲松-舒普深2.0g，静脉滴注，每日2次；用其中一种与甲硝唑或替硝唑配伍。

（二）手术治疗

1. 手术时机的选择　急诊手术适用于发病在48～72小时之内者；经非手术治疗无效且病情恶化者；有胆囊穿孔、弥漫性腹膜炎、急性化脓性胆管炎、急性坏死性胰腺炎等并发症时。其他患者特别是年老体弱的高危患者，应争取在患者情况处于最佳状态时行择期性手术。

2. 手术方式　有胆囊切除术和胆囊造口术两种。

### 三、病情观察

1. 腹痛的诱因和时间　这有益于诊断，因为急性胆囊炎的发作一般是在高脂肪饮食后，以夜间多见。

2. 腹痛的性质　急性结石性胆囊炎患者一般是右上腹持续性腹痛，如果腹痛性质发生改变，比如持续性腹痛伴阵发性加剧，那有可能是急性化脓性胆管炎。

3. 观察患者对治疗的反应　如果治疗期间梗阻持续不缓解、症状加重，有化脓、穿孔的危险，则考虑手术治疗。

4. 术后注意观察引流物的性状　引流物是否是血性，是否有胆汁。

5. 肠功能　术后观察患者是否有腹胀及肠道通气情况。

6. 切口　观察切口恢复情况。

### 四、病历记录

1. 记录腹痛发生的诱因、性质、部位。

2. 记录是否伴有黄疸、发热。

3. 记录患者对治疗的反应。记录检查情况，重要的阴性检查也要有记录，三级医师查房要及时记录。

4. 记录医患沟通的情况。

### 五、注意事项

（一）医患沟通

1. 急性结石性胆囊炎患者在发病时常因疼痛剧烈难忍而要求立即手术，在不发作时又因无症状而不愿彻底治疗。周而复始，炎症反复发作导致胆囊管周围致密粘连，增加手术难度。在此基础上再一次发作时急诊手术常易出血，解剖不清，会增加胆管损伤的可能，为此应详细解释手术可能带来的风险，以免患者不理解而导致医患矛盾。

2. 患者一般情况差、病情较重时，尤其是合并心、肺功能不好时，应简化手术操作，缩短手术时间，胆囊切除较困难时，可选择胆囊造瘘术或胆囊部分切除术，以免增加手术死亡率。手术前，必须充分估计这一情况，分析病情及可能遇到的问题，取得患者理解，减少医患之间的误解和矛盾。

3. 对患者的病情变化要仅做客观性描述，不能对患者单纯强调非手术治疗的效果，要讲明非手术治疗的客观效果，患者如果通过非手术治疗，症状没有改善，还需急诊手术。

4. 急性结石性胆囊炎急诊手术风险大，并发症多，这一点要向患者及其家属说明，但也要帮助患者树立战胜疾病的信念，不能给患者增加思想负担。

5. 医患双方的最终目标是一致的，那就是患者的康复，所以医患沟通时，要立足于这一点，这样的沟通才能顺利进行下去。

（二）经验指导

1. 病情较轻的急性胆囊炎主要进行保守治疗，主要包括禁食、输液、使用抗生素等。病情危重或出现其他并发症时则宜手术治疗。一般的手术方法是直接切除胆囊，但病情危重，患者体质不能耐受复杂手术时也可暂时不切除胆囊，而行胆囊造口术，防止胆囊坏死穿孔，待到患者情况好转后再次手术切除胆囊。

2. 手术时，如果患者的全身情况和胆囊局部和周围组织的病理改变允许，应该行胆囊切除术以根除病变。但对高危患者或局部炎症水肿、粘连重，解剖关系不清者，特别是在急症情况下，应该用胆囊造口术作为减压引流，3个月后病情稳定后再行胆囊切除术。

# 第二十四节　急性梗阻性化脓性胆管炎

急性梗阻性化脓性胆管炎（acute obstructive suppurative cholangitis，AOSC），是由于胆管梗阻而引起的急性化脓性炎症。起病急，发展迅速而凶险，死亡率高。其原因主要为胆管系统压力高，大量细菌繁殖并分泌出大量毒素，细菌的毒素进入血液，引起败血症。

## 一、诊断

（一）症状

1. 腹痛　突发性剑突下或右上腹痛，疼痛为持续性，阵发性加重，常放射到右肩、背部。若为胆管蛔虫引起疼痛常为阵发性绞痛，常伴有恶心、呕吐。

2. 寒战高热　体温呈弛张热，可高达39～40℃，伴阵发性寒战，这为败血症引起。

3. 黄疸　本病发病基础是胆总管阻塞，黄疸为本病重要临床表现，部分患者的黄疸为间歇性的。

4. 休克　由于大量的细菌繁殖和毒素吸收，患者常在早期即出现感染性休克的表现，血压下降、脉搏细速、全身皮肤湿冷、皮肤黏膜发绀、呼吸困难、少尿或无尿。

有30%～50%的患者可出现此休克表现。严重的患者可出现多器官功能衰竭（multiple organ failure，MOF）、昏迷。

5. 意识障碍　由于低血压、休克对中枢系统的影响，常出现不同程度的意识障碍，如烦躁、谵妄、嗜睡，甚至昏迷。

（二）体征

1. 一般情况　长期胆管病史和胆管手术史，常使患者处于营养较差状态。病重面容，皮肤、巩膜黄染，呼吸急促、困难，脉搏细速，寒战、发热，意识障碍比较常见。

2. 腹部情况　腹部常可见1条或多条手术瘢痕，腹肌紧张、腹式呼吸减弱，右上腹压痛、反跳痛，肝区叩痛阳性。病情严重可见腹部膨隆，腹水征阳性。

（三）检查

1. 白细胞计数>20×10⁹/L，中性粒细胞明显升高，出现中毒颗粒；血小板计数降低，可达（10～20）×10⁹/L，表示预后严重。

2. 肝功能损害，转氨酶、AKP、γ–CT、LDH、BIL均升高，凝血酶原时间延长。

3. 代谢性酸中毒、脱水、低氧血症、电解质紊乱。

4. 肾功能受损，尿中可有蛋白和颗粒管型。

5. 超声检查可见胆管明显增粗，胆管壁增厚，有时可见胆囊肿大及胆管内结石。

6. CT、MRI在病情允许时才能进行检查，可帮助确定病因。

7. PTC可明确梗阻的部位，对了解胆管内部的情况十分重要。病情严重时可同时行PTCD胆管引流，缓解症状。

8. ERCP对了解胆管病变有帮助，可同时进行经内镜胆管引流。

（四）诊断要点

1. 有胆管疾病发作史或胆管手术史。

2. 发病急骤，病情发展快，出现夏科氏三联症（腹痛、寒战高热、黄疸）。

3. 病程晚期出现脉搏细弱、血压下降、发绀等症状。进展迅速者，甚至在黄疸之前即出现该一系列症状。

4. 除出现夏科氏三联症外，还可出现休克、中枢神经系统症状，即Reynolds五联症。

5. 右上腹及剑突下明显压痛和肌紧张，肝肿大，有明显的压痛，可触及肿大的胆囊。结合临床典型的五联症表现、实验室检查及影像学检查可做出诊断。对于不具有典型五联征者，当其体温持续在39℃以上、脉搏每分钟>120次、白细胞>20×10⁹/L、血小板计数降低时，即可考虑为急性梗阻性化脓性胆管炎。

（五）鉴别诊断

1. 急性胰腺炎　同样具有胆管结石病史，疼痛以左上腹为主并反射至腰背部，伴发热，可无黄疸，病情进展较缓慢，腹部体征较轻，超声和CT扫描可见胰腺的水肿、周围渗液、胆管扩张不一定明显，血、尿淀粉酶的升高，可以帮助定性诊断。

2. 胃十二指肠溃疡穿孔　多于进食后突发剑突下或右上腹疼痛，很快出现满腹腹膜炎体征，疼痛并无阵发性加重，6～8小时后出现发热，无黄疸和胆管结石病史，腹部立位X线片可见膈下游离气体，有确诊意义。超声、CT扫描可帮助诊断。

## 二、治疗

治疗原则是紧急手术解除胆管梗阻并引流，及早而有效地降低胆管内压力。临床经验证实，不少危重患者手术中，当切开胆总管排出大量脓性胆汁后，随着胆管内压降低，患者情况短期内即有好转，血压脉搏渐趋平稳。说明只有解除胆管梗阻，才能控制胆管感染，制止病情进展。

### （一）非手术治疗

非手术治疗既是治疗手段，又可作为术前准备。

1. 联合使用足量、有效的广谱抗生素。

2. 纠正水、电解质紊乱。

3. 恢复血容量，改善和保证组织器官的良好灌流和氧供。非手术时间一般应控制在6小时内。对于病情相对较轻者，经短期积极治疗后，如病情好转，则可在严密观察下继续治疗。如病情严重或治疗后病情继续恶化者，应紧急手术治疗。对于仍有休克者，也应在抗休克的同时执行手术治疗。

4. 对症治疗，包括降温、支持治疗、吸氧等。

### （二）手术治疗

1. 经积极非手术治疗后数小时内未见病情好转，反而有加重趋势者，应当机立断行急症手术，手术应简单、快速、有效，目的是迅速解除胆道内梗阻，减压引流，不必强求胆道结石取尽，不必切除胆囊，以减少手术创伤。

2. 有效的非手术治疗后病情缓解，休克纠正，症状、体征及化验指标明显好转后，再次出现症状、体征加重的情况时，应立即考虑手术治疗，取出胆道内梗阻结石，通畅引流胆道。

3. 已行胆-肠内引流术的患者，如病情较重，术中仍以解除梗阻、通畅引流为主，以简单、有效的手术方式解决问题，即使以往所行内引流术不规范，一般也不同时做更正手术。少数病情较稳定的年轻患者，可考虑同时行标准的胆肠Roux-en-Y内引流术。

## 三、病情观察

1. 起病的缓急和时间　急性化脓性胆管炎起病急。

2. 腹痛的性质　腹痛剧烈，呈持续性腹痛伴发性加剧。

3. 观察是否伴有休克及精神症状　急性化脓性胆管炎患者一般有高热、黄疸、休克和精神症状。

4. 术后注意观察引流物性状　引流物是否呈血性，是否有胆汁。

5. 肠道功能　术后观察患者是否有腹胀及肠道通气情况。

6. 切口　观察切口恢复情况。

## 四、病历记录

1. 记录患者腹痛的起因、诱因、程度、性质。

2. 记录医患沟通情况。

3. 记录引流情况、患者体温及黄疸情况。

## 五、注意事项

### （一）医患沟通

1. 本病病情严重，死亡率高，术前应及时、详细地向家属交代清楚，告知其手术风险大，但不手术风险更大，要求其及时签名同意手术，以避免日后产生纠纷。

2. 简单而有效的手术可减轻患者的手术创伤，争取抢救的高成功率。术中不能力求完美，而只求实用，否则会导致死亡率和并发症率的升高，带来医患纠纷。

3. 病情变化多，所以对患者的病情转归，尽量不做预测。对患者的病情不用"没关系""不要紧"之类语言。

4. 患者病情重，现有医疗技术还不能保证治疗都能成功，但作为医护人员，我们要明白，良好的医患沟通可以弥补医疗技术、医疗工作上的不足，是减少医疗纠纷的最有效方法。所以我们在抢救患者的同时，要注重与患者的沟通。

### （二）经验指导

1. 既往有长期的胆管结石病史，有时伴胆管感染发作的患者，突然发作右上腹持续性疼痛，阵发性加剧，同时伴寒战高热、黄疸，应立即想到本病的诊断。

2. 对于出现休克症状的急性腹痛，首先考虑急性化脓性胆管炎、急性重症型胰腺炎、绞窄性肠梗阻的可能，再依据腹痛的部位明确诊断。

3. 急性梗阻性化脓性胆管炎是一紧急的情况，严重威胁患者生命，解除胆管梗阻是救治急性梗阻性化脓性胆管炎患者，促使病情向好的方面转化的基本措施，临床上应视具体病情，积极抢救，勿耽误治疗时机。

4. 依据腹痛的性质、部位，一旦确诊，就须一边进行抗休克治疗，一边准备急诊手术。手术要简单、快速、有效，目的是迅速解除胆道内梗阻，减压引流，不必强求胆道结石取尽，不必切除胆囊，以减少手术创伤。

5. 术后要注意引流物的情况，尤其是引流物中是否有胆汁，胆漏可先行非手术治疗，如果合并腹腔感染，则须行开腹探查。

6. 对已做过胆-肠内引流的患者，术中常不能取尽结石，应在胆道内置引流管，以备日后胆道镜取石。如术中发现以往的胆-肠内引流术式不规范，病情严重时一般不做更正手术。如患者病情稳定、年龄较轻，可考虑同时行更正手术。

# 第二十五节　胆管癌

胆管癌（carcinoma of bile duct）系指发生在左、右肝管至胆总管下端的肝外胆管癌。根据肿瘤发生部位分为上段胆管癌（多见）、中段胆管癌和下段胆管癌。本病多发生在60岁以上者，男女发病率相似，病因不明，但胆管癌的发病率可能与下列因素有关：①约30%胆管癌合并有胆管结石。②原发性硬化性胆管炎。③先天性胆管扩张症，特别是行囊肿肠管吻合术后易发生。④其他，如华支睾吸虫感染、慢性炎性肠病等。

## 一、诊断

（一）症状

1. 早期表现　胆管癌早期缺乏特异性临床表现，仅出现中上腹胀痛、隐痛、不适、乏力、食欲减退、消瘦等全身症状。

2. 黄疸

（1）黄疸通常为肝门部胆管癌的最早的症状，出现黄疸时，肿瘤往往已有肝门部广泛侵犯；起源肝总管上段及胆管分叉部的癌，黄疸出现较早。

（2）中下段胆管癌的主要症状也是黄疸，一般黄疸深且进展很快。有时黄疸也有起伏，主要原因是堵塞胆管的肿瘤坏死脱落，使黄疸暂时减退，此时常可伴大便隐血阳性或黑便。

3. 皮肤瘙痒　梗阻性黄疸的患者一般都会伴有皮肤瘙痒。

4. 大小便颜色的改变　患者尿色加深，粪便颜色变为陶土色。

5. 疼痛　中下段胆管癌的患者40%～60%主诉右侧肋部钝痛，与胆管周围神经侵犯有关。

6. 发热　胆管癌常伴有胆管感染引起的寒战、发热，甚至发生感染性休克。

（二）体征

1. 患者多呈重度黄疸，明显消瘦，全身可见皮肤瘙痒的抓痕；早期患者全身状况尚好，但到晚期时，则严重消耗，呈恶病质；可能伴有腹腔积液征。

2. 肝肿大、质硬、边缘锐，一般为对称肿大；如胆管癌位于右肝管或左肝管，则病侧肝脏萎缩，而对侧肝肿大。这种现象成为肝脏增大-萎缩综合征。

3. 肝门部胆管癌的患者胆囊空虚，故不可及，而中下段胆管癌的患者胆囊肿大。

4. 脾脏一般不肿大，但晚期的患者或并发肝硬化的患者可能增大并伴脾功能亢进。

5. 肝门部胆管癌一般少有远处转移；晚期患者，可能腹腔内的癌种植转移，有腹腔内肿块，脐部的转移见硬结节。

（三）检查

1. 实验室检查　血清总胆红素、直接胆红素、ALP等均显著升高，而ALT和AST只轻度异常。凝血酶原时间延长。血清肿瘤标志物CEA、AFP及CA19-9可能正常。

2. 影像学检查

（1）超声：首选超声，可见肝内胆管扩张或可见胆管肿物。彩色多普勒超声检查可了解门静脉及肝动脉有无受侵犯，内镜超声探头准确性高，在超声引导下还可行PTC检查，穿刺抽取胆汁做CEA、CA199、胆汁细胞学检查和直接穿刺肿瘤活检。

（2）ERCP：仅对下段胆管癌诊断有帮助或术前放置内支架引流用。

（3）CT、MRI：能显示胆管梗阻的部位、病变性质等，其中三维螺旋CT胆管成像和磁共振胆胰管成像（magnetic resonance cholangiopancreatography，MRCP）逐渐代替PTC及ERCP等侵入性检查。

（4）核素显影扫描、血管造影：有助于了解癌肿与血的关系。

（四）诊断要点

1. 黄疸是胆管癌早期的主要表现，黄疸呈进行性加重，常伴有皮肤瘙痒，尿色深黄、粪便呈白陶土色。上腹不适寅隐痛、食欲减退、体重减轻等。皮肤黏膜明显黄染、肝肿大。质地韧硬、边缘圆钝。胆囊肿大但无触痛或胆囊萎缩。后期出现门静脉高血压症征象或恶病质表现。

2. 超声对胆管阻塞的诊断极有帮助。可了解阻塞的部位、肿块的位置、淋巴结的肿大，以及血管被侵犯的情况。胆管造影是一个重要的诊断方法，可了解肿瘤的位置、范围，以便于估计切除的范围或选择其他治疗方法。CT、ERCP与PTC三者往往都有助于诊断。

（五）鉴别诊断

1. 传染性肝炎　转氨酶升高，肝细胞损害，胆红素升高以间接胆红素升高为主。胆囊不肿大，影像学检查未见胆管的扩张。超声、CT扫描可明确诊断。

2. 胆总管结石　先疼痛后出现黄疸，黄疸为间歇性，伴有胆囊结石。C T、PTC、ERCP、MRCP检查可明确诊断。

3. 胆囊癌　右上腹常可触及肿块，出现黄疸时病情已属晚期，预后差。超声、CT扫描及造影检查能帮助鉴别。

4. 肝细胞癌　位置较高，位于肝内，引起黄疸可不明显，一般不引起胆管内感染，AFP升高。既往有肝炎、肝硬化的病史，血清HBsAg检查呈阳性，影像学检查可见肝内的占位性病变。

5. 胰腺癌、胃癌、直肠癌的肝门区转移　此类疾病均可引起类似肝门部胆管癌的梗阻症状，但较少见，此时有原发病的表现及腹部手术史。

6. 硬化性胆管炎　肝门部胆管癌应与硬化性胆管炎相鉴别，组织学检查是最后确定病变性质的手段，但判断困难常导致误诊。

7. 良性胆管狭窄　一般有胆管手术史，无肿瘤标志物的升高。无胆管出血史，边缘较整齐，综合影像学检查结果可明确诊断。

8. 壶腹部癌　通过胃肠X线片及纤维十二指肠镜检查可以鉴别。

9. 胰头癌　多数患者有持续性的背痛，超声、CT、上消化道钡餐造影、血管造影等检查要明确诊断。

## 二、治疗

### （一）手术治疗

手术治疗是主要的治疗手段。

1. 根治性切除

（1）上段胆管癌：可以在切除肿瘤后行胆肠吻合术，手术切除范围包括十二指肠上方的肝外胆管、胆囊管、胆囊、肿瘤和近端部分左右肝管，以及肝十二指肠韧带内的淋巴结和脂肪。癌肿位置较高者，还须要切除肝门部的部分肝脏。

（2）中段癌：早期者可以行肿瘤切除加胆管空肠吻合术。胆管切缘至少距离肿瘤边缘1cm。

（3）下段癌：须行胰十二指肠切除术。

2. 扩大根治术　除切除胆管癌外，还包括切除其他脏器，如右三叶肝、胰十二指肠、全胰腺切除、肝动脉和（或）门静脉的切除吻合或血管移植，但手术的并发症和死亡率较高。适用于能根治切除，但有区域淋巴结侵犯转移、无远处转移的胆管癌。

3. 减黄手术　为解除胆管梗阻，可行各种肝管空肠吻合术，如切除部分肝的Longmire手术或圆韧带入路的左肝管–空肠吻合术，U管引流术；中下段癌可行肝总管空肠吻合术。

4. 胃空肠吻合术　胆管癌可侵犯或压迫十二指肠，造成消化道梗阻，可行胃空肠吻合术恢复消化道通畅。

### （二）非手术治疗

1. 非手术方法胆管减压引流　常用方法有PTCD和经内镜鼻胆管引流术，内引流术后生活质量较高。

2. 放射治疗、化疗　单用化疗药物和单用外照射放射治疗均难以控制肿瘤的生长，不能显著增加生存期或提高生活质量。但是单一外照射对切除术后和进展期患者的疼痛和控制出血有一定的效果，局部放疗联合外照射有一定效果。

3. 光动力治疗　光敏剂激活产生的单线态氧具有细胞毒性，可破坏肿瘤细胞和新生的血管细胞，导致肿瘤血栓形成。

4. 生物治疗等。

## 三、病情观察

1. 观察血常规、肝功能、超声及CT等检查。

2. 是否有黄疸及发热。

3. 术后注意观察引流物的性状，引流物是否呈血性，是否有胆汁。

4. 术后观察患者是否有腹胀及患者肠道通气情况。

5. 观察切口恢复情况。

## 四、病历记录

1. 记录对患者的诊疗计划及对患者治疗的反应。

2. 重视记录，比如术后的主诉，记录医务人员的相应处理及患者对治疗的反应。

3. 三级医师查房要及时记录。

4. 记录医患沟通的情况。

## 五、注意事项

### （一）医患沟通

1. 胆管癌患者，一般在有症状前身体较为健康，一旦发病，预后很差，患者及其家属很难接受，所以一定要与患者做好医患交流，帮助患者做好角色的转变，使其能配合医护人员的治疗。

2. 胆管癌患者多数发现较迟，一经确诊，多是晚期，常失去了手术时机，所以患者对此常较为悲观失望，难以接受现实，不能配合医务人员的治疗，所以我们要稳定患者的情绪，树立战胜疾病、乐观的信念。

3. 胆管癌患者手术大，术后并发症多，所以我们观察患者要较仔细，对于患者任何不适主诉，皆要有所重视，要做出相应的处理。

4. 诊疗全程的医患沟通，无论术前、术中还是术后，重要的检查、患者病情的变化及转归、动态的诊疗计划都要及时与患者沟通，良好的医患沟通是弥补医疗技术不足、减少医患纠纷的重要方法。

### （二）经验指导

1. 典型的肝门部胆管癌诊断不难，但要注意胆管癌的早期诊断，以免延误病情。

2. 临床上常根据临床表现、实验室检查和超声检查获得初步诊断。肝门部胆管癌是胆管癌最常见的类型，要确诊肝门部胆管癌必须联合应用多种影像学检查，对肝门胆管癌患者很少进行诊断性手术，对诊断存在疑问时可进行腹腔镜探查或剖腹探查，术中进行活检，了解是否存在肝内转移和远处转移，进行准确的分期。

3. 胆管癌根治性切除是腹部外科较困难且复杂的手术，加之患者常伴有重度的梗阻性黄疸、营养不良，病程长者，可伴有胆汁性肝硬化，肝功能明显受损，手术的时间往往较长，失血量多，故手术过程中要随时注意患者的整体反应，保持足够的尿量，防止发生低血压。若患者的心血管状况不稳定时，要果断修正手术方案以适应患者的一般状况。

# 第二十六节　急性胰腺炎

急性胰腺炎（acute pancreatitis）是一种常见的急腹症，国内以胆管疾病为主，又称为胆源性胰腺炎。西方国家认为此病主要与过量饮酒有关。此外，十二指肠反流、创伤因素、胰腺血液循环障碍等也可致病。发病后，病情严重度差异悬殊，临床上将其分为轻型急性胰腺炎（mild acute pancreatitis，MAP）和重症急性胰腺炎（severe acute pancreatitis，SAP）。轻型急性胰腺炎又称为急性水肿性胰腺炎，重症急性胰腺炎又称为急性出血坏死性胰腺炎。其中轻型急性胰腺炎具有自限性，预后良好，死亡率在5%以下；重症急性胰腺炎多波及邻近组织，可并发远隔脏器损害，临床过程凶险，虽然近年来在治疗方法上有很大改进，但死亡率仍在20%左右，难以下降。

## 一、诊断

### （一）症状

1. 腹痛　开始常在上腹或略偏左侧，较剧烈，可向腰背部放射。胆源性胰腺炎常在饱餐后出现腹痛，酗酒诱发的胰腺炎常在酒后12～48小时发病。

2. 恶心、呕吐　剧烈而频繁，呕吐物为胃、十二指肠内容物，偶为咖啡样内容物。

3. 腹胀　以上腹胀为主，常有肠鸣音减弱或消失，重症者腹胀如鼓。

4. 其他　初起常呈低-中度发热，并发胆管炎者可伴寒战、高热、黄疸。

5. 重症胰腺炎症状

（1）胸闷、气促、呼吸困难。

（2）精神症状，如感觉迟钝、意识模糊、易怒或昏迷。

（3）消化道出血，可有呕血和便血。

（4）低钙血症。

（5）高血糖。

（6）少尿、氮质血症等急性肾衰竭表现。

（7）可有DIC表现。

（二）体征

1. 轻型　仅有腹部体征，没有休克表现。腹部检查有轻度腹胀，上腹正中、偏左有压痛，无肿块，无腹膜炎体征，两侧腰背部皆无触痛或叩痛。

2. 重症　有程度不同的休克症状，心动过速，血压下降，腹部出现腹膜炎体征，压痛、反跳痛及肌紧张。根据坏死的范围及感染的程度，腹膜炎可局限于上腹部或延及全腹部，左侧腰背部多有水肿、饱满及触痛。部分患者腰部皮肤呈片状青紫色改变，称为Grey-Truner征。脐周皮肤呈青紫色改变称为Cullen征，这种皮肤青紫色改变是胰液外溢至皮下组织间隙，引起皮下脂肪溶解，毛细血管破裂出血所致。有明显的肠胀气，肠鸣音减弱或消失。大多数患者有移动性浊音。少数患者出现黄疸，可以是胆结石在胆总管下端嵌顿引起；亦可能由肿胀的胰头压迫胆总管下端所致。左侧胸腔往往有反应性渗出液。

（三）检查

1. 实验室检查

（1）胰酶测定：血清淀粉酶测定是被最广泛应用的诊断方法。血清淀粉酶增高在发病后24小时内可被测得，血清淀粉酶值明显升高>500U／dL（正常值40～180U／dL，Somogyi法），其后7日内逐渐降至正常。尿淀粉酶测定也为诊断本病的一项敏感指标。尿淀粉酶升高稍迟，但持续时间比血清淀粉酶长。尿淀粉酶明显升高（正常值80～300U／dL，Somogyi法）具有诊断意义。淀粉酶的测定值越高，诊断的正确率也越高。但淀粉酶值的高低，与病变的轻重程度并不一定成正比。血清脂肪酶明显升高（正常值23～300U／L）是诊断急性胰腺炎较客观的指标。血清淀粉酶的同工酶的测定提高了本病诊断的正确性。

（2）其他项目：包括白细胞计数增高、高血糖、肝功能异常、低血钙、血气分析及DIC指标异常等。诊断性穿刺偶尔用于诊断，穿刺液呈血性浑浊，淀粉酶和脂肪酶升高有诊断意义，由于本方法的侵袭性和可能的并发症，因此并不是理想的诊断方法。

2. 放射影像学诊断

（1）胸部X线片：左肺下叶不张、左半膈肌升高、左侧胸腔积液等，反映膈肌周围及腹膜后的炎症，持急性胰腺炎的诊断但缺乏特异性，是辅助性诊断指标。

（2）腹部X线片：可见十二指肠充气，表示近段空肠麻痹扩张。还可见结肠中断征，表示横结肠麻痹扩张，脾曲结肠和远段结肠内无气体影。或可见到胆结石影和胰管结石影及腰大肌影消失等，是急性胰腺炎的辅助诊断方法。

（3）腹部超声：可帮助诊断。超声扫描能发现胰腺水肿和胰周液体的积聚，还可探查胆囊结石、胆管结石，但受局部充气肠襻的遮盖，限制了其应用。

（4）增强CT扫描：是近年来被广泛接受的敏感的确诊急性胰腺炎的方法。胰腺的改变包括弥漫性或局灶性胰腺增大、水肿、坏死液化，胰腺组织变模糊、增厚，可见积液，还可发现急性胰腺炎的并发病症状，如胰腺脓肿、假囊肿或坏死等，增强CT扫描坏死区呈低密度，对诊断和治疗方案的选择有很大的帮助。

（5）MRI：可提供与CT相同的诊断信息。

（四）诊断要点

1. 酗酒或饱餐后出现上腹剧痛，可向左腰背放射。

2. 并发恶心、呕吐、腹胀。

3. 不同程度和范围的腹膜刺激征。

4. 血、尿淀粉酶升高。血清淀粉酶>500U／dL及尿淀粉酶>300U／dL（somogyi法）。

5. 超声和CT可助确诊。

6. 既往有胆管疾病、高脂血症等病史。

（五）鉴别诊断

1. 急性肠梗阻　有腹痛、腹胀、恶心呕吐、肛门停止排气排便等四大症状，查体可有腹胀不对称、肠型及蠕动波，有时可触及腹部肿块，机械性肠梗阻时肠鸣音亢进，麻痹性肠梗阻时肠鸣音减弱或消失。立位腹部透视或X线片可见肠管扩张、气液平面等改变。血、尿淀粉酶正常或轻度升高。

2. 胃十二指肠溃疡急性穿孔　开始即腹痛剧烈难忍，体检多呈板状腹，肠鸣音消失，立位腹透常见膈下游离气体。常有溃疡病史。

3. 急性胆管感染　发作性右上腹和上腹部绞痛、畏寒、发热和黄疸，腹膜刺激征常以右上腹为重，超声检查有助确诊。

4. 其他急腹症　如急性阑尾炎穿孔、肝癌破裂出血、急性肾绞痛、急性心肌梗死等。

## 二、治疗

（一）非手术治疗

急性胰腺炎的初期，轻型胰腺炎及尚无感染者均应采用非手术治疗。

1. 禁食、鼻胃管减压　持续胃肠减压，防止呕吐和误吸。给胃肠动力药可减轻腹胀。

2. 补充体液，防治休克　全部患者均应经静脉补充液体、电解质和热量，以维持循环稳定和水电解质平衡。预防出现低血压，改善微循环，保证胰腺血流灌注对急性胰腺炎的治疗有益。

3. 解痉镇痛　诊断明确者，发病早期可对症给予止痛药（哌替啶），但宜同时给解痉药（山莨菪碱、阿托品）。禁用吗啡，以免引起Oddi括约肌痉挛。

4. 抑制胰腺外分泌及胰酶抑制药　胃管减压、$H_2$受体阻滞药（如西咪替丁）、抗胆碱能药（如山莨菪碱、阿托品）、生长抑制药（如奥曲肽）等，但后者价格昂贵，一般用于病情比较严重的患者。胰蛋白酶抑制药，如抑肽酶、加贝酯等具有一定的抑制胰蛋白酶的作用。

5. 营养支持　早期禁食，主要靠完全肠外营养（TPN）。当腹痛、压痛和肠梗阻症状减轻后可恢复饮食。除高脂血症患者外，可应用脂肪乳剂作为热源。

6. 抗生素的应用　早期给予抗生素治疗。在重症胰腺炎合并胰腺或胰周坏死时，经静脉应用广谱抗生素或选择性经肠道应用抗生素，可预防因肠道菌群移位造成的细菌感染和真菌感染。

7. 中药治疗　在呕吐基本控制的情况下，通过胃管注入中药，注入后夹管2小时，常用如复方清胰汤加减金银花、连翘、黄连、黄芩、厚朴、枳壳、木香、红花、生大黄（后下）。也可单用生大黄15g胃管内灌注，每日2次。

腹腔渗出液的处理：急性胰腺炎的腹腔渗出液含有多种有害物质，可致低血压、呼吸衰竭、肝衰竭和血管通透性的改变等。在重症胰腺炎中，一般认为腹腔渗出液可自行吸收。如腹胀明显，腹腔渗出液多者应行腹腔灌洗。

### （二）手术治疗

胰腺脓肿、胰腺假囊肿和胰腺坏死并发感染，是急性胰腺炎严重威胁生命的并发症。急性胰腺炎的手术治疗指征包括：诊断不确定；继发性的胰腺感染；并发胆管疾病；虽经合理支持治疗，但临床症状继续恶化。

1. 继发性胰腺感染的手术治疗（手术方式主要有两种）

（1）开腹清除坏死组织，放置多根多孔引流管：以便术后持续灌洗，然后将切口缝合。

（2）开腹清除坏死组织、创口部分敞开引流术。经腹途径容易显露，尤其采用上腹横切口更易术中显露和操作。术中清除充满组织碎屑的稠厚的脓汁及感染坏死组织，不行规则性胰腺切除术，避免用锐器解剖防止胰管损伤。胰周游离松动要冲洗，区域引流要充分，放置多根引流管以备术后灌洗。创口部分敞开引流，除引流充分外，尚便于术后多次清除继续坏死的胰腺组织。术中可同时行胃造瘘、空肠造瘘（用于肠内营养支持）及胆管引流术。偶有单发脓肿或感染性胰腺假囊肿可采用经皮穿刺置管引流治疗。

2. 胆源性胰腺炎的处理　在重症胆源性胰腺炎，伴有壶腹部嵌顿结石，合并胆管梗阻或胆管感染者，应该急诊手术或早期（72小时内）手术，解除胆管梗阻；取出结石，畅通引流，并根据病情需要选择行胆囊切除术或小网膜腔胰腺区引流术。在有条件的情况下，可经纤维十二指肠镜Oddi括约肌切开取石，其疗效显著，并发症少。如果患者无胆管梗阻或感染，应行非手术支持治疗，待病情缓解后，于出院前行择期胆管手术，以免出院后复发。部分患者可能在住院期间自行排石，无须再手术。也可选择在急性胰腺炎治愈后2~4周再入院行胆管手术。

### 三、病情观察

1. 患者对药物及非手术治疗的反应，有无体温好转，腹痛、腹胀减轻，有无腹部体征减轻，有无脱水、休克、ARDS、急性肾衰竭等情况改善，有无血、尿淀粉酶正常，有无低蛋白血症、血糖、血钙、外周血WBC及中性粒细胞、贫血等得到纠正。

2. 对于术后患者，要观察生命体征变化，注意体温脉搏、呼吸和血压情况。动态观察腹部情况有无好转，注意腹腔引流液量和性质，有无腹腔出血、胰漏、胆漏、感染等。观察胃管引流量和性状，注意有无消化道出血。了解血糖高低，进食、排气、尿量及排便情况，计算患者营养、热量需要量。

3. 动态监测血尿淀粉酶及血电解质的变化。

4. 动态观察患者的体温变化。

### 四、病历记录

病历记录书写应及时、全面、完整，反映患者病情变化和各级医师查房意见、诊治过程。各项操作前征得患者及家属同意和签字。

### 五、注意事项

#### （一）医患沟通

1. 告知患者及其家属急性重症胰腺炎的凶险性、病情反复性和可能的不良后果，重症者死亡率可高达25%～40%，宜及时较详细地交代抢救治疗方案。

2. 对需要手术治疗的患者，详细交代拟行手术方案，告知患者及其家属可能需要多次手术引流，阐明术中及术后可能发生的并发症，征得患者及其家属同意并签名为证。

3. 手术过程中如改变手术方案，应及时通知患者家属或委托代理人征得同意后方可实施，认真记录，家属签名。

4. 患者病情变化或发生并发症时，应及时告知患者及其家属，针对并发症的处理方案也应征得同意。

5. 交代病情时尽量做客观性描述，对病情的变化及预后尽量不做过分肯定的评价，并有记录。

6. 注意医患沟通的技巧，医患双方有着共同的目标，恢复患者的健康，在此基础上与患方进行交流，会使交流易于进行，减少医患纠纷。

#### （二）经验指导

1. 淀粉酶是诊断急性水肿性胰腺炎的主要手段之一。血清淀粉酶在发病2小时后开始升高，24小时达高峰，可持续4～5日。尿淀粉酶在急性胰腺炎发作24小时后开始上升，其下降缓慢，可持续1～2周。由于胃十二指肠穿孔、小肠穿孔、急性肠系膜血管血栓形成、病毒性肝炎和异位妊娠等疾病也可导致淀粉酶升高。因此，血、尿淀粉酶的测量值要非常明显地升高才有诊断价值。淀粉酶的测量值越高，诊断的正确率越高。

2. 尽可能明确急性胰腺炎原因，以便针对不同原因采取相应的治疗原则，并对每例患者做到个体化治疗。

3. 急性胰腺炎最常用的手术方式是坏死组织清除加引流术。坏死组织清除的关键是有效地清除胰内、胰周和腹膜后的坏死组织和感染病灶，保护仍有活力的胰腺组织，尽量用手指钝性分离，坏死腔内主要血管周围、肠系膜根部周围的坏死组织无须分离，切忌坏死组织的彻底清除导致术中或者术后大出血。一旦发生出血，必须彻底止血，结扎主要血管。但若为肠系膜根部血管受累，只有保护，防止其破裂。

4. 胰腺坏死组织清除术的主要并发症为胰腺坏死进展，继发感染加重，形成胰腺脓肿或胰腺假性囊肿；坏死胰腺累及主要血管发生大出血；严重感染、中毒进而发生脓毒血症；大出血继发休克；最终导致多器官功能衰竭。术后应控制感染，警惕胰腺组织坏死进展，预防各种严重并发症出现。若继发肠瘘，可将瘘口外置或行近端造瘘术。胰瘘经置管引流后多可自行闭合，超过半年未闭合者则应手术治疗。形成假性囊肿者，可行内引流或者外引流术，或者经皮穿刺放置引流管。

5. 术后胰瘘的诊断，术后7日以上，每日引流量超过50mL，引流液淀粉酶明显增高（>1000U／L），即可明确诊断。

6. 注意早期抗休克的综合措施，由于急性重症胰腺炎可向腹腔、腹膜后、肠腔等广泛渗出，应根据脉搏、血压、脱水、尿量、血电解质、血气分析、血生化等指标调节补液量，并注意胶体补充。

# 第二十七节　胰腺癌

胰腺癌（cancer of the pancreas）是一种较常见的恶性肿瘤。在我国胰腺癌的发病率也有逐年增多的趋势。40岁以上好发，男性比女性多见。胰腺癌包括胰头癌和腺体尾部癌，前者在临床常与壶腹部癌和胆总管下段癌难以区别，过去统称壶腹部周围癌。胰腺癌70%～80%发生于头部，体尾部约占25%，全胰癌少见，约占5%。胰腺癌多由胰管和腺泡发生，以导管细胞癌最多，其次为腺泡细胞癌、鳞状上皮细胞癌、黏液癌、囊腺癌等。胰腺癌的转移途径主要为淋巴转移和直接浸润，其次为血行转移和沿神经束蔓延。胰腺癌早期诊断困难，手术切除率低，预后很差。

## 一、诊断

（一）症状

1. 上腹痛和上腹饱胀、不适　此为最常见的首发症状，易与胃肠、肝胆疾病相混淆。腹痛为隐痛、腹痛或钝痛，后期可呈持续性疼痛并且加重，向腰背部放射，夜间疼痛明显。

2. 黄疸　梗阻性黄疸是胰腺癌最突出、最主要的症状。大部分患者出现黄疸时已属中晚期，黄疸呈进行性加重，伴皮肤瘙痒、粪便呈陶土色。

3. 消瘦、乏力　是胰腺癌的常见症状。

4. 消化道症状　食欲减退、腹胀、消化不良、腹泻或便秘，部分患者可有恶心、呕吐，晚期癌肿侵及十二指肠可出现上消化道梗阻或消化道出血。

5. 其他　部分患者早期表现为轻度糖尿病，故对中老年人突发糖尿病应提高警惕，有胰腺癌可能，少数为胆管感染表现。

（二）体征

1. 一般情况　可有消瘦、贫血或营养不良、巩膜及皮肤黄染，晚期还可有锁骨上淋巴结肿大，肛门指诊触及直肠外转移灶。

2. 腹部体检　可有肝大、胆囊大、腹内肿块，移动性浊音阳性。

（三）检查

1. 实验室检查　半乳糖转移同工酶-Ⅱ（GT-Ⅱ）是恶性肿瘤的酶标记物，对胰腺癌的敏感性为67.2%，特异性为98.2%。黄疸的患者其血清胆红素常超过256.5μmol/L（15mg/dL），用于诊断胰腺癌的肿瘤标记有CA19-9、POA、PCAA、CEA、$CA_{50}$、Span-1、DU-PAN-2等，其中CA19-9是特异性和敏感性较高的一种。

2. 超声检查　可提示肝内外胆管有无扩张、肝外胆管梗阻的部位、胰头或胆总管下端有无肿块，能发现直径<2cm的小胰癌，超声内镜可发现直径更小的肿瘤。

3. CT检查　能清晰地显示胰腺的形态、肿瘤的位置及肿瘤与邻近血管、器官的关系，是胰腺疾病具有高度可靠性的检查方法，可发现直径为1cm的肿瘤。

4. ERCP　可观察十二指肠乳头改变，造影显示胆管狭窄和扩张，胰管扩张、中断，管壁僵硬，造影剂排空延迟。可收集胰液进行细胞学、生化、酶学和分子生物学检查。

5. PTC　可显示肝内外胆管扩张、狭窄、充盈缺损、中断、移位管壁僵硬改变。

6. 磁共振胰胆管成像（MRCP）　是一新发展的无创性胰胆管检查方法，与PTC和ERCP相比，更能反映胰胆管系统的全貌，对胆管梗阻的存在及其水平、范围和病因的诊断准确率达90%～100%，在胰管扩张、狭窄、充盈缺损方面与ERCP的一致率达80%～100%。

（四）诊断要点

1. 不明原因的上腹痛或上腹饱胀、不适，进行性黄疸伴尿黄、粪便呈陶土色。通常无寒战、高热。

2. 食欲减退、腹胀、消化不良、腹泻或便秘、消瘦、乏力等症状。

3. CA19–9、CEA等血清肿瘤标记物增高。

4. 超声、CT、ERCP、MRCP等影像学检查发现胰腺占位和胆管扩张。

（五）鉴别诊断

1. 急、慢性胆管疾病　胆管炎、胆总管结石可引起发作性右上腹和上腹部绞痛、畏寒、发热和黄疸，腹部体征方面有不同程度的腹膜刺激征，血白细胞计数增高，超声检查有助确诊。

2. 慢性胰腺炎　常有胆管疾病或酗酒史，腹痛、体重下降、糖尿病和脂肪样泻为其四联症，血清CA19-9及CT、ERCP等影像学检查和K-ras基因突变检测有助诊断。

3. 胆总管下段肿瘤　CT显示肝内胆管及肿瘤梗阻以上肝外胆管扩张，胰腺无占位性病变；ERCP可显示胆总管肿瘤。

## 二、治疗

（一）手术治疗

1. 胰十二指肠切除术　适用于胰腺头部癌。切除范围包括胰腺头部、胃远端、十二指肠全部、空肠上段10cm和胆总管远端以及区域淋巴结。

（1）患者全身情况较好，无肝转移和腹腔积液者。

（2）术中检查癌肿未波及周围重要组织和器官，如门静脉、下腔静脉、肠系膜上腔动静脉。

（3）术中检查幽门上、下无淋巴结转移者，可行保留幽门的胰十二指肠切除术。

2. 区域性胰十二指肠切除术　适用于胰腺头部癌侵犯门静脉系统而没有远处转移者。术中探查确有门静脉侵犯者，可行受累血管切除和重建。

3. 胰腺体尾部及脾切除术　适用于胰体尾部癌无转移者。

4. 全胰切除术　除胰十二指肠切除术范围外，还要切除余下的胰腺与清除脾脏、胰周围淋巴结，腹主动脉旁及肠系膜血管周围淋巴结。

（1）胰头及体尾部多发癌无远处转移者。

（2）胰头癌及体尾部有坏死者。

（3）胰腺癌伴有慢性胰腺炎者。

5. 姑息性手术　胰腺癌晚期不能行根治性手术者，行姑息性手术以改善全身情况，缓解胆总管和十二指肠梗阻症状，消除黄疸，延长一定生命时间。应用于胰腺癌已侵及肠系膜上动静脉、门静脉，肝转移或胰周围淋巴结广泛转移者。

（1）内引流减黄术：胆总管空肠Roux-en-Y手术，胆囊空肠吻合术，胆总管十二指肠吻合术。

（2）外引流减黄术：胆总管T管引流术、胆囊造瘘术、术中经肝穿刺胆管引流术。

（3）胃空肠吻合：解除十二指肠梗阻。

（4）胰管空肠吻合：进行胰管减压，缓解背部疼痛等。

（5）化学性内脏神经切除术：50%～70%乙醇溶液20～40mL或5%苯酚杏仁油40mL进行内脏神经阻滞。

## （二）化疗

对于胰腺癌尤其是手术不能切除的胰腺癌是不可缺少的辅助治疗方法，但是目前临床疗效尚难令人满意。氟尿嘧啶是胰腺癌化疗中应用最广泛的药物，其他药物包括丝裂霉素C、阿霉素、链佐星等，近年用于临床的吉西他滨可抑制胰腺癌的发展从而延长患者的生存期。

## （三）放射治疗

放疗适用于术后辅助治疗和无法切除肿瘤的治疗，单纯放射治疗对不能切除的胰腺癌可改善其预后效果，有姑息治疗的作用；术后放射治疗联合化疗能够明显提高胰腺癌患者的生存期及肿瘤的局部控制率。目前，术后放射治疗已成为胰腺癌患者提高肿瘤局部控制率、改善患者生活质量、延长患者生存期的重要方法之一。

### 三、病情观察

1. 术前　有无腹部绞痛，有无黄疸波动、畏寒发热、腹腔积液、恶病质。注意肝功能情况，有无低蛋白血症和凝血酶原时间延长，注意血糖、外周血WBC及中性粒细胞、血红蛋白高低。

2. 术后　应密切观察生命体征，注意体温、脉搏、呼吸和血压，胃管引流量和性状，有无消化道出血，肝功能改变情况，血糖高低，进食、排便、排气情况。

3. 腹腔引流液性状和量，有无腹腔出血、胰漏、胆漏、感染等。

4. 术后饮食的情况。

### 四、病历记录

1. 患者的诊疗计划，对患者的主诉要有记录。

2. 记录书写应及时、全面、完整，反映患者病情变化和各级医师查房意见、诊治过程，以及与家属沟通的情况。

3. 操作前征得患者及其家属同意和签名。

### 五、注意事项

（一）医患沟通

1. 告知患者及其家属术前诊断及可能诊断，诊断不确定时要注意留有余地，术后病理可能为慢性胰腺炎、囊肿、腺瘤或胰腺结核等少见良性病变。

2. 仔细交代拟行手术方案，告知胰十二指肠切除术为腹部特大手术，是腹部脏器手术中除移植以外难度最大的手术，既往手术后死亡率高达40%，阐明术中及术后可能发生的并发症及不良预后，手术需征得患者及其家属同意并签名为证。

3. 手术过程中如改变手术方案，应及时通知患者家属或委托代理人，征得同意后方可实施，并记录在案，家属签名。

4. 患者病情变化或发生并发症时，应及时告知患者及其家属，针对并发症的处理方案也应征得其同意。

5. 对患者病情变化尽量不做肯定或否定的回答，而是做客观性描述。

6. 胰腺手术风险较大，并发症多，在当前技术还不能完全防止并发症的情况下，良好的医患沟通，是减少医患纠纷的最好方法。

（二）经验指导

1. 遵循以病史采集为基础，辅以实验室和影像学检查，从无创到有创，定位、定性和分期诊断兼顾的原则。

2. 较大的已浸润到胰外的胰头癌，术中确诊并不困难。即使活检，阳性率极高，表面取材的危险性并不大。

3. 开腹后除常规探查盆腔、肝脏、肝门、腹腔动脉、腹主动脉旁、肠系膜根部有无淋巴结转移或肿瘤浸润外，尚需进一步探查肿瘤与胰周大血管的关系，一般分三步探查。

第一步：Koch切口切开十二指肠侧腹膜，分离十二指肠、胰头与其后方的下腔静脉、腹主动脉。

第二步：自胰颈下缘打开后腹膜，显露肠系膜上静脉，沿其前壁在胰颈后方向门静脉方向做钝性分离，切忌暴力，此步骤为关键。寻找肠系膜上静脉方法：①根据结肠中动、静脉回流至肠系膜上静脉。②根据胰颈部凹陷标志。③从十二指肠水平部右侧向左侧解剖。④根据胃网膜右静脉回流至肠系膜上静脉，在胃网膜右静脉根部左下方0.5～1.0cm处寻找。

第三步：十二指肠上缘解剖肝十二指肠韧带，分离出胃右动脉和胃十二指肠动脉，分别切断后结扎，游离胆总管并向右侧牵引，在门静脉前、胰腺后钝性分离，与肠系膜上静脉前分离汇合。

4. 镇痛药使用方案

（1）个体化原则：即根据具体患者的疼痛强度、病期、全身状况及药物的作用等拟订治疗方案。

（2）三阶梯原则：即从非麻醉药类镇痛药开始，效果不好后改用低作用麻醉药，直至强作用麻醉药。

（3）定时给药原则：以维持一定的血药物浓度，而不是患者疼痛时给药，后者常不能及时达到镇痛效果。

（4）按需给药：以达到有效镇痛，而不强调限制药物的用量。

（5）处理药物的不良反应及做好患者思想工作，以减少或消除其不安和疑虑。

5. 介入治疗能加强化疗药物的作用，使肿瘤有不同程度的缩小，也能作用于正常胰腺组织和胰腺周围组织，使肝脏转移灶明显缩小，有效控制腹腔动脉淋巴结的转移，减少肿瘤浸润血管，使肿瘤与血管间疏松组织水肿，出现"炎性水帘"，易于手术分离。同时亦使正常胰腺质地变韧，易于手术中缝扎止血和胰肠吻合，胰漏的发生率明显降低。对肿瘤标本的研究发现，介入治疗能有效地消灭血流中的游离肿瘤细胞。

# 第二十八节　急腹症

急腹症（acute abdomen）是一类主要以急性腹痛为突出表现，同时伴有全身反应的外科临床病症。病因复杂多样，诊断困难，需详细询问病史，进行仔细的体格检查，参考必要的实验室检查或其他特殊检查，进行综合处理。

## 一、诊断

（一）症状

1. 腹痛

（1）一般来说，进油腻食物后腹痛多为胆囊炎、胆石症；暴饮、暴食、饮酒后腹痛，应考虑急性胰腺炎；饱餐后刀割样上腹痛可能是胃十二指肠溃疡穿孔；剧烈活动后腹痛可能是肠扭转。

（2）腹痛开始部位或最明显部位多为病变所在部位。如果急性腹痛由一点开始，波及全腹为实质脏器破裂或空腔脏器穿孔。阑尾炎常为转移性腹痛。胆管疾病常有右肩或右肩胛下角呈放射痛。胰腺炎可伴左肩及背部牵涉痛。输尿管及肾结石引起的肾绞痛为腰痛伴下腹及腹股沟区放射痛，并向大腿内侧和会阴部的放射痛。

（3）炎症性病变腹痛由轻逐渐加重。实质脏器破裂，空腔脏器穿孔、梗阻、绞窄及扭转，腹痛多为突然发生，迅速恶化。

（4）腹痛的性质为持续性钝痛或隐痛，提示出血或炎症性病变。阵发性腹痛提示空腔脏器痉挛或阻塞。持续性腹痛伴阵发性加重提示炎症和梗阻同时存在。同一疾病不同阶段可能有不同性质的腹痛。

（5）腹痛的程度能反映腹腔内病变的轻重。一般来说，痉挛、化学刺激、嵌顿绞窄及梗阻引起的腹痛严重，难以忍受，呈刀割样，不敢吸气。炎症引起的疼痛则较轻。

2. 伴随症状　厌食、恶心、呕吐常因胃肠道疾病所致。小儿先厌食后有腹痛发作，可能为急性阑尾炎，呕吐常发生在腹痛之后。成年人腹痛后3～4小时呕吐，考虑急性阑尾炎。早期频繁呕吐提示急性胃肠炎。小肠梗阻者，呕吐出现早且频繁，呕吐物为褐色、浑浊含有渣滓，呕吐后腹痛减轻。呕吐物含胆汁提示梗阻部位在十二指肠以下。呕吐物内不含胆汁，为宿食，见于幽门梗阻。呕吐物为咖啡样物，考虑上消化道出血。结肠梗阻者，呕吐出现晚。咖啡色呕吐物伴有腥臭味，考虑急性胃扩张。

排便情况，腹腔急性炎症，可引起肠管蠕动减慢，出现肠麻痹。急性胃肠炎常有大量水样泻。机械性肠梗阻患者，会出现停止排便、排气。急性坏死性肠炎患者，脐周痛同时伴腹泻和腥臭味血便。盆腔脓肿患者，下腹痛伴里急后重、黏液样大便。小儿肠套叠常排果酱便。

此外，腹腔炎症病变可伴发热，重症患者有寒战、高热。肝、胆、胰疾病可伴有黄疸。腹腔内出血或消化道出血可伴休克或贫血。肾、输尿管疾病可伴尿频、尿急、尿痛、排尿困难及血尿等症状。

（二）体征

1. 全身检查　血压、呼吸、脉搏、神志、表情、体温、皮肤、疼痛的程度、回答问题的能力等。血压低、心率快，说明血容量低，考虑腹腔内出血或脱水；患者烦躁不安、面色苍白、呼吸浅快、明显脱水、被动体位，提示病情严重。

2. 腹部检查　检查时患者仰卧屈膝。按视、触、叩、听全面检查。

（1）视诊：腹部有无手术瘢痕、出血点、瘀斑及静脉曲张。腹部是否对称、膨隆、有无肠型、蠕动波、腹式呼吸的变化情况及两侧腹股沟区有无肿物等。

（2）触诊：从主诉无疼痛区开始，由远而近，最后触摸疼痛区。触摸法要轻柔，缓慢有序进行。检查时，手到、眼到、心到。

重点检查：有无腹部压痛、反跳痛、肌紧张及其部位、范围和程度。腹部压痛最明显的部位就是病变所在部位。如上消化道溃疡穿孔全腹痛，但仍以上腹病变区最明显。早期炎症或腹腔出血引起的肌紧张较轻；细菌感染、空腔脏器穿孔或器官坏疽引起的肌紧张较重，严重者可呈木板样僵硬，见于胃、十二指肠、胆管穿孔。若腹膜炎时间长，支配腹膜的神经麻痹，腹肌紧张程度反而减轻。结核性腹膜炎患者腹部触诊为揉面感。对于年老体弱、小儿、肥胖者及休克患者即使病情较重，腹膜刺激征也不明显，应该加以注意，以免延误诊治。此外，触诊还可以判断有无肿块。急性绞窄性肠梗阻，可扪及胀大的肠襻。腊肠样肿块，有压痛提示肠套叠。柔软条索状团块，提示蛔虫性肠梗阻。

（3）叩诊：重点叩肝浊音界、有移动性浊音及叩痛明显的部位。叩诊时应从无痛区开始，用力均匀。当腹腔内有大量渗液或出血时可叩及移动性浊音。上消化道穿孔致膈下有游离气体时可叩及肝浊音界消失。

（4）听诊：通过听肠鸣音判断胃肠蠕动功能。听诊部位一般选取在右下腹近脐部或左下腹近脐部。听诊内容包括肠鸣音的有无、肠鸣音的频率和音调。机械性肠梗阻时，肠鸣音活跃、音调高、有气过水声伴腹痛。腹膜炎、小肠缺血、绞窄性肠梗阻晚期或严重低血钾时，患者肠麻痹而导致肠鸣音减弱或消失。腹部听到振水音提示幽门梗阻或胃扩张的可能。

3. 直肠指诊　了解直肠、盆腔内有无肿物、触痛，肛门是否松弛，指套有无黏液及血迹。盆腔脓肿及积血时可查及直肠膀胱陷凹处饱满、有触痛及波动感。阴道双合诊可确定有无卵巢肿蒂扭转、异位妊娠内出血等。

（三）检查

1. 实验室检查　可根据病情有针对性地选做。通过血常规化验，连续观察红细胞、血红蛋白、白细胞及分类、血细胞比容、网织红细胞，可以判断有无腹腔内出血、有无感染等。有过敏性疾病时，嗜酸性粒细胞计数升高。腹部绞痛放射到大腿内侧，尿常规检出大量红细胞提示尿路结石。尿淀粉酶测定有助于急性胰腺炎诊断。大便常规隐血试验多次阳性，提示胃肠道肿瘤、溃疡等。血生化检查可根据病情选择。疑似急性胰腺炎者可测定血清淀粉酶、血钙、血糖、血尿素氮、乳酸脱氢酶等。胃肠道梗阻者和休克患者，应测血清钾、钠、氯及二氧化碳结合力。老年急腹症患者常规测血糖。

2. X线检查　胸腹立位X线片可了解有无膈下游离气体、胃扩张及肠积气、液气平面及结石阴影。如胃十二指肠溃疡穿孔，约80%患者以上可有膈下半月形、游离气体阴影。肠梗阻患者可见多个液气平面。膈下脓肿可显示膈肌抬高、活动受限、肋膈角模糊不清的胸膜反应。尿路结石患者90%以上可显示结石阴影。结石临床症状可以明确诊断。

3. 超声　主要用于实质脏器的损伤、破裂及占位的检查，也可用于腹腔内出血和积液的量的检测。

4. CT　可以清楚显示胰腺各部位的坏死和脓肿及坏死范围，对早期急性坏死性胰腺炎、胰腺脓肿有重要诊断价值。此外对腹腔脓肿及肿物诊断有一定意义。

5. 内镜检查　如纤维胃镜、结肠镜具有诊断、治疗双重作用。

6. 诊断性穿刺　对急腹症，尤其是闭合性腹部创伤，诊断困难的病例有重要诊断价值，包括腹部穿刺和阴道后穹隆穿刺。禁忌证：严重腹胀、肠梗阻患者。抽出腹腔液体后观察并记录其颜色、性状。穿刺抽取液做淀粉酶、胆红素测定及细菌培养、药敏试验，对明确诊断有重要意义。

（四）诊断要点

1. 急腹症是以急性腹痛为突出表现，腹部体征明显异常的一类疾病。

2. 排除腹部以外疾病或全身性疾病所致的腹痛。临床上常见疾病包括肺炎、肋间神经痛、胸膜炎、脑梗死、心绞痛、急性心肌梗死、心包炎、胸腹壁带状疱疹、糖尿病酮症酸中毒、癫痫、腹型过敏性紫癜、慢性铅中毒、尿毒症、恶性淋巴瘤、系统性红斑狼疮等。

3. 根据急腹症病理特点诊断大致分为5类。

（1）急性炎症性疾病（急性胆囊炎、胆管炎，急性胰腺炎，急性阑尾炎等）。

（2）脏器破裂或穿孔性疾病（胃、十二指肠溃疡穿孔，急性肠穿孔，消化道肿瘤穿孔等）。

（3）梗阻或绞窄性疾病（胆管结石、急性肠梗阻、腹腔脏器急性扭转等）。

（4）腹腔脏器破裂出血性疾病（创伤性肝、脾、肾破裂，肿瘤破裂出血等）。

（5）腹腔血管性疾病（腹主动脉瘤、肠系膜上动脉栓塞等）。

（五）鉴别诊断

1. 急性阑尾炎　转移性右下腹痛伴有右下腹固定压痛，常伴恶心、呕吐及局限性腹膜炎，有白细胞计数升高，中性粒细胞比例增加。

2. 急性胆囊炎　常在进油腻食物或饮酒后发作，右上腹绞痛，可向右肩背部放射，查体主要表现为右上腹局限性压痛，Murphy征阳性；超声检查可见胆囊增大、壁厚，见胆囊内结石影。

3. 急性胆管炎　可有胆管结石病史或胆管手术史。主要表现为剑突下区剧烈疼痛，可放射至右肩部；伴寒战、高热，可有黄疸，重症者可出现休克和精神症状。超声检查提示胆管扩张及结石影。

4. 消化性溃疡急性穿孔　既往有溃疡病史，突然发生上腹部剧烈刀割样疼痛，持续性，迅速扩散到全腹部，常伴有轻度休克症状。体格检查显示为明显的腹膜刺激征，典型者表现为"板状腹"，肝浊音界缩小或消失，肠鸣音减弱，X线检查膈下有游离气体。

5. 急性胰腺炎　可有胆石症病史，多于暴饮暴食或饮酒后发病，为上腹部偏左侧腹痛，持续性，可向肩背部放射，恶心、呕吐后腹痛不缓解，腹胀较明显；血、尿淀粉酶明显增高，CT检查尤其是增强CT显示胰腺弥漫性肿大，可见局部低密度坏死区域，胰周积液等异常。

6. 急性小肠梗阻　突发腹部绞痛，常位于脐周，阵发加剧，间歇期疼痛缓解；常伴恶心呕吐，吐后腹痛可减轻；肛门停止排便、排气。腹部体检见蠕动或扩张的肠袢，肠鸣音活跃、亢进，可闻及高调金属音及气过水声。腹部立位X线片显示小肠扩张充气并见气液平面。若疼痛加剧呈持续性，伴明显腹膜炎体征，提示有绞窄或坏死。

7. 腹部闭合性损伤　实质性脏器破裂主要表现为急性失血征象或失血性休克，腹痛相对而言不严重，腹腔穿刺抽出不凝血液，超声或CT检查可显示肝、脾损伤及腹腔内积血。空腔脏器损伤主要为腹膜炎表现，腹腔穿刺可见消化道内容物，腹部立位X线片见膈下游离气体。

8. 急性盆腔炎　多见于年轻人，表现为下腹痛，发热；下腹部有压痛、反跳痛；阴道分泌物多，宫颈举痛，后穹隆触痛；经后穹隆穿刺可抽得脓液，涂片见白细胞内有革兰阴性双球菌。

9. 异位妊娠破裂　以输卵管妊娠破裂多见。有停经史，突发下腹痛，伴心率快、血压低，提示内出血；腹部可有压痛、肌紧张，反跳痛明显；阴道有不规则出血，后穹隆或腹腔穿刺抽出不凝血；人绒毛膜促性腺激素阳性。

10. 卵巢滤泡或黄体囊肿破裂　临床表现与异位妊娠相似，但病情较轻，多发于排卵或月经中期以后。

## 二、治疗

### （一）一般治疗

取卧位，禁食，胃肠减压，吸氧，留置导尿管，有效的静脉通道，对循环不稳定、病情较重者可行心电监护、血氧饱和度测定及中心静脉压监测；同时完成必要的实验室、影像学及其他辅助检查，包括血、尿常规，电解质，肝、肾功能，血、尿淀粉酶，凝血功能（PT，APTT）测定，血气分析，进行血型检测、交叉配血等，上述措施亦为术前准备的重要组成部分。

### （二）药物治疗

1. 液体疗法　根据具体病因、患者临床表现及实验室检查结果判断有无水、电解质紊乱，酸碱平衡失调等异常，给予及时补充、纠正。常用液体包括生理盐水、林格液、平衡盐溶液、葡萄糖溶液（5%～10%），5%碳酸氢钠溶液等，若有明显失血等情况可给予输血（全血、成分输血），血浆、白蛋白输注，治疗期间应观察患者对液体治疗的反应，及时调整。

2. 抗生素　发病初期通常选用广谱抗生素，以后根据细菌学检查与药敏试验结果及治疗反应进行调整，目前常用抗生素为头孢菌素类、喹诺酮类、氨基糖苷类等。急腹症治疗中强调抗厌氧菌感染，主要药物包括甲硝唑、替硝唑等。

3. 其他药物　镇静药、镇痛药、止血药、制酸药等。

### （三）手术治疗

1. 适应证

（1）腹腔内病变严重者，如内脏破裂、穿孔，绞窄性肠梗阻，胆管严重感染引起腹膜炎等。

（2）进行性内出血征象，经输血、补液、止血等治疗，病情无好转或一度好转即迅速恶化者。

（3）腹腔内空腔脏器穿孔、腹膜刺激征严重或有扩大趋势者。

（4）肠梗阻疑有血运供应障碍，有绞窄坏死者。

（5）突发性剧烈腹痛，病因不明，伴有明显腹膜刺激征，经短期治疗后不见缓解或反而加重者。

2. 手术原则

（1）力争在并发症出现前做好术前准备，及时给予手术，力求简单、有效、迅速，尽量预防术后并发症的发生。

（2）根据腹腔内病变情况，首先抢救生命，其次考虑根除病灶，全身情况允许下尽可能将病灶一次性根治，否则先行简单手术抢救生命，待症状好转后再手术处理病灶。

3. 手术方法　诊断明确者，根据具体病因采取相应的手术操作，如阑尾切除术、胆囊切除术、胆管探查引流术、肠切除术、胃大部切除术等；诊断不明但有手术指征者，多行开腹探查，根据情况决定手术方案。

### 三、病情观察

1. 诊断明确者，进行严密观察，包括生命体征监测、腹部体征的动态观察，尤其是腹痛部位、程度、性质及范围的变化，腹胀程度、肠鸣音、肝浊音界、移动性浊音的变化等；重要脏器（心、肺、肝、肾）功能的监测，完成必要的实验室及相关影像学检查，必要时也应做到动态观察，重点在于发现有无出血、休克、腹膜炎、血运障碍及绞窄性病变存在。

2. 诊断未明确者，基本观察内容同上；观察期间，在患者条件允许的前提下，根据对病情的分析与判断，安排相应的辅助检查和适当的治疗。

### 四、病历记录

1. 详细记录疾病出现的诱因、时间、程度、性质。
2. 对诊断不明，需要探查的患者，应将检查结果及时记录并进行分析。
3. 记录与患方沟通的情况，重要的检查治疗要有患方签字同意。

### 五、注意事项

（一）医患沟通

1. 急腹症患者在就诊或住院时，很多情况下仍不能明确诊断，特别是可能已经进行了多项检查，患者及其家属对此往往会不理解，需向其耐心解释说明；同时在安排检查时也应多从患者角度考虑，尽可能一次完成，不要让患者反复多次搬动进行检查操作。

2. 决定手术时，特别是行开腹探查，应向患者及其家属充分说明探查的目的及可能出现的情况，使其了解探查的必要性，同时也要交代清楚急诊手术的风险。

3. 诊疗过程中针对患者出现的情况，要及时与患者及其家属沟通，以期取得患方的理解、支持和配合。

（二）经验指导

1. 疼痛的部位往往可以提示病变部位，腹痛最先出现及最明显处多为病变部位所在，但须注意内脏性疼痛定位较差。

2. 腹痛程度一般可反映病变程度，通常炎症刺激引起腹痛相对较轻，空腔脏器痉挛、梗阻、嵌顿、扭转或绞窄出血所致疼痛较重。

3. 注意腹痛有放射、转移和扩散等情况，如腹腔出血或膈下炎症可刺激膈肌出现肩胛区放射痛，胰腺炎可引起腰背部或左肩痛，急性阑尾炎最初上腹部、脐周疼痛可转移至右下腹，溃疡穿孔先出现上腹部疼痛，然后可扩散波及全腹。

4. 体格检查在病情允许下应全面、仔细，对患者全身情况大致了解后对腹部做重点检查。

5. 各种实验室及辅助检查应迅速，有针对性，切忌为明确诊断行过多的检查，耽误抢救或手术的最佳时机，尤其是对内出血伴休克的患者，应积极进行术前准备，立即手术，抢救生命。

6. 有明确病史，既往有类似发作的患者，其在接诊时往往会主动提供诊断，信息可能会干扰我们的诊断思路，使我们忽略其他病变的存在，这种情况需特别注意。

# 第二十九节　上消化道出血

上消化道出血（upper gastrointestinal hemorrhage）系指Treitz韧带以上消化道，包括食管、胃、十二指肠或胆管、胰腺等病变所引起的出血，胃空肠吻合术后空肠病变出血就属此范围。大量出血一般指短时间内失血量超过800mL或循环血容量的20%。上消化道出血为临床常见急症，主要表现为呕血和（或）黑便，常伴血容量减少引起的急性周围循环衰竭。

## 一、诊断

（一）症状

1. 休克　出血量400mL以内可无症状，出血量中等可引起贫血或进行性贫血、头晕、软弱无力，突然起立可产生晕厥、口渴、肢体冷感及血压偏低等。大量出血即可产生休克，若处理不当，可导致死亡。

2. 发热　中度或大量出血者，于24小时内发热，多在38.5℃以下，持续几日至1周。

3. 其他　呕血和（或）黑便。

（二）体征

1. 生命体征　一般为低热，不超过38.5℃，脉搏快，呼吸急促，血压下降（收缩压下降，脉压变窄）。

2. 一般情况　消瘦，烦躁不安，神志不清，贫血面容，四肢湿冷，皮肤弹性差；皮肤黏膜黄染、紫癜或瘀斑，有无肝掌、蜘蛛痣等。

3. 其他　巩膜有无黄染，鼻咽部有无出血病变，口唇有无发绀，有无颈静脉怒张、肝颈静脉回流征，有无腹部手术瘢痕，腹壁静脉有无曲张，是否肝肿大、脾肿大，右上腹有无压痛，胆囊是否肿大，有无移动性浊音等。

（三）检查

1. 实验室检查

（1）血常规：血红蛋白测定、红细胞计数、血细胞比容可帮助估计失血的程度。

（2）血尿素氮：测定值增高。

2. 辅助检查

（1）内镜检查：是大多数上消化道出血诊断的首选方法，纤维胃镜检查可直视下观察食管、胃十二指肠，判断出血病变部位、病因及出血情况，必要时取活检，同时可行内镜止血治疗。目前主张早期检查，入院后立即检查，也可6～12小时内进行。距出血时间越近，诊断阳性率越高。检查前先插胃管抽吸积血，并以冷盐水洗胃以改善视野。

（2）X线钡餐：多主张在出血停止和病情基本稳定后进行，现一般多为胃镜检查所代替，但对经胃镜检查出血原因不明，疑为十二指肠降部以下小肠病变者，具有特殊诊断价值。

（3）选择性动脉造影：内镜检查未能发现出血病因，胃内大量血块观察困难，出血速度大于每分钟0.5mL，经选择性腹腔动脉或肠系膜上动脉造影，可发现造影剂溢出部位，血管畸形或肿瘤血管影像，对于出血定位诊断很有意义，且可同时行介入栓塞止血治疗。

（4）核素检查：静脉注射$^{99}$mTc标记的红细胞，行腹部闪烁扫描，出血速度每分钟达到0.05～0.1mL，核素即可聚集在血管溢出部位显像，且标记红细胞24小时后仍能显像，对间歇性出血诊断有独特价值，敏感性高，但定位精确性有限，常作为选择性腹腔内脏动脉造影前的筛选手段。

（5）鼻胃管及三腔二囊管检查：如鼻胃管放至食管与胃交界处，注入少量等渗盐水，抽吸出血液，说明出血来自食管或胃；如鼻胃管进入胃中，抽出清亮胃液，表明出血位于胃以下消化道；如抽出清亮胆汁，可以排除出血在十二指肠近端。该方法简单、安全，但约10%上消化道出血患者吸引呈阴性。三腔二囊管放入胃内后，将胃气囊和食管气囊充气压迫胃底和食管下段，用等渗盐水将胃内积血冲净，如果没有再出血，可认为是食管、胃底曲张静脉破裂出血；如果吸出胃液仍含血液，则以胃十二指肠溃疡或出血性胃炎可能较大。

（6）超声、CT检查：有助于发现肝、胆、胰腺、脾等脏器病变，了解有无腹腔积液、占位性病变等异常，进一步辅助诊断。

（四）诊断要点

1. 上消化道出血诊断确立　根据呕血和（或）黑便，失血性周围循环衰竭的临床表现，实验室检查显示红细胞计数、血红蛋白浓度及血细胞比容下降。

2. 病因诊断　仔细的病史、症状询问，全面并有重点的体格检查可以为出血病因提供重要线索，应用各种特殊器械、影像学检查，多数可进一步明确病因及出血部位。

（五）鉴别诊断

1. 胃十二指肠溃疡　既往有上腹部间歇、节律性疼痛，服用制酸药可缓解或内镜检查有阳性发现；出血程度取决于被侵蚀血管，一般出血量不超过500mL，经积极非手术疗法多能止血，日后可能再出血。

2. 门静脉高压食管胃底静脉曲张　患者多有病毒性肝炎、血吸虫病或酗酒病史，伴有肝硬化表现，可查见肝掌、蜘蛛痣、腹壁静脉曲张，肝大、脾大、腹腔积液，既往有X线或内镜检查发现食管胃底静脉曲张。临床出血常很突然、量大，主要表现为呕血，经积极非手术疗法短期内仍可反复呕血。但须注意约25%患者可能是同时伴发溃疡或门静脉高压性胃病所致出血。

3. 应激性溃疡　患者多有酗酒、服用非甾体抗炎药物（吲哚美辛、阿司匹林等）或糖皮质激素药物史，也可以发生在休克、脓毒症、烧伤、大手术和中枢神经系统损伤之后。

4. 胃癌　患者表现有慢性上腹部不适、疼痛、进行性体重下降、厌食，黑便较呕血常见。

5. 胆管出血　常见病因包括肝创伤、肝脓肿、肝肿瘤及胆管感染、胆管手术等。出血量一般不多，很少引起休克。临床典型表现为胆绞痛、梗阻性黄疸及消化道出血三联症。积极非手术治疗后出血可暂时停止，但常呈周期性发作，间隔期一般为1～2周。

## 二、治疗

（一）一般治疗

卧位休息，保持呼吸道通畅，避免呕血时发生吸入性窒息，吸氧，禁食，胃肠减压，留置导尿管，迅速建立两条有效的静脉通道，一条最好通过颈内静脉或锁骨下静脉途径，以便监测中心静脉压，危重患者应行心电监护及血氧饱和度监测，完成血液、生化等各项基本检查，同时进行血型鉴定与交叉配血。

（二）药物治疗

1. 积极补充血容量　先输注平衡盐溶液，开始速度宜快，大量输注平衡盐溶液使血液稀释，有利于改善微循环，但需维持血细胞比容不低于0.30；同时可输入以全血为主的胶体溶液（如血浆、5%的白蛋白等）。临床应用晶体液与胶体液的比例以（3～4）：1为宜。输液过程中避免因输液、输血过快、过多引起肺水肿，尤其是老年患者或原有心脏病的患者应特别注意。

2. 局部或全身应用止血药和血管活性药物

（1）静脉注射维生素$K_1$、酚磺乙胺（止血敏）、氨甲苯酸、凝血酶原复合物及纤维蛋白原等。

（2）三七胶囊、云南白药或凝血酶口服或经胃管注入保留发挥局部止血作用；冰生理盐水反复洗胃将血块、胃液洗净，去甲肾上腺素8～16mg加入冰生理盐水100～200mL，注入胃腔内，间隔2～6小时重复应用，可起到良好的局部止血效果。

（3）垂体后叶素（pituitrin）可收缩内脏血管，减少门静脉血流量，降低门静脉及侧支循环压力，控制食管、胃底静脉曲张出血。常用20U加入200mL葡萄糖溶液，于20～30分钟内滴完，需要时可在3～4小时后重复使用；以每分钟0.2U持续静脉滴注。但该药物可引起腹痛、血压升高、心绞痛、心肌梗死等不良反应，目前主张与硝酸甘油联合使用以减少不良反应。冠心病患者禁忌使用。

（4）生长抑素（somatostatin）的作用机制为减少内脏血流量，减少门静脉血流量，从而降低门静脉系统压力，可以减少胃液分泌。临床制剂有14肽天然生长抑素，6mg加入100mL生理盐水中，24小时静脉缓慢滴注。本品半衰期极短，应注意滴注过程中不能中断，若中断超过5分钟，应重新注射首剂。

3. 制酸药　血小板聚集及血浆凝血功能所诱导的止血作用需在pH>6.0时才能有效发挥，因此抑制胃酸分泌、提高胃内pH值有止血作用。临床上常用$H_2$受体拮抗药或质子泵抑制剂，后者在保持胃内持续高pH值方面优于前者。急性出血静脉途径给药：奥美拉唑或兰索拉唑40mg，每日2次，静脉推注或滴注。

## （三）手术治疗

由于各种止血方法的不断改进，约80%上消化道出血患者可经非手术疗法达到止血目的，对于那些经积极保守治疗，出血仍不能得到有效控制者，可行手术治疗。手术首要目标是止血，若条件允许可对原发病行根治手术；对未明确诊断、出血不停者，考虑开腹探查，查明病因，做相应处理。

1. 消化性溃疡　切除出血的溃疡是防止再出血的最可靠方法，常用方法为胃大部切除术。对年老体弱或有重要器官功能不全的患者，可选择出血点缝扎、迷走神经切断加幽门成形术，创伤较小。

2. 门静脉高压食管、胃底静脉曲张　肝功能较好，无黄疸，没有严重腹腔积液，应积极采取手术治疗。手术方式根据静脉高压病因、肝硬化类型、肝功能分级等情况选择，包括断流与分流手术。贲门周围血管离断术适应于大部分患者，能够完全阻断食管、胃底曲张静脉的反常血流，达到立即的目的止血。

3. 应激性溃疡　绝大多数可由非手术治疗止血。如果不能止血，可采用胃大部切除术或加行选择性迷走神经切断术。

4. 胃癌　胃癌引起大出血，应根据局部情况行根治性胃大部或全胃切除。

5. 胆管出血　多数可经非手术疗法止血。术中可行胆管镜或术中胆管造影检查，确定出血部位，根据具体病变情况可选择靠近病灶部位结扎肝动脉，常可达到止血目的，单纯结扎肝总动脉是无效的。肝叶切除既能控制出血，又可清除病灶。适用于其他方法难以止血，而明确病灶局限于一侧肝内者。

（四）内镜治疗

对于消化性溃疡出血，内镜如发现有活动性出血或显露血管的溃疡，可以进行激光、热凝、高频电灼、微波治疗或出血部位局部注射 1／1 万肾上腺素、组织胶或硬化剂等药物。对于门静脉高压静脉曲张出血，可内镜直视下注射硬化剂至曲张静脉或用皮圈套扎曲张静脉或两种方法同时使用，不但能达到止血目的，而且可有效防止早期再出血。

（五）介入治疗

行选择性腹腔动脉或肠系膜上动脉造影，明确上消化道出血部位的同时行介入治疗。经导管灌注去甲肾上腺素或垂体后叶素，促进小动脉和毛细血管收缩，达到止血目的，另外，对消化道血管畸形或恶性肿瘤出血暂不能立即手术者，可行选择性动脉栓塞止血。

## 三、病情观察

1. 诊断明确者　应密切观察患者生命体征、神志、呕血或黑便的情况，鼻胃管抽吸物性状、尿量、外周循环状况等；动态行血液、生化等各项实验室检查，根据这些资料分析判断临床治疗是否有效，出血是否得到有效控制或停止，以决定下一步治疗方案。

2. 诊断未明确者　基本观察内容同诊断明确者，需进一步考虑如何选择合适的检查手段来明确诊断。

## 四、病历记录

1. 患者病情重，变化快，病历要及时记录患者病情的动态变化，以及医护人员的处理方案。

2. 向患者及其家属交代病情要有记录，重要的检查和治疗要经患方知情同意并签名。

## 五、注意事项

（一）医患沟通

1. 首先应向患者及其家属明确交代上消化道出血的严重性，需积极救治，否则有生命危险，以引起其重视。

2. 采取非手术治疗时，需向患者及其家属说明治疗目的、疗效及预后，让他们明白这些措施的主要目的与作用为控制出血，待病情稳定后仍需做进一步根治性治疗。同时在进行某些特殊尤其是创伤性检查或治疗时，应常规谈话告之相关风险及并发症，待患者及其家属签名后方可执行。

3. 若选择手术治疗，应详尽地告之围术期各种可能出现的情况，特别要讲明术后再出血的可能性。

4. 对于诊断不明须开腹探查者，应特别交代探查阴性结果的可能性及术后再出血等情况。

5. 施行诊疗全程医患沟通，及时向患者及其家属交代病情，解释医护人员的相关治疗措施及风险，以期取得患者及其家属最大的配合，让医护人员全力抢救患者。

（二）经验指导

1. 在急性失血的初期，由于血浓缩及血液重新分布等代偿机制，血红蛋白测定、红细胞计数、血细胞比容可以暂时无变化。一般需组织液渗入血管内补充血容量，即3～4小时后才会出现血红蛋白下降，平均在出血后32小时，血红蛋白可被稀释到最大程度。如果患者出血前无贫血，血红蛋白在短时间内下降至70g／L以下，表示出血量大，在1200mL以上。大出血后2～5小时时，白细胞计数可增高，但通常不超过$15 \times 10^9$／L。然而在肝硬化、脾功能亢进时，白细胞计数可能不增加。

2. 在急性上消化道出血时，纤维胃镜检查安全可靠，是首选的诊断方法，其诊断价值比X线钡剂检查高，阳性率一般达80%～90%。对一些X线钡剂检查不易发现的贲门黏膜撕裂症、糜烂性胃炎、浅溃疡，内镜可迅速做出诊断。X线检查所发现的病灶（尤其存在两个病灶时），难以辨别该病灶是否为出血原因。而胃镜直接观察，即能确定，并可根据病灶情况做相应的止血治疗。

3. 对于诊断明确的部分上消化道患者采取手术治疗时，切忌认为出血肯定由明确的病因所致而不进行全面探查，以致遗漏可能存在的其他病变，导致术后再出血发生。

4. 对诊断不明且需要剖腹探查者，一定要充分估计手术的困难性，因为这种情况下病变往往不明显，难以发现，有条件尽可能配合术中内镜检查，甚至切开胃或肠壁，从近至远逐段仔细地直接观察病变情况，确定病因，进而采取有效的治疗方法。

# 第三十节　下肢静脉曲张

单纯性下肢静脉曲张，即原发性下肢静脉曲张，系指病变范围仅局限于下肢浅静脉者，与深静脉病变引起的浅静脉曲张不同。大多数发生在大隐静脉，少数并发小隐静脉曲张或单独发生在小隐静脉。先天性静脉壁薄弱、静脉瓣膜功能不全和静脉内压持续增高是发病的主要原因。

## 一、诊断

### （一）症状

1. 下肢静脉曲张　患者站立时，病肢浅静脉隆起、扩张、迂曲，甚至卷曲成团，一般在小腿和足踝部明显，以大隐静脉行程区为重，单纯的小隐静脉曲张少见，常无肢体肿胀。

2. 下肢不适　早期可无明显症状，曲张较重时，大多数患者在走路过多或站立过久后，感到下肢沉重、胀痛、麻木、易疲劳乏力，甚至疼痛，平卧、休息或抬高患肢后症状缓解。

3. 血栓性浅静脉炎　由于曲张静脉内的血流缓慢，易发生血栓性浅静脉炎。表现为局部疼痛，静脉表面皮肤潮红、肿胀，静脉呈条索状，压痛，范围较大者可发热。血栓机化及钙化后，可形成静脉结石。

4. 局部组织营养障碍　病程长、静脉曲张较重者，足靴区皮肤可出现萎缩、脱屑、色素沉着、湿疹及慢性溃疡等，慢性溃疡为最常见的并发症，多发生在小腿下端的内侧和足踝部，溃疡样变化，有时呈急性炎症发作。

5. 出血　曲张静脉因溃疡侵蚀或创伤致破裂，可发生急性出血。

### （二）体征

1. 一般检查　患侧下肢静脉扩张、迂曲，站立时明显，行走或平卧时消失。下肢足靴区皮肤的营养性变化，如皮肤萎缩、脱屑、瘙痒、色素沉着、皮下硬结，甚至湿疹和溃疡形成，多不伴有下肢水肿。

2. 专科检查

（1）深静脉通畅试验（Perthes试验）：单纯性静脉曲张者为阴性，深静脉回流通畅。

（2）大隐静脉瓣膜功能试验（Trendelenburg试验）：患者仰卧，患肢抬高，使曲张静脉空虚，在大腿上1／3处扎一根橡皮止血带，阻止大隐静脉血液倒流。然后让患者站立30秒，松解止血带，密切观察大隐静脉曲张的充盈情况：①在松解止血带前，大隐静脉萎陷空虚。当松解止血带时，大隐静脉立即自上而下充盈，提示大隐静脉瓣膜功能不全，而大隐静脉与深静脉之间的交通支瓣膜功能正常。②在松解止血带前，大隐静脉已部分充盈曲张，松解止血带后，充盈曲张更为明显，说明大隐静脉瓣膜及其与深静脉间交通支瓣膜均功能不全。③未松解止血带前，大隐静脉即有充盈曲张，而松解止血带后，曲张静脉充盈并未加重，说明大隐静脉与深静脉间交通支瓣膜功能不全，而大隐静脉瓣膜功能正常。

（3）交通静脉瓣膜功能试验（Pratt试验）：患者平卧，抬高患肢，大腿扎止血带，先从足趾向上至腘窝绑缠第一根弹力绷带；再自止血带处向远端绑缚第二根弹力绷带，让患者站立，一边解开第一根弹力绷带，一边向下继续绑缠第二根弹力绷带，如果在两根绷带之间出现曲张静脉，即表明该处有瓣膜功能不全的交通静脉。

（三）检查

1. 实验室检查　临床主要是行常规的血、尿及肝肾功能检查，了解患者全身情况。

2. 特殊检查

（1）下肢静脉造影：有顺行性与逆行性两种造影方法，对诊断与鉴别有重要价值。当疑有深静脉病变时，可采用。

（2）彩色多普勒超声检查：以确定大、小隐静脉及深静脉的瓣膜功能及通畅程度，可了解功能不全的交通静脉瓣膜的位置。

（四）诊断要点

1. 中老年男性多见，经常从事站立工作或重体力劳动者。

2. 早期在下肢，尤其是小腿，浅静脉蜿蜒扩张迂曲，站立时更明显，自觉下肢沉重、发胀、易倦或有隐痛，久立后踝部轻度肿胀。

3. 皮肤萎缩、脱屑、瘙痒、色素沉着，皮肤和皮下组织硬结，甚至湿疹和溃疡形成。

4. 大隐静脉和小隐静脉行程区看到迂曲扩张的静脉，即可做出诊断。

5. 彩色多普勒超声或下肢静脉造影可确定诊断。

（五）鉴别诊断

单纯性下肢静脉曲张的诊断，必须排除下列几种疾病才能确立。

1. 原发性下肢深静脉瓣膜功能不全　各种症状相对严重，做下肢浅静脉测压试验时，站立活动后压力下降率减少，一般为20%～25%。最可靠的检查方法是下肢静脉造影，能够观察到深静脉瓣膜关闭不全的特殊征象。

2. 下肢深静脉血栓形成后综合征　在深静脉血栓形成的早期，浅静脉曲张属于代偿性表现，伴有肢体明显肿胀。在深静脉血栓形成的再通过程中，由于瓣膜遭破坏，静脉血液逆流及静脉压升高导致浅静脉曲张，伴有活动后肢体肿胀。如鉴别诊断仍有困难，应做下肢静脉造影检查。

3. 动静脉瘘　动静脉瘘的患肢皮肤温度升高，局部有时可扪及震颤或有血管杂音，浅静脉压力明显上升，静脉血的含氧量增高。有先天性动静脉瘘的患者，其患肢常比健肢长且粗。

## 二、治疗

（一）非手术疗法

非手术疗法方案适用于下列情况。

1. 病变局限、程度较轻而无症状者。

2. 妊娠女性，因分娩后症状往往自行消失。

3. 重要器官有器质性病变不能耐受手术者。

方法包括适当卧位休息、抬高患肢、避免长久站立等，患肢穿弹力袜或用弹力绷带，便于血液回流。

（二）注射疗法

将硬化剂注入曲张的静脉内，静脉内膜发生无菌性炎性反应，使血管腔粘连闭塞，曲张静脉变成硬索条状物，适用于局限性静脉曲张而瓣膜功能健全及术后残留的曲张静脉。常用的硬化剂有5%鱼肝油酸钠、酚甘油溶液及50%葡萄糖溶液等。患者取斜卧位，使曲张静脉充盈，选用细针穿刺，穿入静脉后，患者平卧，在穿刺点上下各用手指压迫，使穿刺的静脉段处于空虚状态。注入硬化剂0.5mL后，持续手指压迫1分钟，然后局部换用卷起的纱布垫压迫，1次注射不超过4处。整个下肢自踝至注射处近侧，应用弹力绷带包扎或穿弹力袜后，立即开始主动活动。维持弹力织物压迫时间，不少于6周。

（三）手术疗法

1. 大（小）隐静脉高位结扎术　适用于大（小）隐静脉瓣膜功能不全，而大（小）隐静与深静脉间交通支瓣膜功能正常者。

2. 交通支结扎术　适用于大（小）隐静脉与深静脉间交通支瓣膜功能不全，而大（小）隐静脉瓣膜功能正常者。

3. 大（小）隐静脉剥脱术　临床最为常用，适用于大（小）隐静脉瓣膜功能不全，以及大（小）隐静脉与深静脉间交通支瓣膜功能不全者。

手术治疗分高位结扎静脉、剥脱曲张静脉和结扎切断交通支三个步骤。单纯大（小）隐静脉瓣膜功能不全，从理论上讲，单纯高位结扎并结扎其分支，即可阻断深静脉血的倒流，使曲张静脉消失，达到治疗目的。但由于浅静脉曲张后，静脉壁已失去弹性，站立时下肢血液仍能使曲张的浅静脉充盈，因而单纯高位结扎术后效果不好，仍应行剥脱术。术后用弹力绷带或弹力袜给予稳妥而有一定弹性的压力，以防止剥脱部位出血；床尾抬高15~20cm，使平卧位时下肢略高于心脏平面，有利于下肢静脉的回流；鼓励及早做床上活动，使深静脉血受肌肉泵挤压而加速回流，有利于防止深静脉血栓形成。

（四）并发症处理

1. 血栓性静脉炎　抬高患肢，扎弹力绷带、抗感染、热敷及理疗，炎症消退后及时手术。

2. 溃疡形成　抬高患肢，伤口换药，争取伤口愈合后手术治疗。溃疡经久不愈时，可先行大隐静脉剥脱术，术后继续换药治疗。

3. 急性出血　给予抬高患肢、加压包扎或缝扎止血，愈合后手术治疗。

### 三、病情观察

1. 下肢浅静脉曲张早期，应着重观察患肢酸胀不适和疼痛等症状变化情况及相关的诱发或缓解因素。

2. 后期则应重点观察下肢静脉曲张的进展情况及患肢皮肤的营养性改变，包括皮肤萎缩、脱屑、瘙痒、色素沉着、皮下组织硬结、湿疹和溃疡。

3. 注意观察有无肢体水肿，单纯性浅静脉曲张多不伴有水肿，合并有严重的下肢水肿时，应考虑其他原因，如原发性深静脉瓣膜功能不全或有深静脉血栓形成等。后期应同时注意观察是否有下肢静脉高压引起的出血及血栓性静脉炎。

### 四、病历记录

1. 下肢静脉曲张的时间、生长过程、皮肤的变化。
2. 是否从事长期站立工作。
3. 各项检查结果，尤其是深静脉通畅试验结果。
4. 记录与患者沟通的内容。

### 五、注意事项

（一）医患沟通

术前详细交代拟行手术方案，阐明术中及术后可能发生的并发症，如术中损伤股经脉或隐神经、术后复发等，尽可能避免遗漏，征得患者及其家属同意并签字。

（二）经验指导

1. 下肢浅静脉曲张具有明显的形态特征，诊断并不困难。下肢静脉造影一般不作为常规检查。

2. 单纯性下肢静脉曲张需与原发性下肢深静脉瓣膜功能不全、下肢深静脉血栓后遗综合征、动静脉瘘及静脉畸形骨肥大综合征等相鉴别。其实，单纯性下肢静脉曲张仅是上述疾病的表现之一，当合并有其他一些症状（如水肿等），则应考虑为单纯性下肢静脉曲张，必要时可通过下肢深静脉造影等检查明确诊断。

3. 绝大多数单纯性下肢静脉曲张保守治疗有效，疗效显著与否取决于患者患肢休息的程度及弹力袜的应用情况。当出现患肢脱屑、瘙痒，甚至色素沉着等皮肤营养性障碍时，建议手术治疗。

4. 为保证手术治疗效果，大隐静脉高位结扎时须注意结扎其所有属支。常见属支有腹壁下静脉、阴部内浅静脉、股内侧静脉、股外侧静脉、旋髂浅静脉。

# 第三十一节　血栓闭塞性脉管炎

血栓闭塞性脉管炎（thrombo angiitis obliterans，TAO）是一种节段分布的血管炎i

症，病变主要累及四肢远端的中、小动静脉。1908年，Buerger首先对11条截肢肢体的动、静脉进行研究，发现主要病理变化是病变血管的血栓形成和机化，与动脉硬化不同。因此，本病又称Buerger病，国内简称脉管炎。

## 一、诊断

### （一）症状

1. 患肢疼痛　这是主要症状，由血管炎及供血不足引起，全部患者都有疼痛，而且常为首发症状，起病隐匿，进展缓慢，有时可同时累及两个或两个以上肢体。按其发展过程分期：第一期（局部缺血期），表现为间歇性跛行；第二期（营养障碍期），表现为缺血症状逐步发展，出现静息痛，夜间尤甚，坐起放低患肢可缓解；第三期（组织坏死期），此时患肢静息痛明显，常整夜无法入睡。

2. 患肢感觉异常　可相继出现下肢发凉、麻木、感觉异常。

3. 血运循环障碍　早期为表现皮肤干燥、脱屑、肌肉萎缩，进一步发展为患肢趾端干性坏死，多为足趾；严重者可累及小腿，继发感染后，可变为湿性坏死，严重者出现全身中毒性症状，危及生命。

4. 游走性浅静脉炎　50%患者可出现患肢游走性浅静脉炎。

### （二）体征

1. 一般检查　患肢营养障碍，皮温降低，肤色苍白或出现紫斑，肌肉萎缩，趾（指）甲增厚变形，患肢足背动脉搏动减弱或消失。严重时趾端发黑，甚至溃疡或湿性坏死等。

2. 专科检查

（1）步行试验：用以检查患肢动脉功能代偿情况。方法是令患者赤足按每分钟120步疾走，代偿功能正常者如常人，代偿不全时则不能坚持、肢端苍白、浅静脉瘪陷。代偿功能尚好者上述现象可在10秒以内恢复，代偿功能越差则恢复时间越长。

（2）Buerger试验（或称肢体位置试验）：其目的同步行试验，方法是令患者平卧，患肢抬高45°，3分钟后观察足趾和足背渐成苍白蜡黄色，有自觉麻木或疼痛；下肢自然垂于床旁，足部逐渐出现潮红或发绀为阳性，提示患肢供血不足。

（3）神经阻滞试验：通过腰麻或硬膜外麻醉，阻滞腰交感神经，若患肢相同部位皮温明显升高，提示肢体远端缺血，主要为动脉痉挛所致，反之则可能已有动脉闭塞。

### （三）检查

1. 实验室检查　目前诊断血栓闭塞性脉管炎除了行病理切片观察外，尚缺乏有效的实验室检查手段。临床主要是常规的血、尿及肝肾功能检查，以了解患者全身情况；测定血脂、血糖及凝血指标以明确有无高凝倾向和其他危险因素。此外，还可行风湿免疫系统检查，排除其他风湿病可能，如查RF、CRP、抗核抗体、补体和免疫球蛋白等。

2. 肢体血流图　电阻抗体积描记和光电血流仪显示峰值降低，降支下降速度减慢。前者提示血流量减少，后者说明流出道阻力增加，其改变与病变严重程度成正比。

3. 彩色多普勒超声检查　应用多普勒听诊器，根据动脉管音的强弱，判断动脉血流减少或动脉已闭塞。同时还能做节段动脉压测定，了解病变部位和缺血严重程度。踝肱指数，即踝压（踝部胫前或胫后动脉收缩压）与同侧肱动脉压之比，正常值>1.0，如0.5～1，应视为缺血性疾病；<0.5，表示严重缺血。彩色多普勒超声显像仪可显示动脉的形态、直径和流速等。

4. 磁共振血管成像（magnetic resonance angiography，MRA）　能在整体上显示患肢动、静脉的病变节段及狭窄程度，但是对四肢末梢血管的显像效果不佳，这一点限制了MRA在血栓闭塞性脉管炎患者中的应用。

5. 数字减影血管造影（digital subtraction angiography，DSA）　血栓闭塞性脉管炎的DSA主要表现为肢体远端动脉的节段性受累，即股、肱动脉以远的中、小动脉，但有时也可同时伴有近端动脉的节段性病变，但单纯的高位血栓闭塞性脉管炎较为罕见。病变的血管一般呈狭窄或闭塞，而受累血管之间的血管壁完全正常，光滑平整，这与动脉硬化闭塞症的动脉扭曲、钙化及虫蚀样改变不同，可资鉴别。此外，DSA检查还可显示闭塞血管周围有丰富的侧支循环建立，同时也能排除有无动脉栓塞的存在。

（四）诊断要点

1. 疼痛是本病最突出的症状。病变早期表现为患肢（指、趾）有疼痛、针刺、烧灼、麻木等异常感觉。随病变发展出现间歇性跛行（血管性间歇性跛行），表现为行走一段路程后，患肢足部或小腿胀痛，休息片刻疼痛即能缓解，行走后疼痛又会出现。重者出现静息痛，即使肢体处于休息状态，疼痛亦不能缓解，此时疼痛剧烈、持续，尤以夜间为甚。患者常屈膝抱足而坐或将患肢下垂以减轻疼痛。

2. 患肢发凉、怕冷，对外界寒冷敏感，随病情发展可出现患肢皮肤温度降低。

3. 患肢缺血常使皮肤颜色呈苍白色，肢体抬高后更加明显，部分患者可出现紫斑、潮红改变。

4. 急性发作时，肢体浅表静脉呈红色条索、结节状，伴有轻度疼痛和压痛。2～3周后，红肿疼痛消退，但往往留有色素沉着。经过一段时间，相同部位或其他部位又可重新出现。

5. 肢体营养障碍表现为患肢皮肤干燥、脱屑、皱裂，汗毛脱落、出汗减少，趾（指）甲增厚、变形、生长缓慢，肌肉萎缩、肢体变细，严重时可出现溃疡、坏疽。

6. 肢体动脉搏动减弱或消失。根据病变累及的动脉不同，可出现受累动脉搏动减弱或消失，常见的是足背动脉。

7. 彩色多普勒超声检查、肢体血流图、动脉造影等可用来协助诊断。

（五）鉴别诊断

1. 动脉硬化闭塞症　本病多见于50岁以上的老年人，患者往往同时伴有高血压、高血脂及其他动脉硬化性心脑血管病史（冠心病、脑梗死等），病变主要累及大、中动脉，如腹主动脉、髂动脉、股动脉等，X线检查可见动脉壁的不规则钙化，血管造影显示有动脉狭窄、闭塞，伴扭曲、成角或虫蚀样改变。

2. 糖尿病性坏疽　应与血栓闭塞性脉管炎晚期出现肢端溃疡或坏疽进行鉴别，糖尿病者往往有相关病史，血糖、尿糖升高，而且多为湿性坏疽。

3. 急性动脉栓塞　患者起病突然，既往多有风湿心脏病伴心房纤颤史，在短期内可出现远端肢体"5P"症状：苍白、疼痛、无脉、麻木、麻痹。血管造影可显示动脉连续性突然中断，而未受累的动脉则光滑、平整；同时，心脏超声还可以明确近端栓子的来源。

4. 多发性大动脉炎　多见于青年女性，主要累及主动脉及其分支动脉，包括颈动脉、锁骨下动脉、肾动脉等，表现为动脉的狭窄或闭塞，产生相应的缺血症状。同时在活动期可有血细胞沉降率增快，及其他风湿指标异常，但很少出现肢端坏死。

## 二、治疗

（一）一般治疗

严禁吸烟，防寒、防潮，保持患肢清洁，防止外伤及感染。足部不宜过热，以免加重组织缺氧。锻炼可以促进建立侧支循环，缓解症状，保存肢体，主要适用于较早期的患者。主要有两种运动方法：一是缓步行走，在预计发生间歇性疼痛之前停步休息，如此每日可进行数次；二是berger's运动，即让患者平卧，先抬高患肢45°，1~2分钟后再下垂2~3分钟，再放平2分钟并做伸屈或旋转运动10次，如此每次重复5次，每日数次。

（二）药物治疗

1. 血管扩张药　用于血栓闭塞性脉管炎存在明显血管痉挛。可使用血管α受体阻断药妥拉唑林，钙离子阻滞药尼卡地平、佩尔地平、地巴唑、盐酸罂粟碱及烟酸等来缓解症状。

2. 抗凝药　理论上对血栓闭塞性脉管炎并无效，但有报道，可能减缓病情恶化，为建立足够的侧支循环创造时间。

3. 抗血小板聚集药　例如阿司匹林、双嘧达莫和噻氯匹定等，可防止血小板聚集，继发血栓形成。

4. 改善循环的药　例如潘通等，可加强红细胞变形能力，促进毛细血管内的气体交换，改善组织氧供。

5. 地诺前列酮　抑制血小板聚集并扩张局部微血管，静脉用药可明显缓解疼痛并促进溃疡愈合。目前在临床上使用较为广泛。

6. 血管内皮生长因子　可局部注射或基因导入，结果表明有助于侧支循环形成，缓解静息痛，促进溃疡愈合。

7. 镇痛药　用于对症处理，可口服、肌内注射，甚至硬脊膜外置管给药。

### （三）手术治疗

1. 腰交感神经节切除术　适用于第一、二期患者，尤其是神经阻滞试验阳性者，切除患肢同侧2、3、4腰交感神经节及神经链，近期内可解除皮肤血管痉挛，缓解疼痛，促进侧支形成，但远期疗效不确切。上肢血栓闭塞性脉管炎可考虑采取胸交感神经节切除。

2. 血管移植术　适用于动脉节段性闭塞，远端存在流出道者，移植物可采用ePTFE或自体大隐静脉。可惜有血管条件能做动脉旁路移植者很少。

3. 动静脉转流术　即动脉静脉化，大部分血栓闭塞性脉管炎患者患肢末梢动脉闭塞，缺乏流出道，因此希望通过动脉血向静脉逆灌来改善缺血症状。此类手术一般分两期进行，分为高位深组、低位深组及浅组3类术式。实践表明，此法有时可缓解静息痛，但并不降低截肢率。

4. 截肢术　对于晚期患者，溃疡无法愈合，坏疽无法控制，只能截肢或截趾。截肢术后可安装假肢，截趾术后创面敞开换药，创面逐渐愈合。

## 三、病情观察

观察间歇性跛行的距离，患肢的感觉情况，患肢的血运循环情况，是否有肌肉萎缩、干性坏死及手术后要注意观察患肢末端。

## 四、病历记录

记录病程的长短及进展情况；记录既往有无吸烟史，患肢是否慢性损伤和感染；记录手术可能的风险，并有患者知情同意签字；记录重要检查结果，并有治疗方案。

## 五、注意事项

### （一）医患沟通

1. 当患者经保守治疗效果不佳难以忍受时，可考虑手术，但因为本病自身的特点导致本病手术的可实施性较小或难度较大，另外大部分手术方法的远期效果也不理想，所以应根据患者的具体情况选取适当的手术方式。应详细交代拟行手术方案，将上述情况及术中、术后可能发生的并发症，如术中血管、神经损伤，大出血，术后血栓松弛，远期血管闭塞疗效不佳等，向患者及其家属仔细阐明，尽可能避免遗漏。征得患者及其家属同意并签字为证，否则不应手术。

2. 须行截肢术的患者，除应征得患者及其家属同意外，还应报经医院医务处等部门批准同意并备案。

（二）经验指导

1. 首先对肢体的疼痛应根据其间歇性跛行、夜间痛及坐起放低患肢可缓解等特点，初步判断为动脉缺血性疾病，然后根据患者年龄、性别、吸烟史、发病缓急程度及有无糖尿病、高血压、病窦综合征、心脏病伴心房纤颤等病史，与其他缺血性疾病相鉴别，结合ABI及彩色多普勒超声多可诊断，必要时行DSA以进一步明确诊断。

2. 到了第二、第三期，大多较易诊断，但此时已以器质性病变为主，甚至依据坏疽程度，不论手术诊疗或非手术治疗效果均不理想，故应强调早期诊断，这就要求对有间歇性跛行，甚至是单纯下肢疼痛的患者应引起警惕，不要草率处理。

3. 对肢端溃疡、溃烂或坏疽已不可回逆时，方考虑截肢或截趾术，但应以尽量保留肢体长度长于膝关节为原则。

4. 效果与是否戒烟密切相关，病情加重或一度治疗缓解后又复发，大多与不遵守戒烟有关。

5. 截肢时应注意不宜使用止血带，当动脉阻塞而小腿上端血供较好者，应尽量保留膝关节。

# 第二章  胸外科疾病临床诊疗

## 第一节  胸骨骨折

胸骨骨折占胸创伤的1.5%～4%，常见于严重交通事故中的驾驶员，即所谓的方向盘综合征（steering wheel syndrome），偶见于胸骨局部的暴力伤。骨折往往在胸骨柄和胸骨体交界处或为胸骨体中部的横断性骨折。由于胸骨是胸壁骨骼中比较坚固的扁骨，很少单独发生骨折；在解剖上，胸骨又和两侧的肋骨相连，因此胸骨骨折往往伴有肋骨骨折及胸腔脏器的损伤，尤其是伴有心脏和大血管创伤的死亡率高达50%（各地统计的差异较大，18%～91%）。反之，前胸壁严重创伤造成两侧肋骨骨折时也应排除胸骨骨折的可能。

### 一、诊断

#### （一）症状

胸骨局部疼痛。前胸壁皮肤及软组织有破损、淤血、肿胀，甚至有前胸壁的畸形。患者出现呼吸困难的症状。

#### （二）体征

1. 一般情况

（1）四项生命体征（T、P、R、BP）的测量：对胸创伤患者尤其重要，应该在病史采集前就测量或同时进行，以获得宝贵的抢救时间。呼吸检查除了记录患者的呼吸频率外，还应注意呼吸的深浅度及呼吸的节律。

（2）患者神志是否清醒，有无贫血貌、唇周发绀及呼吸性鼻翼扇动。头颈部有无出血点及颈静脉是否怒张，在胸部挤压伤和爆震伤所致的创伤性窒息病例中常可见。

（3）四肢检查：主要是上肢的活动情况，在肩胛骨骨折和锁骨骨折时上肢活动均受到限制。

（4）腹部检查：主要排除并发的腹腔脏器的损伤，这在下胸（背）部损伤时尤其应该进行详细的检查。

2. 专科检查

（1）胸骨骨折往往有创伤后的前胸壁畸形，胸壁软组织也有损伤，严重时可有浮动胸壁出现。

（2）随着呼吸运动可在前胸壁听见骨擦音或扪及骨擦感。

（3）心脏听诊可出现心律失常和（或）心音遥远，前者说明心肌有挫伤，出现后者应排除心包压塞征。

（4）主动脉瓣区听到反流性的舒张期杂音或二尖瓣区听到吹风样的收缩期杂音，结合过去史可以考虑有创伤性主动脉瓣破裂或二尖瓣腱索断裂。

（5）如果患者有严重的皮下气肿或纵隔气肿，应排除气管断裂或肺撕裂伤的可能，可急诊做纤维支气管镜检查确定。

（6）听诊呼吸音消失、气管移位说明可能有气胸和（或）血胸存在。

（7）胸骨骨折往往伴有肋骨骨折，因此也有肋骨骨折的体征。

（三）检查

1. 实验室检查　在紧急情况下，应首先查血常规、血型并备血，然后在适当时候检查肝肾功能、血电解质、尿常规和粪常规。

2. X线检查　胸部X线片是胸壁损伤最常用、最有效的辅助检查，在病情允许的情况下，最好能够拍X线正、侧位胸片，最理想的摄片体位依次为站立位—端坐位—半坐位—平卧位。X线检查的真正目的并非仅仅为了肋骨骨折的诊断，主要是为了达到以下目的。

（1）诊断胸腔内脏器是否有损伤。

（2）诊断是否伴有气、血胸，如果有气、血胸，程度如何。

（3）诊断肺实质是否有损伤。

（4）为了根据病情的进一步发展以做出进一步诊断提供基础，有的患者在受伤早期X线片并无明显的变化，但数小时后X线片即有明显的改变并且变化迅速。

因此，对于重症胸外伤患者在首次摄X线片后12～24小时必须复查X线胸片，以便尽早发现并治疗急性呼吸窘迫综合征（acute respiratory distress syndrome，ARDS）。CT和MRI只有在怀疑有急性创伤性主动脉瘤时才做，通常情况下不做。

3. MRI　主要为了排除创伤性胸主动脉瘤的诊断并确定胸主动脉瘤病变的程度，以便选择治疗方案。此外，还可了解胸骨骨折移位及心脏受压的情况。

4. 超声心动描记术（ultrasonic cardiography，UCG）　可确定主动脉瓣破裂或二尖瓣腱索断裂的诊断及胸主动脉瘤的诊断，如用食管探头检查对胸主动脉瘤的诊断价值很大。

（四）诊断要点

1. 有明确的前胸壁暴力创伤史。

2. 胸骨局部疼痛。

3. 前胸壁皮肤及软组织有破损、淤血、肿胀，甚至有前胸壁的畸形。

4. 体格检查可听到骨擦音或在胸骨部扪及骨擦感，胸骨局部有明显的压痛并伴有肋骨骨折的体征。

5. 胸部X线片，尤其是侧位胸片或胸骨斜位片可清楚显示骨折情况。

（五）鉴别诊断

1. 肋骨骨折　单纯性肋骨前部骨折与胸骨骨折的压痛点不同，所受的暴力程度不同，胸部X线片显示骨折部位不同。但胸骨骨折时往往伴有肋骨骨折，需注意诊断。

2. 胸壁软组织挫伤　胸壁创伤程度较轻微，胸壁软组织虽有破损、淤血、肿胀，但无骨擦音（感），往往可以做深呼吸运动和咳嗽动作，胸廓挤压试验阴性。

3. 必须排除胸腔脏器的损伤，尤其是心脏和大血管的创伤，在胸骨骨折患者中极为常见。

## 二、治疗

（一）一般治疗

单纯性胸骨骨折无移位、无内脏损伤时治疗与肋骨骨折相同，以镇痛和休息为主。

（二）药物治疗

1. 对于开放性肋骨骨折并且伴有开放性气胸的患者而言，应尽快地用尽可能干净的物体封闭胸壁创口，然后再采取其他抢救措施。

2. 重症闭合性胸创伤常需要用双向呼吸道正压通气或气管插管辅助机械通气，用正压通气进行胸廓的内固定并改善机体缺氧状况。应用正压通气的患者必须排除气胸或肺有破裂伤，否则在无胸腔引流管的情况下，正压通气1～2分钟患者即会因为严重的张力性气胸而立即死亡。因此，这类患者最好用高频射流通气或负压通气。

3. 安插胸腔闭式引流管，可将胸腔内的积气、积液排出，恢复肺膨胀、改善呼吸；还可根据引流液的量来决定是否需要急诊开胸手术。

4. 肋间神经封闭　无浮动胸壁的肋骨骨折仅肋间神经封闭，辅以口服镇痛药并卧床休息即可，无须任何固定；肋间神经封闭对于肋骨骨折引起的胸痛有很好的镇痛效果，由于胸痛的减轻，加深了呼吸的幅度，可使机体的缺氧也得到改善。通常用1%利多卡因或0.5%丁哌卡因做肋间神经封闭（包括断肋骨上、下方各1根肋骨）和局部痛点封闭，为了延长镇痛效果，可在每20mL药液中加入0.05mL肾上腺素（有高血压史的老年患者不用）。患者侧卧位，在距棘突6～10cm处的肋骨下缘进针（紧贴肋骨），针尖触到肋骨后稍退出些再向肋骨下缘进针1.5～2.0cm。回抽无血即可注入3～5mL的封闭液，每7～9小时重复1次。

5. 胸壁固定　分外固定和内固定，最常用的是胸壁外固定。内固定主要是指手术固定，现将呼气末正压机械通气也作为胸壁内固定的一种方法。胸壁外固定主要用于浮动胸壁，常用的有胸带加压固定和巾钳沙袋固定法，以往常用的胶布固定法近十多年已经淘汰不用了。

6. 在有效的镇痛后，应鼓励患者经常做深呼吸和咳嗽排痰动作，辅以超声雾化吸入以预防发生肺部并发症。

7. 胸部理疗　包括胸背部的叩击及胸部超短波（伤后48小时），均有助于胸壁损伤的康复和防止肺部并发症的发生。

（三）外科治疗

1. 骨折局部用1%利多卡因或0.5%丁哌卡因封闭镇痛。

2. 胸骨骨折有移位但无胸腔脏器损伤时，可采用手法闭式骨折复位（仅适于胸骨横断骨折）。

3. 由于胸骨骨折及两侧连接的肋骨骨折形成的浮动胸壁，可以进行手术治疗，经胸骨正中切口将折断的胸骨复位后用钢丝固定即可；也可以用保守的方法进行悬吊外固定。是否手术治疗主要根据创伤的严重程度及并发胸腔脏器损伤与否而定。

4. 对于有浮动胸壁的患者也可用机械通气。用正压通气进行胸廓的内固定并改善机体缺氧状况。应用正压通气的患者必须排除气胸或肺有破裂伤，否则在无胸腔引流管的情况下，正压通气1~2分钟患者即会因为严重的张力性气胸而立即死亡。

5. 预防性应用抗生素防止肺部感染。

6. 胸部理疗及护理，防止肺部并发症。尽早应用激素、尽早应用有效的抗生素、尽早应用机械通气改善缺氧并避免大量输注晶体溶液是治疗的四大原则（"三早一少"原则）。

### 三、病情观察

非手术治疗情况下主要观察患者呼吸、心律、心率和血压基本生命体征，防止胸腔脏器损伤引起的并发症，尤其是肺部并发症及迟发性出血。因此，即使是病情较轻的胸骨骨折患者，也必须观察48小时并经过详细检查，排除胸腔脏器损伤后才可嘱咐患者门诊随访。

### 四、病历记录

病历不仅要记录阳性体征，阴性体征也要记录。对于一些重要检查结果及其处理方案在病历中要记录。

### 五、注意事项

（一）医患沟通

1. 胸骨骨折往往有程度不同的胸壁畸形，因此必须向患者及其家属交代清楚。

2. 重症患者常会损伤胸腔脏器并危及生命，应尽早向患者及其家属交代病情并签发病重或病危通知书。

3. 任何治疗或抢救性手术必须征得患者及其家属书面同意后才可施行。

4. 对于可能出现的迟发性并发症，如ARDS、迟发性出血等，也应向患者及其家属交代清楚。

（二）经验指导

1. 根据临床表现通常不会误诊，诊断的重点应放在排除胸腔脏器的损伤上，尤其是重症的胸骨骨折患者。

2. 较轻的胸骨骨折并无特殊治疗方法，主要是镇痛、休息和防止肺部并发症；重症患者应根据所发生的并发症进行治疗，尤其应注意ARDS的治疗。

3. 严重的胸骨骨折患者有浮动胸壁时，应尽早应用机械通气。用正压通气进行胸廓的内固定并改善机体缺氧状况。应用正压通气的患者必须排除气胸或肺有破裂伤，否则在无胸腔引流管的情况下，正压通气1～2分钟患者即会因为严重的张力性气胸而立即死亡。

4. 有气、血胸应安插胸腔引流管，根据引流液的多少决定是否行开胸探查术。开胸探查的手术指征：①胸腔内有大血管损伤，胸腔引流管一次血性引流液>400mL或连续3小时每小时引流液>200mL；②气管、支气管断裂；③肺叶严重损伤；④心脏和大血管损伤有心包压塞征出现；⑤膈肌破裂；⑥食管破裂；⑦胸内有异物；⑧胸腔充分引流后纵隔偏移仍未恢复，有凝固性血胸存在时；⑨开放性肋骨骨折胸腔内有严重污染。不同的病情开胸探查手术切口不同，通常对胸骨骨折并有心包压塞，疑有心血管损伤时选择胸部正中切口；其他胸腔脏器损伤可采用胸部后外侧切口或前外侧切口进行探查手术。

# 第二节　创伤性血胸、气胸

人体胸膜腔是由胸膜脏层和壁层围成的，具有负压和少量浆液的密闭腔隙，如果胸膜破坏，导致气体（血液）进入这一腔隙，即为气胸（血胸）或血气胸。

## 一、诊断

（一）症状

1. 气胸　中等量气胸一般可无症状或仅有轻度气促。大量气胸可导致胸闷、气急、呼吸困难、血压下降，甚至休克。

2. 血胸

（1）少量血胸：指胸腔积血量在500mL以下，患者无明显症状和体征。

（2）中量血胸：指胸腔积血量为500～1500mL，患者可有内出血的症状，如面色苍白、呼吸困难、脉细而弱、血压下降等。

（3）大量血胸：指胸腔积血量在1500mL以上，患者表现有较严重的呼吸与循环功能障碍和休克症状，常出现躁动不安、面色苍白、口渴、出冷汗、呼吸困难、脉搏细数和血压下降等。

（4）血胸并发感染：有高热、寒战、疲乏、出汗、血白细胞计数升高等表现。

（二）体征

1. 一般检查

（1）四项生命体征（T、P、R、BP）的测量：对胸创伤患者尤其重要，应该在病史采集前就测量或同时进行，以获得宝贵的抢救时间。呼吸检查除了记录患者的呼吸频率外，还应注意呼吸的深浅度及呼吸的节律。

（2）患者是否神志清醒，有无贫血貌、唇周发绀及呼吸性鼻翼翕动。头颈部有无出血点及颈静脉是否怒张，此症在胸部挤压伤和爆震伤所致的创伤性窒息患者中常可见到。

（3）四肢检查：主要是上肢的活动情况，在肩胛骨骨折和锁骨骨折时上肢活动均受到限制。

（4）腹部检查：主要排除并发的腹腔脏器损伤，这在下胸（背）部损伤时尤其应该进行详细的检查。

2. 专科检查

（1）胸壁有无与胸腔相通的伤口，伤道（或弹道）的方向和深度，必要时可用探针或血管钳探明。

（2）三指法检查气管有无向健侧偏移，同时患侧胸腔叩诊为浊音、鼓音或过轻音；在有血气胸存在时，胸廓上部叩诊为鼓音而下部为浊音。

（3）胸部叩诊浊音界在锁骨中线第4肋间以上（坐位）时，应行诊断性胸腔穿刺。

（4）听诊伤侧肺呼吸音消失，肋间隙饱满，心界可向健侧移位。

（5）开放性气胸可听到随呼吸出现的"咝咝"声；而张力性气胸患者可表现为严重的吸气性呼吸困难，患者可有张口呼吸、"三凹征"和缺氧的临床表现。

（6）严重的气胸伴有皮下气肿，皮肤有捻发感（音）。

（三）检查

1. 实验室检查　血常规和尿常规必须急诊检查，成年患者如果Hb<80g／L，出血量至少>1000mL；尿常规检查排除肾挫伤引起的血尿。出凝血时间测定、血型、血交叉和备血均须同时进行，以免延误抢救时机。

2. 特殊检查

（1）X线检查：胸部X线片是胸壁损伤最常用、最有效的辅助检查，在病情允许的情况下，最好能够拍正、侧位胸片，最理想的摄片体位依次为站立位—端坐位—半坐位—平卧位。X线检查的真正目的并非仅仅为了肋骨骨折的诊断，而是主要为了以下目的：①胸腔内脏器是否有损伤；②是否伴有气、血胸，如果有气、血胸，程度如何；③肺实质是否有损伤；④为了解病情的进一步发展，为进一步诊断提供基础。有的患者在受伤早期X线片并无明显的变化，但数小时后X线片即有明显改变并且变化迅速。因此，对于重症胸部创伤患者在首次摄X线片12～24小时后必须复查X线胸片，以便尽早发现并治疗。

（2）mRI或CT检查：主要为了排除创伤性胸主动脉瘤的诊断并确定胸主动脉瘤病变的程度，以便选择治疗方案。此外，还可了解胸骨骨折移位及心脏受压的情况。CT和MRI检查只有怀疑有急性创伤性主动脉瘤时才做，通常情况下不做。

（3）超声检查：主要为了排除胸腔积液或心包积液，对于驾驶机动车所致的胸创伤必须排除急性创伤性主动脉瘤的可能。此外，超声检查对胸腔积液的多少及穿刺点的定位也有帮助。

（4）纤维支气管镜检查：在怀疑有气管或支气管断裂时，这一检查可明确病变的部位及伤口的大小。

（5）诊断性胸腔穿刺：气胸患者可在锁骨中线、第2肋间穿刺（患者取坐位），血胸患者在第5肋间、腋中线（患者卧位）或第6肋间、腋后线（患者坐位）穿刺，对于胸腔积血、积气较少的患者，胸腔穿刺将少量的积气、积血抽出，即可达到治疗的目的。

（6）胸腔镜检查：可了解胸腔内创伤的情况并可进行适当的治疗。

（四）诊断要点

1. 气胸

（1）有外伤病史。

（2）胸壁有开放性伤口（开放性气胸），并可听到特有的随呼吸出现的"咝咝"声。

（3）胸部叩诊为鼓音、气管向健侧移位。

（4）肺呼吸音减弱或消失。

（5）X线胸片显示肺有压缩，肺压缩<30%或>60%分别为轻度、重度气胸，介于二者之间为中度气胸。

（6）胸腔穿刺可抽出气体。

（7）张力性气胸往往合并有皮下气肿。

2. 损伤性血胸

（1）出血量少者，多无明显症状。出血量大时可有面色苍白、呼吸急促、心悸、胸闷、咯血等。

（2）体征：脉搏细速、血压下降、肋间隙饱满、气管移位、叩诊呈浊音、呼吸音减弱或消失等。

（3）X线片可见胸膜腔内积液阴影、纵隔移向健侧，如合并气胸则可见气液平面。如患者无法站立时，应行CT检查，CT可见胸内积液阴影。据报道，平卧位摄X线片时，如积液量小于800mL，X线胸片可无异常发现。

（4）在血胸的诊断中，进行性血胸的判断至关重要。其诊断标准：①症状加重，脉搏加快，血压下降，经输血、补液无好转，或好转后又迅速下降者；②连续监测血红蛋白、红细胞计数、红细胞比容持续下降；③胸腔穿刺因血液凝固抽不出液体或抽出的血液迅速凝固，提示出血多而急；④胸部X线片胸内积液阴影不断增大或超声显示液体暗区范围不断扩大；⑤胸腔闭式引流后，连续引流3小时，每小时超过200mL或连续3小时总量超过500mL。

（五）鉴别诊断

1. 肺不张主要和血胸相鉴别。

（1）通常肺不张无创伤史，即使创伤性肺不张也往往发生在创伤后期。

（2）肺不张时气管偏向患侧。

（3）胸部浊音界不随体位变化。

（4）胸部X线片有特征改变，胸腔无气液面。

2. 自发性气胸　最主要的特点是无创伤史而突然发生，患者常为瘦高体型，有的患者有反复发作的既往史。老年慢性支气管炎患者，有肺大疱者也常易发生自发性气胸。

3. 肺棘球蚴病　常常在西北地区流行疫区高发，包囊直径可在10～20cm，包囊破溃后可引起液气胸，患者有密切的动物接触史，往往无创伤史，有咳嗽、发热病史，包囊虫皮试阳性，嗜酸性粒细胞明显增高。胸部X线片可见肺部有大小不等的多发性病变，并且有特征性的"新月征"表现。

## 二、治疗

（一）一般治疗

吸氧、镇痛、防止肺部并发症是胸创伤治疗的常规方法。

（二）药物治疗

通常用1%利多卡因或0.5%丁哌卡因做肋间神经封闭（包括断肋骨上、下方各1根肋骨）和局部痛点封闭，为了延长镇痛效果，可在每20mL药液中加入0.05mL肾上腺素（有高血压史的老年患者不用）。患者侧卧位，在距棘突6～10cm处的肋骨下缘进针（紧贴肋骨），针尖触到肋骨后稍稍退出些再向肋骨下缘进针1.5～2.0cm，回抽无血即可注入3～5mL的封闭液，每7～9小时重复1次。

（三）外科治疗

1. 开放性气胸的抢救　开放性气胸，尤其是胸壁伤口直径大于气管直径时，会很快造成呼吸、循环衰竭，因此一旦诊断为开放性气胸，医师立即用干净的物体迅速堵塞开放的伤口，使开放性气胸变为闭合性气胸，然后再采取其他抢救措施。

2. 张力性气胸的抢救　与开放性气胸一样，张力性气胸对呼吸、循环的影响也很大，一经诊断也必须迅速处理。常用的方法是用F18针头在后面绑一安全套（或塑胶指套），安全套末端斜向剪开约1.0cm的豁口。将针头在锁骨中线第2肋间插入胸腔即可。然后再采取其他抢救措施。

3. 胸腔穿刺术　血、气胸的一种诊断方法，也是一种治疗手段。胸腔穿刺术是胸外科住院医师必须熟练掌握的最重要、最常用的两项基本操作之一（另一项是胸腔闭式引流术）。轻度的气、血胸只需将胸腔内少量的气体或血液抽出并注入广谱抗生素即可。气胸患者通常取端坐位或半坐位，在锁骨中线外第2肋间、肋骨上缘进针穿刺抽气；血胸患者在第5、6肋间、腋中线（患者平卧位）或第7肋间、腋中线或腋后线（患者坐位）穿刺。

4. 胸腔闭式引流术　胸腔闭式引流管分为引流胸腔积气的上方管和引流胸腔积液的下方管。对于成年胸部创伤患者，引流管的内径应>10mm；尤其是怀疑有气管、支气管断裂的患者或气胸患者需用呼吸机时，胸腔引流管的内径不应小于同侧主支气管的内径，否则，胸腔引流管过细仍然会造成张力性气胸，危及生命。在第4肋间、腋前线、胸大肌外缘作切口，引流管插入胸壁后，在胸大肌后方潜行，向内、向上经第2肋间插入胸腔，这样可保持引流管尖端始终向上在胸腔顶部。下方引流管通常在腋中线、第5或第6肋间安插。引流管安放后可接水封瓶引流。必要时可用低负压（−30～−50mmHg）持续吸引。

5. 开胸探查术　开胸探查的手术指征：①胸腔内有大血管损伤，胸腔引流液>400mL或连续3小时每小时引流液>200mL；②气管、支气管断裂；③肺叶严重损伤；④心脏和大血管损伤有心包压塞征出现；⑤膈肌破裂；⑥食管破裂；⑦胸内有异物；⑧胸腔充分引流后纵隔偏移仍未恢复，有凝固性血胸存在；⑨开放性肋骨骨折胸腔内有严重污染。不同的病情开胸探查手术切口不同，通常采用对胸骨骨折伴有心包压塞、疑有心血管损伤时选择胸部正中切口；其他胸腔脏器损伤可采用胸部后外侧切口或前外侧切口进行探查手术。

### 三、病情观察

1. 一般情况的监测　由于胸外伤对患者的呼吸和循环影响较大，因此对患者四项基本生命体征（T、P、R、BP）的监测极为重要，对重症胸外伤患者，这种监测应是24小时连续进行的。

2. 实验室检测　每日检查三大常规，尤其是血红蛋白或血细胞比容，在伤后24小时内可根据病情反复检查，以便及时了解患者感染和失血的情况。

3. 胸部X线检查　重症患者在伤后72小时内应每日复查X线胸片，对气胸患者了解肺膨胀的情况及肺部有无实质性浸润病变，尤其须注意肺透光度的改变，结合临床病情尽早发现并治疗可能出现的并发症ARDS。

4. 胸腔引流管密切观察　胸外伤患者的引流管对外科住院医师极为重要，首先要观察引流管是否通畅，引流管内液面是否随着呼吸上下运动；引流管有无气体或液体排出；是否有大量的气体或液体排出；引流管排出的血性胸液有无血凝块；有无开胸探查的手术指征。

5. 循环和呼吸　血、气胸极易造成患者严重的休克，因此，对重症血、气胸患者应尽早采取措施防止其发生和发展。应密切观察患者四项基本生命体征和脉压，此外还需观察末梢循环状况、尿量、呼吸的深度和患者胸闷的感觉有无加重。

## 四、病历记录

1. 对患者的病情观察要及时，及时处理、及时记录。

2. 对患者的病情现状、分析、应对措施、可能的后果亦要及时记录。

3. 尽快补充抢救患者时未及时记录的情况。

## 五、注意事项

（一）医患沟通

1. 根据胸外伤程度的不同，如实向患者及其家属交代病情。

2. 严重血、气胸患者必须及时签发病重或病危通知书并交家属，当面向家属交代可能发生的最坏结果。

3. 向家属介绍已经或准备采取的诊断检查、治疗及抢救措施，对治疗的后果、病情发展可能出现的情况及针对性的治疗方案做详细的介绍。任何治疗或抢救性手术必须征得患者家属书面同意并签字后才可施行。

4. 对于可能出现的迟发性并发症，如猝死、ARDS、迟发性出血、脓胸等也应向家属交代。

（二）经验指导

1. 在胸部创伤中，血、气胸实际上是一种表象，而不是一个能单独成立的诊断，这些都是住院医师必须进一步考虑的，也是进一步治疗的基础。在闭合性胸外伤中，气胸的气体可来源于肺、气管（包括支气管）和食管三方面；血胸的血液可来自胸壁和胸腔的各器官，如心脏、心包、大血管、胸导管、肺、气管、食管、胸腺和膈肌等。有时内腔脏器损伤的诊断在急诊室难以很快地做出，有的甚至在行探查手术后才能做出诊断，但医师在初诊时应该考虑到这些情况。

2. 血、气胸的治疗非常简单，即采用穿刺或胸腔闭式引流的方法排出胸腔内积存的气体和（或）液体；但治疗的重点应在于引起血、气胸的组织、器官损伤及这些损伤引发的ARDS。因为在严重胸部创伤所致的晚期死亡患者中，有50%～70%是由于ARDS造成的。

# 第三节 肺创伤

胸部创伤引起的肺创伤主要包括肺挫伤、肺撕裂伤、肺爆震伤和化学性肺损伤，由较为严重的胸创伤所致，往往伴有机体其他部位的损伤，必须指出的是，前两者肺组织的损伤范围有一定的局限性，在和平时期较常见，30%～75%的胸部创伤患者均伴有程度不同的肺挫伤；后两者肺组织的损伤是双侧弥漫性的，是由于爆炸后的冲击波和吸入性的有毒气体（如芥子气、氯气等）所致，在战时常见而在和平时期较少发生。如果肺损伤的范围较大，很容易发生ARDS导致呼吸衰竭，预后较差，死亡率高。

## 一、诊断

### （一）症状

由于肺挫伤的严重程度和范围大小不同，临床表现有很大的差异。轻者仅有胸痛、胸闷、气促、咳嗽和血痰等，听诊有散在啰音。严重者则有明显呼吸困难、发绀、血性泡沫痰、心动过速和血压下降等。

### （二）体征

1. 一般检查

（1）四项生命体征（T、P、R、BP）的测量：对胸部创伤患者尤其重要，应该在病史采集前就测量或同时进行，以获得宝贵的抢救时间。呼吸检查除了记录患者的呼吸频率外，还应注意呼吸的深浅度及呼吸的节律。

（2）患者神志是否清醒，有无贫血貌、唇周发绀及呼吸性鼻翼翕动。头颈部有无出血点及颈静脉是否怒张，此症在胸部挤压伤和爆震伤所致的创伤性窒息患者中常可见到。

（3）四肢检查：主要是上肢的活动情况，在肩胛骨骨折和锁骨骨折时上肢活动均受到限制。

（4）腹部检查：主要排除并发的腹腔脏器的损伤，这在下胸（背）部损伤时尤其应该进行详细的检查。

2. 专科检查 患者主要表现为呼吸频率加快、缺氧性发绀、咯血，严重时可出现呼吸性碱中毒，听诊可有吸气性细啰音，根据肺损伤的范围不同，啰音可以是局限性或弥漫性的，常伴有气、血胸的临床表现。在肺撕裂口形成活瓣时，可造成张力性气胸。严重的肺爆震伤和化学性肺损伤可造成患者出现难治的急性肺水肿，死亡率极高，此外，化学性肺损伤还损伤患者的神经系统和循环系统，后期患者的造血系统也会出现异常。

（三）检查

1. 实验室检查 主要是血气分析的变化，$PaO_2$和$PaCO_2$降低。血常规和尿常规必须急诊检查，成年患者如果Hb<80g／L，失血量至少>1000mL；尿常规检查可排除肾挫伤引起的血尿。出凝血时间测定、血型、血交叉、备血均须同时进行，以免抢救时因此延误时机。

2. 特殊检查

（1）胸部X线片：可见肺野有斑片状浸润阴影或全肺较均匀的透光度降低，往往合并有气、血胸的表现。

（2）CT检查：可显示肺实质损伤的病灶和肺撕裂伤的部位。

（3）胸腔镜检查：可了解肺撕裂的部位及出血部位，以进行适当的治疗。

（四）诊断要点

1. 病史

（1）往往有较严重的胸外伤史。

（2）咯血和咳泡沫痰。

（3）在爆炸环境或特殊气体环境下受伤。

2. 常合并有气、血胸。

3. 临床表现以缺血和呼吸困难为主，甚至出现满肺湿啰音、咳泡沫痰的急性肺水肿临床征象。

4. 胸部X线片显示斑片状浸润阴影或弥漫性磨玻璃样改变。

（五）鉴别诊断

1. 气管和支气管断裂 往往伴有气、血胸和肺损伤，但气胸较严重，并且有明显的纵隔气肿和咯血；胸部X线片可见出血吸入肺内引起的肺叶或一侧肺实变。纤维支气管镜检查可看到伤口多在隆突上下2cm内。如同时并发肺撕裂伤，则两者较难鉴别。

2. 膈肌损伤 常为胸腹联合伤所致，创伤性膈肌破裂多发生于左侧，致腹腔脏器胃、脾、结肠和小肠突入胸内造成呼吸困难和血胸，在胸部X线片可见下胸部有"肺实变"阴影和肠型，应注意鉴别。

二、治疗

（一）一般治疗

吸氧、镇痛、防止肺部感染，必要时应用呼吸机辅助呼吸。常需要双相气道正压（bi-level positive airway pressure，BiPAP）或气管插管辅助机械通气，用正压通气进行胸廓的内固定并改善机体缺氧状况。应用正压通气的患者必须排除气胸或肺有破裂伤，否则在无胸腔引流管的情况下，正压通气1～2分钟患者即会因为严重的张力性气胸而立即死亡。因此，这类患者最好用高频射流通气或负压通气。

（二）药物治疗

通常用1%利多卡因或0.5%丁哌卡因做肋间神经封闭（包括断肋骨上、下方各1根肋骨）和局部痛点封闭，为了延长镇痛效果，可在每20mL药液中加入0.05mL肾上腺素（有高血压史的老年患者不用）。患者侧卧位，在距棘突6~10cm处的肋骨下缘进针（紧贴肋骨），针尖触到肋骨后稍稍退出些，再向肋骨下缘进针1.5~2.0cm，回抽无血即可注入3~5mL的封闭液，每7~9小时重复1次。

（三）外科治疗

1. 胸腔闭式引流术　安插胸腔闭式引流管，可将胸腔内的积气、积液排出，恢复肺膨胀、改善呼吸；还可根据引流液的量来决定是否需要急诊开胸手术。

2. 开胸探查手术　修补撕裂的肺组织并止血。

3. 严重缺氧　采用其他治疗方法无效时，可考虑采用体外膜肺氧合（extracorporeal membrane oxygenation，ECMO）或静脉内氧合（intravenous oxygenation，IVCO）的方法进行抢救，但技术要求较高、费用昂贵。

### 三、病情观察

1. 生命基本体征的观察　尤其是呼吸和心律的监测，注意血氧饱和度的变化。

2. 胸腔闭式引流管　经常挤压引流管以保持其通畅，注意引流管内液面的波动情况、引流出的气体量和引流液的量及形状。如果引流管有大量气体或血性液体流出，应考虑开胸探查手术。

3. X线胸片　必须定期复查胸部X线片，对重症患者至少每日复查1次。如果胸部X线片肺浸润阴影由斑片状变为片状或肺透光度降低，应结合临床考虑ARDS的诊断。

4. 血气分析　注意血气氧、$CO_2$和酸碱平衡的变化并及时调整。

5. 血常规　监测血常规的变化，及时治疗肺和胸腔可能发生的感染。

### 四、病历记录

1. 对患者的病情要及时观察、及时处理、及时记录。

2. 对患者的病情现状、分析、应对措施、可能的后果亦要及时记录。

3. 尽快补充抢救患者时未及时记录的情况。

### 五、注意事项

（一）医患沟通

1. 根据胸外伤程度的不同，如实向患者家属交代病情。

2. 严重患者必须签发病重或病危通知书并面交家属，当面向家属交代可能发生的最坏结果。

3. 向家属介绍准备采取的诊断检查、治疗及抢救措施，并对治疗的后果、病情发展可能出现的情况及针对性的治疗方案做详细的介绍。任何治疗或抢救性手术必须征得患者家属书面同意后才可施行。

4. 对于可能出现的迟发性并发症，如猝死、ARDS、迟发性出血、脓胸等也应向家属交代。

（二）经验指导

1. 在胸部创伤所致的肺损伤中，肺挫伤是最容易被忽视的，往往容易引发ARDS而导致严重的后果，尤其是较严重的胸创伤患者必须格外注意肺挫伤。其他类型的肺损伤表现比较典型，不易误诊。

2. 严重胸部创伤患者有时往往是多个脏器同时损伤，不要强行用单个脏器损伤来解释所有的症状和体征，例如左下胸部的严重撞击伤，有可能造成左胸部肋骨骨折、左肺挫伤和撕裂伤、左膈肌损伤及左肾损伤。在诊断中暂时不能排除的诊断可作为疑似诊断，以便进一步检查排除。

3. 在严重胸创伤引起的肺损伤中，除了肺撕裂伤需要手术治疗外，其他的肺损伤只需保守治疗即可。治疗的主要目的应放在防止ARDS的发生上，在ARDS早期尽早进行治疗。ARDS是重症胸部创伤引起的后果最严重的并发症，也是胸部创伤引起死亡的最常见原因。根据患者受伤程度的不同，常在伤后6～72小时发生ARDS，患者最主要的表现是给氧治疗无效的进行性缺氧和肺部X线片透光度进行性降低。治疗的主要原则是尽早应用机械通气，防止或治疗肺部感染及对全身炎症反应综合征（systemic inflammatory response syndrome，SIRS）的预防和治疗。

4. 对肺爆震伤和化学性肺损伤的治疗主要是支持疗法，目前尚无有效的方法进行治疗，重症患者死亡率极高。

5. ECMO和IVCO，只有在其他改善缺氧的治疗方法无效时才用这两种方法，在做ECMO时应尽量应用肝素涂层的管道及氧合器，这样可减少机体的肝素用量，避免外伤伤口出血加重。

# 第四节　创伤性膈肌破裂

创伤性膈肌破裂是指体外暴力所致的膈肌突然撕裂，因此，医源性膈肌破裂和生物源的膈肌破裂不在本列。由于解剖学的原因，创伤性膈肌破裂多发于左侧，伤后进入胸腔的腹腔脏器最常见的依次为胃、脾脏、横结肠和小肠。交通事故是最常见的致伤原因（约70%），病情往往合并身体其他部位的创伤；其次是刃、火器伤（15%～20%）。右侧膈肌损伤病例中绝大多数是刃、火器伤直接损伤所致，闭合性创伤损及右侧膈肌的患者极为罕见。

## 一、诊断

### （一）症状

由于破裂膈肌的运动功能丧失、肺受压萎陷和纵隔移位，可引起严重的呼吸和循环功能障碍，甚至呼吸衰竭和休克。进入胸腔的胃或肠管遭受膈肌破口的压迫，可出现胃肠梗阻症状，甚至发生绞窄。并发胃肠破裂时可引起胸腹腔感染。

### （二）体征

查体时可发现一侧胸廓膨隆、活动受限、叩之浊音或鼓音，听诊呼吸音减弱或消失或可听到肠鸣音，而腹部常明显凹陷，有时肠鸣音亢进。

### （三）检查

1. 实验室检查　血常规和尿常规必须急诊检查，成年患者如果Hb<80g／L，出血量至少>1000mL；尿常规检查可排除肾挫伤引起的血尿。出凝血时间测定、血型、血交叉和备血均须同时进行，以免延误抢救时机。

2. 特殊检查

（1）胸部X线片：可见膈肌明显"抬高"，胸腔内有特殊的气泡和气液面，典型的患者可见肠型。

（2）胸透：口服造影药后患者取头低足高位10分钟后胸透，可见胸腔内有造影剂或胃肠的轮廓。

（3）CT和MRI：可见腹腔脏器疝入胸腔。

（4）超声检查：不仅可探查有多少腹腔脏器疝入胸腔，还可了解有无腹腔和胸腔的出血及出血量。

（5）胸腔镜检查：通过胸腔镜可在直视下确诊，对于较轻的病变可以直接治疗处理。

### （四）诊断要点

1. 胸和（或）腹部外伤病史，尤其是挤压伤、刃器伤和火器伤。

2. 患者出现恶心、呕吐等肠梗阻症状。

3. 典型阳性体征。纵隔移位向健侧，肺受压萎陷致呼吸困难、发绀，患侧胸呼吸音消失并有肠鸣音，严重者甚至有低血压。

4. 辅助检查，尤其胸部X线片和CT等检查可明确诊断。

## 二、治疗

### （一）一般治疗

吸氧和镇痛是对所有胸外伤患者首先采取的简单而有效的治疗措施，单纯性肋骨骨折仅需镇痛、休息即可；重症，应立即建立1~2根静脉输液通道；如为伤口污染的开放性肋骨骨折，应预防性地应用广谱抗生素、TAT等。

（二）药物治疗

通常用1%利多卡因或0.5%丁哌卡因（bupivacaine）做肋间神经封闭（包括断肋骨上、下方各1根肋骨）和局部痛点封闭，为了延长镇痛效果，可在每20mL药液中加入0.05mL肾上腺素（有高血压史的老年患者不用）。患者侧卧位，在距棘突6~10cm处的肋骨下缘进针（紧贴肋骨），针尖触到肋骨后稍稍退出些再向肋骨下缘进针1.5~2cm左右，回抽无血即可注入3~5mL的封闭液，每7~9小时重复1次。

（三）外科治疗

创伤性膈肌破裂一经诊断必须手术治疗，患者是否需急诊手术应根据病情而定，在病情较轻，疝入胸腔脏器无绞窄，患者全身情况允许时，可在充分的准备后施行手术；对于创伤严重并且出现肠梗阻症状的患者应急诊手术，手术前应尽可能进行抗休克治疗，矫正重症患者的缺氧、酸碱紊乱和低血压状况，对有污染的创伤预防性应用抗生素。如果胸腔和腹腔均有污染时，手术中必须彻底冲洗、充分引流，必要时在手术清创后可将破裂的结肠外置，待病情稳定后行二期手术。

### 三、病情观察

1. 注意观察患者呼吸及循环状况，因为病情严重时往往造成呼吸、循环衰竭，尤其是出现用其他胸外伤不能解释的循环衰竭。

2. 有无恶心、呕吐、脉搏增快、胸骨后疼痛等胃肠绞窄的症状出现。

3. 有无胸腔、腹腔大出血的征象，有无急诊手术的指征。

4. 注意合并损伤，尤其是肝、脾、肾、肠系膜和颅脑等部位的创伤。

5. 应定时复查胸部X线片、超声或其他辅助检查，尤其是外伤早期怀疑有膈肌外伤而未确诊的患者。

### 四、病历记录

详细记录受伤暴力性质、时间、受伤后的主要症状。病情的动态变化、过程及医师的应时处理措施应详细记录。

### 五、注意事项

（一）医患沟通

1. 创伤性膈肌破裂是较严重的胸外伤，重症患者有较高的死亡率，在抢救治疗过程中应根据胸外伤程度的不同，如实向患者家属交代病情。

2. 严重血气胸患者必须签发病重或病危通知书并面交家属，当面向家属交代可能发生的最坏结果。

3. 向家属介绍已经或准备采取的诊断检查、治疗及抢救措施，对治疗的后果、病情发展可能出现的情况及针对性的治疗方案做详细的介绍。任何治疗或抢救性手术必须征得患者家属书面同意后才可施行。

4. 对于可能出现的迟发性并发症，如猝死、ARDS、迟发性出血、脓胸等也应向家属交代清楚。

（二）经验指导

1. 由于膈肌破裂的临床表现复杂，常不典型且并发伤多，有33%～50%患者是在开胸或开腹探查手术中才发现的。因此，医师应对其提高警惕，术中注意探查。

2. 对仍不能确诊的患者，由鼻腔下胃管后胸透或拍片，可见胃管出现于胸腔内，经胃管注入造影剂（碘剂），更能证实诊断。怀疑右侧膈肌破裂时可注入$CO_2$，人工气腹200～300mL，立体拍片，若见气体未在腹腔而在胸腔则可确诊。闭合性膈肌破裂大多有并发伤，最多者为肋骨骨折和其他部位骨折，其次为脾或肝破裂、胃肠破裂，以及颅脑损伤等。

3. 病情严重的患者，缺氧和低血压等休克状况是由于大量腹腔脏器疝入胸腔所致，这种情况下抗休克治疗往往难以奏效。因此，必须边抗休克边准备急诊手术，尽快恢复胸腔内的腹腔脏器是一切治疗的关键。

4. 手术径路应根据病情不同而异，如以腹腔脏器损伤为主时应经腹部切口修补膈肌，否则应取胸部切口，在无法确定时可采用胸腹联合切口。由于胸腹联合切口必须切断肋弓，会影响胸廓的稳定性和呼吸功能，因此对肺功能欠佳的患者应慎用，可用胸部和腹部分别切口取代之。

# 第五节　原发性纵隔肿瘤

原发性纵隔肿瘤以良性为主，恶性纵隔肿瘤为20%～25%，其中以恶性胸腺瘤为主，恶性畸胎瘤和恶性神经性肿瘤居次。良性纵隔肿瘤包括胸内甲状腺肿、胸腺瘤、皮样囊肿、神经鞘瘤、神经纤维瘤、食管囊肿、平滑肌瘤、心包囊肿和脂肪瘤等。恶性纵隔肿瘤有恶性淋巴瘤（包括Hodgkin病）、胸腺癌、恶性畸胎瘤、甲状腺癌、神经纤维肉瘤、恶性神经鞘瘤等。

## 一、诊断

（一）症状

临床上常无症状，但若肿瘤生长过大、破溃、感染或恶变，均可引起临床症状。

如压迫神经可引起喉返神经麻痹（致声嘶）、膈神经麻痹、交感神经麻痹［致霍纳（Horner）综合征］，压迫臂丛神经可引起帕金森（Parkinson）综合征、迷走神经麻痹致胃肠功能紊乱等。肿瘤过大或恶性纵隔肿瘤可压迫或直接侵犯周围组织器官而造成咳嗽、胸闷、呼吸困难、吞咽困难、上腔静脉梗阻综合征和心律失常等。恶性肿瘤侵犯血管可造成乳糜胸、乳糜心包、咯血甚至是致死性的大出血。神经源性的纵隔肿瘤有时可分泌加压素而出现高血压的一系列症状，或分泌胰岛素样物质引起突发性的低血糖［（德格-波特）Doege-Potter综合征］。

（二）体征

1. 一般情况　较小的良性纵隔肿瘤常无阳性体征，有时会有高血压出现。如果是恶性肿瘤可出现消瘦、贫血。

2. 专科检查　根据上述压迫周围器官和神经的不同情况检查相应的体征。

（三）检查

1. 胸部X线检查　是诊断纵隔肿瘤的重要手段。透视检查可观察肿块是否随吞咽上下移动，是否随呼吸有形态改变以及有无搏动等。正位和侧位胸部X线片可显示肿瘤的部位、密度、外形、边缘清晰光滑度、有无钙化或骨影等。断层摄片、CT或磁共振检查更能进一步显示肿瘤与邻近组织器官的关系。必要时行心血管造影或支气管造影，能进一步鉴别肿瘤的相通部位及与心大血管或支气管、肺等的关系，提高确诊率。

2. 超声扫描　有助于鉴别实质性、血管性或囊性肿瘤。

3. 放射性核素$^{131}$I扫描　可协助诊断胸骨后甲状腺肿。

4. 颈部肿大淋巴结活检　有助于鉴别淋巴源性肿瘤或其他恶性肿瘤。

5. 纤维支气管镜、食管镜、纵隔镜等检查　有助于鉴别诊断，但应用较少。

6. 其他诊断性放射治疗（小剂量10～30Gy）　在短期内能否缩小，有助于鉴别对放射性敏感的肿瘤，如恶性淋巴瘤等。

（四）诊断要点

1. 根据肿块在纵隔所处的部位。良性肿瘤由于生长缓慢，向胸腔方向生长，可生长到相当大的程度尚无症状或很轻微。相反，恶性肿瘤侵犯程度高，进展迅速，故肿瘤较小时已经出现症状。

2. 根据肿瘤压迫或侵犯邻近神经、器官出现的临床症状。

3. 特异性症状对诊断意义较大，如随吞咽运动上下为胸骨后甲状腺肿，咳出头发样细毛或豆腐渣样皮脂为破入肺内的畸胎瘤，伴重症肌无力为胸腺瘤等。

4. 除了临床表现对诊断有重要意义外，影像学检查也有助于诊断。

（五）鉴别诊断

1. 甲状腺疾病　分为胸廓内甲状腺肿、胸廓内甲状腺囊肿或腺瘤及胸廓内迷走甲状腺，肿块通常在上纵隔，通常无明显临床症状，偶见有甲状腺功能亢进症状，CT和MRI检查可见纵隔肿块与颈部甲状腺有连续，同位素碘扫描可见胸腔内有甲状腺。

2. 胸主动脉瘤　巨大的升主动脉和主动脉弓部动脉瘤也可压迫上腔静脉和喉返神经造成上腔静脉综合征；胸降主动脉的动脉瘤在X线片上与神经源性的纵隔肿瘤相似，但在透视下可见瘤体有明显的搏动，CT和MRI检查可明确诊断。

3. 肺动脉瘤　先天性肺动脉瘤样扩张在临床上较少见，常位于主动脉弓下方，临床听诊在胸骨左缘有明显的收缩期杂音。CT、MRI和心血管造影检查均可明确诊断。

4. 食管憩室　患者往往有较长期的消化道症状，有时患者的症状与体位有关并可呕吐出宿食，在伴有憩室炎的情况下可有发热和胸骨后疼痛。上消化道钡餐可见钡剂进入憩室形成壁龛或挂袋状改变。食管镜检查也可明确诊断。

5. 双主动脉弓　是一种先天性血管畸形，主动脉弓分为前后两部分，将食管夹于其中，食管钡餐可见有食管腔外的压迫症状，患者有进食梗阻感，胸部X线片可见食管后有肿块，但CT、MRI或血管造影检查可明确诊断。

## 二、治疗

除恶性淋巴源性肿瘤适用于放射治疗外，绝大多数原发性纵隔肿瘤只要无其他禁忌证，均应外科治疗。即使良性肿瘤或囊肿毫无症状，由于会逐渐长大，压迫毗邻器官，甚至出现恶变或继发感染，因而均以采取手术为宜。恶性纵隔肿瘤若已侵入邻近器官，无法切除或已有远处转移，则禁忌手术，可根据病理性质给予放射或化学药物治疗。

### （一）一般治疗

良性纵隔肿瘤的一般治疗，通常是以改善患者全身情况而为进一步手术做好充分准备为目的的，如术前有高血压、低血糖（Doege-Potter综合征）、肺部炎症等时，可应用适当药物治疗并调整机体到最佳状态后进行手术治疗。

### （二）外科治疗

1. 良性原发性纵隔肿瘤的手术相对较为简单，根据肿瘤所在的部位，采取不同的切口手术摘除肿瘤即可。

2. 对于恶性的纵隔肿瘤，除了手术摘除肿瘤外，还须注意局部淋巴结的清扫，并在肿瘤部位用钛夹做出标记，以便术后放疗定位。在晚期恶性肿瘤无法切除时，可做姑息性的手术治疗，如采用无名静脉-右心房分流缓解上腔静脉综合征。

### 三、病情观察

1. 常规的术后观察　注意血压、心率、体温和呼吸，观察有无出血、感染等并发症。

2. 对于术前有高血压、低血糖的患者，在手术摘除肿瘤后，应特别注意血压和血糖情况，并采取相应的预防措施，以免出现危象。

3. 对于术前有心力衰竭、心律失常的患者，应在术后监测患者的心功能和心律。

## 四、病历记录

记录病程中胸痛、胸闷、咳嗽症状出现的时间及动态变化过程。记录各项检查结果并分析。

## 五、注意事项

### （一）医患沟通

患者病情重，手术并发症多，所以要做好患者的心理沟通，树立患者战胜疾病的信心。对患者的病情，尽量做客观性的描述，尽量少做肯定或否定的回答。

### （二）经验指导

1. 原发性纵隔肿瘤可产生一些激素从而导致全身的症状，同样在全身出现这些症状时也应该考虑有纵隔肿瘤的可能（表2-1）。

表2-1　原发性纵隔肿瘤症状

| 全身症状 | 纵隔肿瘤 |
| --- | --- |
| 高血压 | 嗜铬细胞瘤、化学感受器瘤、神经节瘤、神经母细胞瘤 |
| 低血糖 | 间质细胞瘤、畸胎瘤、纤维肉瘤、神经肉瘤 |
| 腹泻 | 神经节瘤、神经母细胞瘤、神经纤维瘤 |
| 高钙血症 | 甲状旁腺瘤／肉瘤、霍奇金病 |
| 甲状腺毒血症 | 甲状旁腺瘤／肉瘤 |
| 男性乳房女性化 | 非精原细胞性干细胞肿瘤 |
| 青春期性早熟 | 非精原细胞性干细胞肿瘤 |

2. 良性纵隔肿瘤应尽量手术摘除，在进行摘除神经性肿瘤手术时，应注意勿向椎间孔内掏挖，以免损伤脊髓而致截瘫。

3. 恶性纵隔肿瘤对化疗不敏感，因此通常不用全身的化疗或介入治疗。

4. 对于良性的胸腺瘤无论术前有无重症肌无力，都不能仅仅摘除瘤体，在手术中应将所有胸腺彻底切除并清除心包前的脂肪，以免手术后发生重症肌无力。

# 第六节　肺癌

肺癌（lung cancer）大多数起源于支气管黏膜上皮，因此也称为支气管肺癌（bronchogenic carcinoma），是肺部最常见的恶性肿瘤。肺癌的发生与环境的污染及吸烟密切相关，肺部慢性疾病、人体免疫功能低下、遗传因素等对肺癌的发生也有一定影响。根据肺癌的生物学行为及治疗特点，将肺癌分为小细胞肺癌、鳞状细胞癌、腺癌、大细胞癌。根据肿瘤的位置分为中心型肺癌及周边型肺癌。肺癌转移途径有直接蔓延、淋巴道转移、血道转移及种植性转移。

## 一、诊断

### （一）症状

肺癌的临床症状根据病变的部位、肿瘤侵犯的范围、是否有转移及肺癌副癌综合征全身表现不同而异，最常见的症状是咳嗽、咯血、气短、胸痛和消瘦，其中以咳嗽和咯血最常见，咳嗽的特征往往为刺激性咳嗽，无痰；咯血以痰中夹血丝或混有粉红色的血性痰液为特征，少数患者咯血可出现整口的鲜血；肺癌在胸腔内扩散侵犯周围结构可引起声嘶、霍纳（Horner）综合征、吞咽困难和肩部疼痛。当肺癌侵犯胸膜和心包时可能表现为胸腔积液和心包积液；由于肿瘤阻塞支气管可引起阻塞性肺炎而发热；上腔静脉综合征往往是肿瘤或转移的淋巴结压迫上腔静脉所致。小细胞肺癌常见的副癌综合征主要表现为恶病质、高血钙和肺性骨关节病或非恶病质患者蛋白倒置、高血糖和肌肉分解代谢增加等。

### （二）体征

1. 一般情况　以消瘦和低热为常见。
2. 专科检查　肺癌的体征根据其病变的部位、肿瘤侵犯的范围、是否有转移及副癌综合征全身表现不同而异。肿瘤阻塞支气管可致一侧或一叶肺不张而使该侧肺呼吸音消失或减弱；肿瘤阻塞支气管可继发肺炎出现发热和肺部啰音；肿瘤侵犯胸膜或心包造成胸腔或心包积液出现相应的体征；肿瘤淋巴转移可出现锁骨上、腋下淋巴结肿大。

### （三）检查

1. 实验室检查　痰涂片检查找癌细胞是肺癌诊断最简单、最经济、最安全的检查，由于肺癌细胞的检出阳性率较低，因此往往需要反复多次的检查，标本最好是清晨首次痰液并立即检查。肺癌的其他实验室检查往往是非特异性的。

2. 特殊检查

（1）X线片：可见肺内球形灶，有分叶征、边缘毛刺状，密度不均匀，部分患者见胸膜凹陷征（兔耳征）、厚壁偏心空洞、肺内感染、肺不张等。

（2）CT检查：已成为常规诊断手段，特别是对位于肺尖部、心后区、脊柱旁、隔后等隐蔽部位的肿瘤的发现有益。

（3）mRI检查：在于分辨纵隔及肺门血管，显示隐蔽部的淋巴结，但不作为首选。

（4）痰细胞学：痰细胞学检查阳性率可达80%，一般早晨血性痰涂片阳性率高，至少需连查3次以上。

（5）纤维支气管镜检查：可直接观察气管，主支气管，各叶、段管壁及开口处病变，可活检或刷检取分泌物进行病理学诊断，对手术范围及术式的确定有帮助。

（6）其他：①经皮肺穿刺活检，适用于周围型肺内占位性病变的诊断，可引起血胸、气胸等并发症；②对于有胸腔积液者，可进行胸腔穿刺抽液离心检查，寻找癌细胞；③正电子发射体层成像（positron emission tomography，PET，对于肺癌鉴别诊断及有无远处转移的判断准确率可达90%；④其他诊断方法，如放射核素扫描、淋巴结活检、胸腔镜下活检术等，可根据病情及条件酌情采用。

（四）诊断要点

1. 有咳嗽、咯血、低热和消瘦的病史和长期吸烟史；晚期患者可出现声嘶、胸腔积液及锁骨淋巴结大。

2. 影像学检查有肺部肿块并具有恶性肿瘤的影像学特征。

3. 病理学检查发现癌细胞。

（五）鉴别诊断

1. 肺结核

（1）肺结核球：易与周围型肺癌混淆。肺结核球多见于青年，一般病程较长，发展缓慢。病变常位于上叶尖后段或下叶背段。在X线片上肿块影密度不均匀，可见到稀疏透光区和钙化点，肺内常另有散在性结核病灶。

（2）粟粒性肺结核：易与弥漫型细支气管肺泡癌混淆。粟粒性肺结核常见于青年，全身毒性症状明显，抗结核药物治疗可改善症状，病灶逐渐吸收。

（3）肺门淋巴结结核：在X线片上肺门肿块影可能误诊为中心型肺癌。肺门淋巴结结核多见于青少年，常有结核感染症状，很少有咯血。

2. 肺部炎症

（1）支气管肺炎：早期肺癌产生的阻塞性肺炎，易被误诊为支气管肺炎。支气管肺炎发病较急，感染症状比较明显。X线片上表现为边界模糊的片状或斑点状阴影，密度不均匀，不局限于一个肺段或肺叶。经抗菌药物治疗后，症状迅速消失，肺部病变吸收也较快。

（2）肺脓肿：肺癌中央部分坏死液化形成癌性空洞时，X线片上表现易与肺脓肿混淆。肺脓肿在急性期有明显感染症状，痰量多，呈脓性，X线片上空洞壁较薄，内壁光滑，常有液平面，脓肿周围的肺组织或胸膜常有炎性病变。支气管造影空洞多可充盈，常伴有支气管扩张。

3. 肺部其他肿瘤

（1）肺部良性肿瘤：如错构瘤、纤维瘤、软骨瘤等有时需与周围型肺癌鉴别。一般良性肿瘤病程较长，生长缓慢，临床上大多没有症状。X线片上呈现接近圆形的肿块影，密度均匀，可以有钙化点，轮廓整齐，多无分叶状。

（2）支气管腺瘤：是一种低度恶性肿瘤。发病年龄比肺癌轻，女性发病率较高。临床表现与肺癌相似，常反复咯血。X线片上的表现，有时也与肺癌相似。经纤维支气管镜检查，诊断未能明确者宜尽早开胸探查。

4. 纵隔淋巴肉瘤　可与中心型肺癌混淆。纵隔淋巴肉瘤生长迅速。临床上常有发热和其他部位浅表淋巴结肿大。在X线片上表现为两侧气管旁和肺门淋巴结肿大。对放射疗法高度敏感，小剂量照射后即可见到肿块影缩小。纵隔镜检查亦有助于明确诊断。

## 二、治疗

治疗肺癌的方法主要有外科手术治疗、放射治疗、化学药物治疗、中医中药治疗及免疫治疗等。尽管80%的肺癌患者在明确诊断时已失去手术机会，但手术治疗仍然是肺癌最重要和最有效的治疗手段。然而，目前所有的各种治疗肺癌的方法效果均不能令人满意，必须适当地联合应用，进行综合治疗以提高肺癌的治疗效果。具体的治疗方案应根据肺癌的分期和TNM分类、病理细胞类型、患者的心肺功能和全身情况及其他有关因素等，进行认真详细的综合分析后再做决定。

### （一）手术治疗

手术疗法的目的，是彻底切除肺部原发癌肿病灶和局部及纵隔淋巴结，尽可能保留健康的肺组织。肺切除术的范围，决定于病变的部位和大小。对周围型肺癌，一般施行肺叶切除术；对中心型肺癌，一般施行肺叶或一侧全肺切除术。有的患者，癌变位于一个肺叶内，但已侵及局部主支气管或中间支气管，为了保留正常的邻近肺叶，避免行一侧全肺切除术，可以切除病变的肺叶及一段受累的支气管，再吻合支气管上下切端，临床上称为支气管袖状肺叶切除术。如果相伴的肺动脉局部受侵，也可同时做部分切除，端端吻合，称为支气管袖状肺叶切除术。

手术治疗结果：非小细胞肺癌，$T_1$或$T_2N_0M_0$患者经手术治疗后，约有50%的患者能获得长期生存，有的报道其5年生存率可达70%以上。Ⅱ期及Ⅲ期患者生存率则较低。据统计，我国目前肺癌手术的切除率为85%～97%，术后30日死亡率在2%以下，总的5年生存率为30%～40%。

手术禁忌证：①远处转移，如脑、骨、肝等器官转移；②心、肺、肝、肾功能不全，全身情况差的患者；③广泛肺门、纵隔淋巴结转移，无法清除者；④严重侵犯周围器官及组织，估计切除困难者；⑤胸外淋巴结转移，如锁骨上等，肺切除术应慎重考虑。

### （二）放射治疗

放射治疗是局部消灭肺癌病灶的一种手段。临床上使用的主要放射疗法设备有钴治疗机和加速器等。

在各种类型的肺癌中，小细胞癌对放射疗法敏感性较高，鳞状细胞癌次之，腺癌和细支气管肺泡癌最低。通常是将放射疗法、手术与药物疗法综合应用，以提高治愈率。临床上常采用的是手术后放射疗法。对癌肿或肺门转移病灶未能彻底切除的患者，于手术中在残留癌灶区放置小的金属环或金属夹作为标记，便于术后行放射疗法时准确定位。一般在术后1个月左右患者健康情况改善后开始放射疗法，剂量为40～60Cy，疗程约6周。为了提高肺癌病灶的切除率，有的患者可手术前进行放射治疗。晚期肺癌患者，有阻塞性肺炎、肺不张、上腔静脉阻塞综合征或骨转移引起剧烈疼痛者及癌肿复发的患者，也可进行姑息性放射疗法，以减轻症状。

放射疗法可引起倦乏、食欲减退、低热、骨髓造血功能抑制、放射性肺炎、肺纤维化和癌肿坏死液化空洞形成等放射反应和并发症，应给予相应处理。

下列情况一般不宜施行放射治疗：

（1）健康情况不佳，呈现恶病质者。

（2）高度肺气肿放射治疗后将引起呼吸功能代偿不全者。

（3）全身或胸膜、肺广泛转移者。

（4）癌变范围广泛，放射治疗后将引起广泛肺纤维化和呼吸功能代偿不全者。

（5）癌性空洞或巨大肿瘤，后者放射治疗将促进空洞形成。

对于肺癌脑转移病例，若颅内病灶较局限，可采用γ-刀放射治疗，有一定的缓解率。

### （三）化学治疗

有些分化程度低的肺癌，特别是小细胞癌，疗效较好。化学疗法作用遍及全身，临床上可以单独应用于晚期肺癌患者，以缓解症状，与手术、放射等疗法综合应用，以防止癌肿转移复发，提高治愈率。

常用于治疗肺癌的化学药物：环磷酰胺、氟尿嘧啶、丝裂霉素、阿霉素、表柔比星、丙卡巴肼（甲基苄肼）、长春碱，氨甲蝶呤、洛莫司汀（环己亚硝脲）、顺铂、卡铂、紫杉醇等。应根据肺癌的类型和患者的全身情况合理选用药物，根据单纯化疗还是辅助化疗选择给药方法、决定疗程的长短，以及哪几种药物联合应用、间歇给药等，以提高化疗的疗效。

注意：目前化学药物对肺癌的疗效仍然较低，症状缓解期较短，不良反应较多。

临床应用时，要掌握药物的性能和剂量，密切观察不良反应。出现骨髓造血功能抑制、严重胃肠道反应等情况时，要及时调整药物剂量或暂缓给药。

### （四）中医中药治疗

按患者临床症状、脉象、舌苔等表现，应用辨证论治法则治疗肺癌，一部分患者的症状得到改善，生存期延长。

### （五）免疫治疗

近年来，通过实验研究和临床观察，发现人体的免疫功能状态与癌肿的生长发展有一定关系，从而促进了免疫治疗的应用。免疫治疗的具体措施如下。

1. 特异性免疫疗法　用经过处理的自体肿瘤细胞或加用佐剂后，皮下接种进行治疗。此外，尚可应用各种白细胞介素、肿瘤坏死因子、肿瘤核糖核酸等生物制品。

2. 非特异性免疫疗法　用卡介苗、短小棒状杆菌、转移因子、干扰素、胸腺素等生物制品或左旋咪唑等药物以激发和增强人体免疫功能。

当前肺癌的治疗效果仍不能令人满意。由于治疗对象多属晚期，其远期生存率低，预后较差。因此，必须研究和开展以下方面的工作，以提高肺癌治疗的总体效果。

（1）积极宣传，普及肺癌知识，提高肺癌诊断的警惕性，研究和探索早期诊断方法，提高早期发现率和诊断率。

（2）进一步研究和开发新的有效药物，改进综合治疗方法。

（3）改进手术技术，进一步提高根治性切除的程度和同时最大限度地保存正常肺组织的技术。

（4）研究和开发分子生物学技术，探索肺癌的基因治疗技术，使之能有效地为临床服务。

### 三、病情观察

1. 肺癌手术后的观察内容与其他病变的肺切除一样。

2. 在术前或术后化疗或放射治疗中，应定期复查患者的血常规和肝肾功能，防止化疗药物对机体造成严重的损伤。

3. 术后应定期复查胸部X线片或胸部CT，以尽早发现癌肿复发或转移的迹象，尽早治疗。

### 四、病历记录

记录患者的临床症状、阳性体征，对于阴性体征也要做必要的记录。对辅助检查结果要有记录，要有分析及其处理意见。记录鉴别诊断的依据。

### 五、注意事项

#### （一）医患沟通

要多做患者的心理疏导，消除患者悲观、消极的情绪。全程与患者沟通，针对患者的现状、病情变化及手术情况进行交流，倾听患者的想法，让患者共同参与到疾病的诊治过程中来。

#### （二）经验指导

1. 就肺癌治疗未取得明显突破的现状而言，早期诊断、尽早治疗是争取最好疗效的唯一方法，对肺癌高危人群定期进行体检是发现早期肺癌的有效方法。

2. 根据40岁以上，尤其男性出现刺激性咳嗽、久咳不愈、痰中带血、胸痛、胸闷等症状；可伴锁骨上或颈部淋巴结肿大；胸部X线片、CT等其他辅助检查获得阳性结果，则不难做出诊断。但肺癌病例按肿瘤发生部位、病理类型和病程早晚等不同情况，在临床上可以有多种表现。

3. 首选手术治疗，肺癌手术切除最小肺单位是肺叶，对于肺功能较差的患者可应用胸腔镜手术以减少对呼吸功能的影响。

4. 对于中晚期肺癌患者强调包括手术在内的联合治疗，其效果优于单一治疗。

5. 适当地化疗分以下两种情况。

（1）并非所有的肺癌患者均须化疗，对于早期发现、病灶较小、手术较彻底、病理上无淋巴转移且细胞分化较好的患者，可以不做或少做化疗。

（2）应根据患者身体的具体情况选用化疗方案，在实施方案的过程中随时调整，反对片面追求方案的完整性。总之，应选择适当的患者进行适当的化疗。

# 第七节　食管癌

食管癌（esophageal cancer）是常见的消化道恶性肿瘤，目前原因不明，与炎症、真菌感染、亚硝胺类化合物摄入、微量元素及维生素缺乏有关。其主要病理类型为鳞状细胞癌（90%），少部分为腺癌、肉瘤及小细胞癌等。可分为髓质型、缩窄型、蕈伞型、溃疡型。食管癌以胸中段食管癌较多见，下段次之，上段较少。食管癌发生于食管黏膜上皮的基底细胞，绝大多数是鳞状上皮癌（95%），腺癌起源于食管者甚为少见，多位于食管末端。贲门癌多为腺癌，贲门部腺癌可向上延伸累及食管下段。主要通过淋巴转移，血行转移发生较晚。

## 一、诊断

### （一）症状

1. 早期　常无明显症状，仅在吞咽粗硬食物时有不同程度的不适感。

（1）咽下食物哽噎感，常因进食固体食物引起，第一次出现哽噎感后，不经治疗而自行消失，隔数日或数月再次出现。

（2）胸骨后疼痛，常在咽下食物后发生，进食粗糙热食或刺激性食物时加重。

（3）食物通过缓慢并有滞留感。

（4）剑突下烧灼样刺痛，轻重不等，多在下咽食物时出现，食后减轻或消失。

（5）咽部干燥与紧缩感，食物吞下不畅，有轻微疼痛。

（6）胸骨后闷胀不适，症状时轻时重，进展缓慢。

2. 中晚期

（1）吞咽困难：进行性吞咽困难是食管癌的主要症状。初起时进食固体食物有哽噎感，以后逐渐呈进行性加重，甚至流食亦不能咽下。吞咽困难的严重程度除与病期有关外，与肿瘤的类型亦有关系。缩窄型出现梗阻症状早而严重，溃疡型及腔内型出现梗阻症状较晚。

（2）疼痛和呕吐：见于严重吞咽困难患者，多将刚进食的食物伴同唾液呕出，呈黏液状。疼痛亦为常见症状，多位于胸骨后、肩胛间区，早期多呈间歇性，出现持续而严重的胸痛或背痛，须用镇痛药镇痛者，为晚期肿瘤外侵的征象。

（3）贲门癌：可出现便血、贫血。

（4）体重下降及恶病质：因长期吞咽困难，引起营养障碍，体重明显下降，消瘦明显。出现恶病质是肿瘤晚期的表现。

（5）邻近器官受累的症状：肿瘤侵及邻近器官可引起相应的症状。癌肿侵犯喉返神经，可发生声嘶；侵入主动脉，溃烂破裂，可引起大量呕血；侵入气管，可形成食管气管瘘；高度阻塞可致食物反流，引起进食时呛咳及肺部感染；持续胸痛或背痛为晚期症状，表示癌肿已侵犯食管外组织。

### （二）体征

1. 一般情况　以消瘦为主，甚至出现恶病质，有的患者有贫血和低蛋白血症的表现。

2. 专科检查　病变早期并无阳性体征；病变晚期可扪及锁骨上转移的淋巴结或上腹部有包块，有压痛。

### （三）检查

1. 实验室检查　主要表现为低Hb、低血浆蛋白，有的患者有粪便隐血试验阳性。

2. 特殊检查

（1）钡餐检查：是食管癌诊断最常用、最有效、最安全的方法，可了解病灶的部位及范围，此外还可了解胃部和十二指肠的情况，供手术设计参考；在钡餐检查时应采取正位、侧位和斜位不同的体位，并应用双重造影技术仔细观察食管黏膜形态及食管运动的状况，以免漏诊早期病变。根据钡餐检查的形态将食管癌分为溃疡型（以食管壁不规则缺损的壁龛影为主）、蕈伞型（病灶如菌状或息肉状突入食管腔）、缩窄型（病变以环状狭窄为主，往往较早出现症状）和髓质型（病变以黏膜下肌层侵犯为主，此型病变呈外侵性生长，瘤体往往较大）。又根据食管癌发生的部位将其分为上段（主动脉弓上缘水平以上的食管段）、中段和下段（左下肺静脉下缘至贲门的食管）食管癌。由于能提取组织做病理定性，因此钡餐与食管镜是不能相互取代的检查；由于钡剂可覆盖病灶表面造成假象，故钡餐检查最好在组织学检查后再进行。

（2）食管镜检查：可在直视下观察病灶的形态和大小，采取活体组织做出病理学诊断，对病灶不明显但可疑的部位可做刷取脱落细胞检查。

（3）食管拉网检查：是我国学者发明的极其简便、有效、安全、经济的检查方法，尤其适用于大规模普查及早期食管癌的诊断，其诊断学的灵敏度，甚至高于依靠肉眼观察定位的食管镜检查；分段食管拉网结合钡餐检查还可确定病变的部位。

（4）CT和MRI检查：可了解食管癌纵隔淋巴转移的情况及是否侵及胸主动脉、气管后壁。

（5）纤维支气管镜检查：主要观察气管膜部是否受到食管癌侵犯，必要时可做双镜检查（即同时加做食管镜检查）。

（6）内镜式食管超声（endoscopic esophageal ultrasound，EEU）引导下细针穿刺活检（fine needle aspiration biopsy，FNA）：少数患者在其他方法不能明确诊断但又高度怀疑食管病变时可做此检查，用细针刺入食管壁抽吸少量组织检查以明确诊断。

（7）超声检查：主要了解肿瘤有无腹腔转移，尤其食管下段肿瘤容易造成胃小弯、胰腺及肝脏的转移，对患者应避免外科手术并及时进行非手术治疗。

（四）诊断要点

1. 进食时有梗阻感或呛咳、咽部干燥紧束感，进食、吞咽困难等症状。

2. 有消瘦、乏力、贫血、脱水、营养不良等恶病质。

3. 中晚期患者可出现锁骨上淋巴结肿大、肝转移性腹水等。

4. 纤维食管癌、食管吞钡X线造影等检查结果可助诊断。

（五）鉴别诊断

1. 食管平滑肌瘤　常见的食管平滑肌瘤可出现类似癌下咽困难的症状，通常有症状时间较长但无消瘦；检查中可见肿块较圆滑突向食管腔，黏膜无损伤，有末"八字胡"征；食管拉网及食管镜检查均无癌细胞发现。

2. 食管良性狭窄　通常有吞服强酸、强碱液病史，灼伤常造成全食管或食管节段性狭窄，发病以儿童患者多见，根据病史不难鉴别。

3. 外压性食管梗阻　食管外的某些异常，如巨大肿瘤、纵隔淋巴结、胸骨后甲状腺肿等均可压迫食管节段性狭窄致吞咽困难，但通常钡餐检查可见食管黏膜拉网及食管镜检查也无病理学证据。

4. 贲门失弛缓症　病史较长，病情可有缓解期，呕吐宿食史，有特征性的食管钡餐表现，亚硝酸异戊酯阳性，病理学活检无食管癌的证据。

5. 食管静脉曲张　常发生在食管中下段，吞咽困难较轻，往往伴有门静脉高压，常见于肝硬化、布-加综合征等。钡餐检查可见食管黏膜紊乱，食管镜下可见黏膜下曲张的静脉，但黏膜表面完整无破坏。绝对禁止活检，以免造成大出血。

## 二、治疗

一般对较早期病变宜采用手术治疗；对较晚期病变，仍应争取手术治疗。位于中、上段的晚期病变，而年龄较高或有手术禁忌证者，则以放射治疗为佳。

### （一）手术疗法

手术是食管癌首选的治疗方法。早期切除常可达到根治效果。手术方法应根据病变大小、部位、病理分型及全身情况而定，手术原则上应切除食管大部分。中、晚期食管癌常浸润至黏膜下，食管切除范围应距离癌瘤5~8cm。因此，食管下段癌，与代食管器官吻合多在主动脉弓上，而食管中段或上段癌则应吻合在颈部。代食管器官常用的是胃，有时用结肠或空肠。

1. 适应证　对病变的大小和部位、病理类型，以及患者的全身情况进行全面分析，在下列情况下，可以考虑外科手术治疗。

（1）早期食管癌（0期及Ⅰ期）患者一般情况允许，应积极争取手术治疗。

（2）中期内的Ⅱ、Ⅲ期患者，患者情况许可，无明显远处转移，条件允许时，均应采用术前放射与手术切除或手术切除与术后放射治疗的综合治疗。

（3）放射治疗后复发、穿孔者，病变范围不大，无远处癌转移，周身情况良好，也应争取手术治疗。

（4）食管癌高度梗阻，无明显远处转移，患者周身情况允许，应积极争取开胸手术，不能切除者，可行分流吻合术，然后辅以放疗和化疗。

2. 禁忌证　随着手术技巧、围术期处理及癌症综合治疗观念的建立和发展，某些手术禁忌证已得以改变。

（1）食管癌伴有锁骨上淋巴结转移的治疗：上段及颈段食管癌的锁骨上淋巴结转移实为局部淋巴结转移，情况允许，无其他脏器转移，原发病灶可以行病灶切除及淋巴结切除术。术后辅以放射治疗。

（2）并发有其他脏器功能不全或损害的患者：能够耐受剖胸术者，均应手术治疗。

3. 影响切除率的因素

（1）食管癌病变长度：一般超过5cm，但早期食管癌要除外，早期食管癌，病变范围较长。发现食管癌伴有巨大阴影或突出阴影外侵食管周围脏器并发生粘连，食管癌局部亦可说明肿瘤外侵。X线检查，有该现象出现切除率较低。

（2）胸背疼痛：胸骨后或背部肩胛区肿瘤已有外侵，引起食管周围炎、纵隔炎，也可癌性溃疡所致。下段肿瘤引起的疼痛可以发生疼痛严重不能入睡或伴有发热者，不但手术切除而且应注意肿瘤穿孔的可能。

（3）出血：有时患者也会因呕血或黑便而来医院就诊。肿瘤可浸润大血管特别是胸主动脉而造成致命性大出血，特别是CT检查显示肿瘤侵犯胸主出血的可能。

（4）声嘶：常是肿瘤直接侵犯或转移性淋巴结所致。有时也可以是吸入性炎症引起的，纤维支气管镜检查有助于鉴别。

（5）手术径路：常用左胸切口，中、上段。用右胸切口者。经食管裂孔剥除食管癌法可适用不能耐受开胸手术者。此法可并发喉返神经损伤出血，应掌握适应证。

对于晚期食管癌，不能根治或放射治疗，可做姑息性减状手术；食管腔内置管术、胃造瘘术、食管胃转流或食管结肠转流吻合术。这些减轻症状的手术，可能发生并发症，故应严格掌握适应证。

## （二）放射治疗

食管癌放射治疗包括根治性和姑息性两大类，单独放射治疗食管癌疗效差，故放射治疗一般仅作为综合治疗的一部分。照射方法包括放射和腔内放射、术前放射和术后放射。治疗方案的选择，需根据病变部位、范围、食管梗阻程度和患者的全身状况而定。颈段和上胸段食管癌手术的创伤大，并发症发生率高，而放射治疗损伤小，疗效优于手术，应以放射治疗为首选。凡患者全身状况尚可、能进半流食或顺利进流食、胸段食管癌而无锁骨上淋巴结转移及远处转移，无气管侵犯、无食管穿孔和出血征象、病灶长度<8cm，而无内科禁忌证者，均可做根治性放射治疗。其他患者则可进行旨在缓解食管梗阻、改善进食困难、减轻疼痛、提高患者生命质量和延长患者生存期的姑息性放疗。

放疗源的选择可采取以下原则：颈段及上胸段食管癌选用$^{60}$Co或4~8mV的X线，中胸及下胸段食管癌选用18mV或18mV以上X线照射，也可选用$^{60}$Co远距离外照射。根治性放射治疗每周照射5次，每次1.8~2.0Gy，总剂量为（60~70）Cy／（7~8）周。姑息性放射治疗也尽量给予根治量或接近根治量。术前放射治疗主要适用于食管癌已有外侵，临床估计单纯手术切除有困难，但肿瘤在放射治疗后获得部分退缩可望切除者。术前照射能使癌肿及转移的淋巴结缩小，癌肿周围小血管和淋巴管闭塞，可提高切除率，减少术中癌的播散。术前放射治疗的剂量为（30~70）Gy／（4~8）周，放射治疗后4~6周再做手术切除。对姑息性切除后肿瘤有残留，术后病理检查发现食管切端有癌浸润，手术切缘过于狭窄，肿瘤基本切除但临床估计可能有亚临床病灶残留者，应进行术后放疗，可延长5年生存期。但是，对术中切除不完全的病变，局部可留置银夹标记，术后2~4周再做放射治疗，但延长5年生存期尚有争论。术后放射治疗剂量为50~70Gy。有学者建议，采用食管癌体外三野照射法、超分割分段放射治疗以及采用$^{60}$Co、$^{137}$Cs、$^{192}$Yb食管腔内近距离放射治疗，以减轻组织及脊髓所受的放射剂量而减轻放射损伤，提高放射治疗的疗效。

### （三）药物治疗

由于全身性扩散是食管癌的特征，化疗是合乎逻辑的。然而化疗在永久控制此症的效果方面未得到证实。显效率在5%~50%，取决于选用的药物或药物间的搭配，目前多为数种作用机制不同药物的联合用药。采用方法为DMP、DBV、PMD等。但病情改善比较短暂且多数有效的药物均有毒性。目前临床上常用联合化疗方法：DDP-BLM、BLMADM、DDP-VDS-BLM及DDP-ADM-氟尿嘧啶等。临床观察发现，DDP、氟尿嘧啶和BLM等化疗药物有放射增敏作用。近年来将此类化疗药物作为增敏剂治疗联合应用治疗食管癌，取得了令人鼓舞的疗效。

### （四）综合治疗

1. 新辅助化疗　又称诱导化疗或术前化疗。①控制原发病灶，增加完全性手术切除的机会，也可减少肿瘤的播散；②肿瘤血供完整，允许更有效的化疗药物输送；③早期的全身治疗可以消灭微小的转移病灶；④化疗允许更为客观的评价肿瘤反应情况，从而确定有效化疗药物。

2. 食管癌的术后化疗　食管癌的术后化疗，即辅疗，研究较少，但现有资料显示可能会明显提高术后生存率。

3. 食管癌的术前化疗和放射治疗　一般是选用1种或几种化疗药物附加术前放射治疗，3~4周后手术切除。有些局部病灶可以完全消失。术前化疗加术前放疗，目前有逐渐增加的趋势。

4. 术前放射治疗　该方法能使癌肿及转移的淋巴结缩小，癌肿周围小血管和淋巴管闭塞，可提高切除率，减少术中癌的播散。对术中切除不完全的病变，局部可留置银夹标记，术后2~4周再进行放射治疗。

5. 食管支架或人工贲门　采用记忆合金做的人工支架可将癌瘤所致的狭窄食管腔撑开，可姑息性地解决患者的进食和营养；用高分子材料做的人工贲门可扩开食管下端贲门癌所致的狭窄，有一定的抗反流作用。

6. 食管癌激光切割术　为姑息性治疗食管癌，用激光在食管腔内切割腔内生长的癌瘤，以解决患者的进食和营养问题。

### 三、病情观察

#### （一）非手术治疗

1. 放射治疗患者应该注意有无放射性肺炎、气管-食管瘘或食管穿孔发生，尤其是癌肿病变在胸主动脉附近时，要注意患者有无突然呕血、便血增加或有血性胸腔积液出现，以便及时停止照射，防止主动脉穿孔发生。

2. 监测患者的血常规，无论放射治疗还是化疗，均对患者的造血系统有抑制，因此，在治疗过程中每周至少应查两次血常规。

3. 生物制剂治疗应注意药物的不良反应和变态反应。

4. 对癌肿的大小应定期复查，以了解非手术治疗的效果并制订下一步治疗方案。

#### （二）肿瘤切除性手术治疗

1. 注意观察有无出血和感染这两项手术后早期的常见并发症。

2. 吻合口漏是食管癌手术后最常见、后果最严重的并发症，术后早期较少发生，通常易将术后早期的残胃漏误诊为吻合口漏；吻合口漏常在术后6～10日发生，主要表现为突然发热、胸痛、有胸腔积液和血白细胞增高，口服60%泛影葡胺或稀钡剂造影可明确诊断。

#### （三）姑息性治疗

姑息性治疗如行激光切割手术须注意发生食管穿孔，可表现为突然发生纵隔气肿或气胸并伴有发热和胸腔积液。

食管支架或人工贲门在置入后可出现脱落，患者出现以前的症状，应注意检查确认置入物是否在位。

### 四、病历记录

食管癌患者预后较差，手术风险大，术前与患者交代时要详细记录有关谈话内容。

### 五、注意事项

#### （一）医患沟通

1. 术前与患者沟通，帮助患者树立信心，并引导其积极配合医师的治疗。

2. 同时让患者了解手术风险。

3. 医师应就针对患者病情采取的措施进行解释。

4. 术后也应进行沟通。

#### （二）经验指导

1. 对于肿瘤侵犯邻近何种组织器官及侵犯程度在诊断中必须清楚，否则无法确定手术方案。

2. X线钡餐检查对食管癌的诊断极为重要，但确诊绝不能仅仅依靠影像学。约30%的颈段及贲门部的食管癌无法依据检查明确诊断，因此必须结合食管镜或食管拉网脱落细胞学检查，能明显地减少漏诊。

3. 有些病变较长的食管癌，在放射治疗后即可进行手术治疗切除肿瘤病灶，但须注意由于食管周围粘连较重，分离较困难。

4. 食管癌的治疗在具有手术指征的情况下切除肿瘤病灶，对无手术指征的患者应首选放射治疗。选择化疗和中医中药治疗、免疫治疗可作为补充；到目前为止，单独应用免疫方法治疗效果不好。

5. 患者应该注意有无放射性肺炎、气管–食管瘘或食管穿孔发生，尤其是癌肿病变在胸主动脉附近时，要注意患者有无突然呕血、便血增加或有血性胸腔积液出现，以便及时停止照射，防止主动脉穿孔发生。

# 第八节　贲门失弛缓症

贲门失弛缓症（achalasia of cardia）是食管蠕动减弱或消失导致贲门无法开放，造成食物淤积，食管肥厚扩张，出现黏膜充血、水肿，甚至溃疡形成。恶变率为2%～4%。其基本病理改变为食管壁肌间神经节变性或数量的减少。多见于20～50岁，女性稍多。

## 一、诊断

（一）症状

1. 吞咽困难，早期为间歇性，暴饮、暴食或食入过冷、过热食物后易发作。随着病程增长，由间歇性可变作持续性。其显著的特点是下咽费力，每餐进食时间明显延长。

2. 70%的患者有进食后呕吐、反流现象。

3. 60%的患者出现与饮食无关的胸骨后或剑突下绞痛，有的发生在夜间，有的在吞咽时出现，因此该病是食管源性胸痛的一个重要原因。大多数青壮年患者虽有下咽困难，病程持续数年，但全身情况不受影响，此点与食管癌患者迥然不同。

4. 幼儿或少数患者因梗阻严重、呕吐剧烈，可引起营养障碍，影响发育，体重下降。

（二）体征

1. 一般情况　患者往往因长期营养不良较为消瘦，少数和病情严重的患者可出现恶病质征象。如为儿童患者可影响发育。

2. 专科检查　有的患者大量宿食存积形成巨食管时，可压迫左肺而发生左下肺部的细湿啰音，其他并无特殊阳性体征。

（三）检查

1. 实验室检查　将呕吐的宿食化验，绝大多数pH值在3左右，酸性成分多为发酵产生的乳酸。

2. X线检查　常规X线胸片在病变早期多为正常，随病变的发展，巨食管形成，可在纵隔看到气液面（尤其立位X线胸片上），有的患者还有吸入性肺炎的表现，左上方的胃泡影常消失。

3. 钡餐　食管钡餐可见典型的"鸟嘴征"，其特征是食管明显扩张增粗而下端靠贲门处逐渐变细，呈鸟喙状；患者吸入亚硝酸异戊酯后痉挛的食管下端括约肌松弛，"鸟嘴征"消失，此即亚硝酸异戊酯试验阳性。对肿瘤侵及食管下段括约肌所致的假性贲门失弛缓症，则亚硝酸异戊酯试验阴性。

4. 内镜检查　可见食管扩张及腐败宿食引起的食管内镜通过食管下端有明显的阻力，但通常均能通过；如用力太大而内镜无法通过时，应注意假性贲门失弛缓症的发生，应做组织活检以确诊。

5. 食管压力图　典型的压力图表现为吞咽后食管下括约肌松弛不全而形成的高压（>26mmHg），食管体的蠕动压力波消失而出现同步等压波。但并非所有患者均有典型的食管压力图。

（四）诊断要点

1. 有长期进食困难病史　消瘦和呕吐宿食。
2. 钡餐检查　有特征性的"鸟嘴征"，并且亚硝酸异戊酯试验阳性。
3. 食管压力图检查　见吞咽后食管下括约肌部位的压力>26mmHg，食管体蠕动压力波消失，出现同步等压波。

（五）鉴别诊断

1. 假性贲门失弛缓症是由于肿瘤侵及食管下括约肌致使后者痉挛引起吞咽困难，钡餐表现与贲门失弛缓症相似，但亚硝酸异戊酯试验阴性，食管压力图显示食管体仍有蠕动而无同步等压波，内镜活检可明确诊断。

2. 食管裂孔疝如有嵌顿可出现剧烈腹痛；如为滑动性疝则与体位有关，钡餐显示无"鸟嘴征"，头低位时可见部分钡剂充填的胃位于膈肌上。

3. 巨大的食管憩室可存留较多的宿食并腐败发酵引起憩室炎，也可出现呕吐宿食现象。但患者往往无吞咽困难和消瘦，钡餐可立即明确诊断。

4. 食管运动性疾病如皮肌炎、重症肌无力、糖尿病等，许多全身性疾病的晚期可致食管肌肉运动障碍，是由于食管体的蠕动障碍不能将食物向下输送而造成的吞咽困难，并非食管下括约肌痉挛所致，因此在站立位钡餐可见钡剂由于重力的关系顺利通过食管进入胃内：这些患者全身其他部位的病变较早、较明显地已经表现出来，因此不难鉴别。

## 二、治疗

### （一）一般治疗

主要是饮食上的治疗，以进食流食为主。

### （二）药物治疗

1. 钙通道阻滞药可部分改善患者的临床症状。

2. 应用长效制剂可缓解LES压力，改善大部分患者吞咽困难症状，但有明显的头痛不良反应。

3. β受体拮抗药可很快降低LES压力，但临床长期效果如何还不清楚。

### （三）外科治疗

1. 食管贲门肌层切开术（改良Heller手术）　是外科手术治疗贲门失弛缓症最常用的方法，由Heller在1913年首先报道经腹腔施行该种手术，后经过多种改良，目前的方法是经胸腔手术切开LES并将胃底折叠在食管下端形成抗反流活瓣。

2. 胸腔镜下改良Heller手术　经胸腔镜行食管贲门肌切开术，具有创伤小、精确度高的优点，目前较流行。

3. 贲门部分切除、食管-胃弓下吻合术　通常情况下须做此手术，但在食管下端有可疑的恶性病变时、在行Heller手术切破了黏膜时或食管下端同时合并食管憩室时均可做此种手术，可解决贲门痉挛及合并病变。

### （四）其他治疗

1. 采用气囊和扩张器　通过狭小的贲门口扩张，可暂时缓解病变、改善症状，仍为姑息性的治疗。我国学者创造地应用碘水注入气囊进行扩张，可在透视下直接观察到球囊安放的部位和扩张的大小，是我国目前常用的保守治疗方法

2. 肉毒素注射将80～100U的肉毒素（Botox）经食镜直接注射到LES，使局部痉挛的肌肉坏死松弛而达到治疗目的，约65%的患者经首次注射后可出现症状缓解，但在年内需要重复注射1次。主要不良反应是容易造成食管穿孔轻度至中度的疼痛，远期疗效尚不知，故目前尚未推广。

## 三、病情观察

1. 贲门肌层切开术（Heller手术）后除了常规注意出血外，主要注意有无食管穿孔发生，可观察体温及胸腔引流，患者开始进食后有无突然胸痛加剧、引流液增多的情况，采取口服亚甲蓝或口服碘造影剂，如胸腔引流管有亚甲蓝流出或X线下见到有造影

剂外溢则可能为食管穿孔。

2. 进食后应询问患者进食吞咽的状况，如Heller手术做得不彻底，术后患者进食会仍有梗阻感。

3. 在球囊扩张及Heller手术成功后，患者晚期可能会出现泛酸和胃烧灼样上腹部疼痛，内镜可见食管下端有糜烂，至溃疡，即胃酸侵蚀性发生的反流性食管炎。

## 四、病历记录

记录患者的主要症状、精神及心理因素。病历中要有其他疾病的鉴别，特别是和恶性肿瘤的鉴别。对诊断和治疗有效的检查结果及与患者的术前谈话也要记录。

## 五、注意事项

（一）医患沟通

1. 有关手术的常见的危险，如出血、感染、麻醉意外和心搏呼吸骤停等，均需在术前向患者家属交代清楚并经家属书面同意。

2. 保守治疗有其局限性和反复性，因此在初次治疗时应向患者交代清楚。

3. 反流性食管炎是改良Heller手术最主要的并发症，目前尚无根治方法，这点也必须在手术前向患者及其家属交代清楚。

（二）经验指导

1. 首先需要鉴别良性病变和恶性病变，尤其对于病史较短的患者应注意排除恶性贲门失弛缓症，对于全身性疾病所致的贲门失弛缓症应加强全身治疗，切勿贸然手术。

2. 注意和弥漫性食管痉挛（DES）相区别，在钡餐和食管压力图中均可有明显的区别。

3. 球囊扩张目前已作为贲门失弛缓症首选的一线治疗方法，可以口服药物辅助治疗。

4. Heller手术后除了常规注意出血外，主要注意有无食管穿孔发生，可观察体温及胸腔引流，患者开始进食后有无突然胸痛加剧、引流液增多的情况，可采取口服亚甲蓝或口服碘造影剂，如胸腔引流管有亚甲蓝流出或X线下见到有造影剂外溢则可能为食管穿孔。

5. 如果发生食管穿孔，则需急诊等贲门部分切除、食管胃弓下吻合术，此外必须彻底冲洗胸腔并充分引流。

6. 手术中注意勿切破黏膜，以免造成术后食管胸膜瘘。

# 第三章　心脏外科疾病临床诊疗

## 第一节　房间隔缺损

房间隔缺损（atrial septal defect，ASD）可分为原发孔缺损和继发孔缺损两类，后者最为常见。继发孔缺损绝大多数为单发，也可见多发或筛状者，按其部位将其分为上腔型、卵圆孔型、下腔型及混合型。原发孔缺损，缺损位于冠状窦口前下方，常伴二尖瓣裂缺。房间隔缺损将使左心房血向右心房分流，随着年龄增长，分流量加大孔缺损，对存有二尖瓣大瓣裂损者，二尖瓣反流使左向右分流量增高，肺动脉高压出现较早。

### 一、诊断

#### （一）症状

有中等量分流的儿童患者症状不多，常在5～10岁体检时被发现心脏有杂音。大量分流患者出现劳累后气促、心悸、易疲乏及呼吸道感染。有时伴有右心衰竭、心律失常等症状。有肺动脉高压的患者，有呼吸困难、发绀、咯血及左右心衰竭的症状。原发性房间隔缺损患者临床上症状出现早而重，体格发育迟缓。听诊在心前区可听到粗糙而响亮的收缩期杂音，心尖部可闻及收缩期杂音，第二心音固定分裂。

1. 单纯型原发孔房间隔缺损　大多数患者早期无症状，长大后出现症状，如劳累后心悸气急、易疲劳、频发呼吸道感染、右心衰竭等。

2. 部分型房室通道　在婴儿和儿童期即出现症状，病程进展快，早期出现明显的心脏扩大和严重的肺充血及心力衰竭。患儿的生长发育较差。

3. 完全型房室通道　多数患儿由于心内大量的左向右分流和房室瓣反流，临床上较早出现反复呼吸道感染和充血性心力衰竭进行性加重。少数患儿在病变早期即出现发绀，常在早年死亡。

4. 单心房型　此类型患儿，由于左、右心房血混合，临床上发生轻度发绀。

#### （二）体征

1. 一般情况　房间隔缺损较大患儿主要有发育不良的现象。

2. 专科检查　婴儿常可在胸骨左缘第2、3肋间听到柔和的收缩中期杂音，P2增强或亢进并有固定性分裂，缺损较大可在剑突下听到三尖瓣有舒张期的隆隆样杂音。在伴有二尖瓣脱垂时可在心尖部听到全收缩期或收缩晚期杂音，向左腋下传导。成年患者可因严重肺动脉高压在肺动脉听诊区听到舒张期杂音。

（三）检查

1. 心电图检查　继发孔缺损呈电轴右偏，不完全性或完全性右束支传导阻滞、右心室增大、P波高大。原发孔缺损则常呈电轴左偏和P–R间期延长，可有左心室高电压、肥大。

2. X线检查　右心房、右心室增大，肺动脉圆锥突出，主动脉弓缩小，肺门阴影增大，肺野血管影纹增多。原发孔缺损可呈现左心室增大，肺门血管增大较显著。

3. 超声心动图　右心房、右心室增大，室间隔与左心室后壁同向运动。剑突下四心腔切面，继发孔型可见心房间隔中部连续中断，原发孔型则在心内膜垫处。彩色多普勒检查证实左右心房间有分流。伴有二尖瓣裂缺者可见二尖瓣前叶分叉状，彩色多普勒检查显示反流。

4. 右心导管检查　右心房血液氧含量超过腔静脉平均血氧含量容积1.9%以上，右心导管也可经过缺损进入左心房。右心导管检查可计算肺循环与体循环血流量，确定心内分流情况和测量肺动脉压。

（四）诊断要点

1. 青春期主要表现为劳累后气急、心悸，可伴有上呼吸道感染，随肺动脉压升高，逐渐出现咳嗽、咯血、右心衰竭症状，甚至艾森曼格（Eisenmenger）综合征，原发性房间隔缺损症状出现较早，儿童期即可出现活动后气急、心悸、上呼吸道感染，以及发育迟缓等症状。

2. 典型体征为胸骨左缘第2、3肋间喷射性或吹风样收缩期杂音。肺动脉第2音亢进分裂。当肺动脉压升高时，肺动脉瓣区收缩期杂音减弱，第2音更加亢进分裂。左侧胸廓隆起，可扪及心脏搏动增强及震颤。

3. X线胸片显示肺充血，右心房、右心室大，肺动脉突出、肺门阴影大，透视可见肺门"舞蹈"。

4. 心电图检查显示电轴右偏，伴有不完全或完全性右束支传导阻滞，右心室大。原发孔缺损者还可出现左心室高电压，电轴左偏，Ⅰ度房室传导阻滞。

5. 超声心动图显示右心房、右心室内径增大，房间隔回声中断，可显示心房水平左向右分流。原发孔缺损可见与二尖瓣根部相连。

6. 右心导管检查及造影可显示右心房血氧含量高于上、下腔静脉血氧含量，心导管可经缺损入右心房。

（五）鉴别诊断

1. 原发孔型ASD　这种ASD往往较大且伴有二尖瓣的反流，临床症状比继发孔ASD重，常在2岁以内就形成较严重的肺动脉高压，在治疗上应尽早手术。常见胸骨左缘隆起并有明显的心脏搏动，在心尖部可闻及二尖瓣反流性的SM和瓣区DM；UCG可以清楚地显示ASD的部位；ECG显示电轴左偏、P-R间期延长和左心室肥厚等继发孔型ASD所没有的特征。

2. 肺动脉狭窄　儿童患者往往无临床症状，在胸骨左缘第2、3肋间可听到全收缩期杂音，P2明显减弱甚至听不到。ECG显示右心室肥厚，胸部X线片显示肺血量减少，UCG可见动脉狭窄的部位及程度，彩色多普勒检查可见肺动脉主干有湍流形成。

3. 部分性肺静脉异位引流　往往同时并发有ASD和（或）VSD，在临床症状和体征上很难与单纯性ASD相区别，UCG检查有很大的诊断价值，必要时可做心导管检查，甚至造影检查。

## 二、治疗

原发孔房间隔缺损病变复杂、手术时间长，必须在体外循环下进行矫正手术。由于缺损边缘，尤其是缺损下缘比较固定，靠近房室传导束，不宜牵拉缝合，一般需要借助补片进行修补。

1. 治疗原则　原发孔房间隔缺损患者的外科治疗，原则上是闭合房、室间隔缺损，恢复房室瓣功能，避免房室结和传导束损伤。

2. 手术适应证　继发孔缺损患者，如诊断明确，心电图显示右束支传导阻滞或右心室肥大，X线片显示心影扩大，肺门血管充血，即使无症状，也应施行手术。不典型患者经心导管检查，肺循环血流量为体循环的1.5倍以上者亦可考虑手术。肺动脉高压仍有左向右分流者，应争取手术。50岁以上高龄患者如有症状，甚至出现心房纤颤、心力衰竭，经内科治疗控制后亦应手术治疗。原发孔缺损更应争取早日手术。肺动脉高压已呈逆向分流则是手术的禁忌证。

3. 手术方法　正中胸骨切口或右前胸切口。切开心包，用手指探查右心房，明确缺损部位、大小和解剖关系。建立体外循环阻断心脏血流，心脏停搏后，切开右心房壁，间断或连续缝合缺损。大缺损或上腔静脉型者用心包或涤纶织片修补。筛状多孔先给予剪除，再缝合或缝补缺损。伴有异位静脉引流者，可将缺损内侧边缘缝于肺静脉开口前方右心房壁上，关闭缺损，同时纠正异位引流。

原发孔缺损在切开右心房壁后辨明心内畸形。先间断缝合大瓣裂缺，再用心包或补片缝补房间隔缺损；缝合缺损下缘时，应缝于瓣叶基底处，避开传导束，以免损伤并发Ⅲ度房室传导阻滞。

近年来，对缺损不大的中央型继发孔缺损开始应用心导管将塑料伞推送到房间隔，覆盖缺损，固定于缺损边缘的非开胸介入性疗法。

### 三、病情观察

1. 体外循环手术后应注意有无出血，复查ACT以明确鱼精蛋白用量是否足够。
2. ASD手术后应注意监测CVP，避免容量过多而致左心功能不全、肺水肿。
3. 保持水电解质和酸碱平衡。
4. 注意监测ECG，及时发现并处理房性和室上性心律失常。

### 四、病历记录

记录疾病的动态情况，有助于判别疾病的进展情况。听取患者的描述对鉴别其他心脏疾病有帮助。

### 五、注意事项

（一）医患沟通

1. 先天性心脏病是一种出生后就存在解剖学异常和血流动力学异常的心脏病，在治疗上分为解剖学矫治和血流动力学矫治，理论上讲两者应一致，这也是医师所追求的目标，但临床实际有时却达不到或不能达到，例如大ASD修补时，如果左心室发育较小时，缺损并不完全封闭而留有一小孔（直径0.5～1.0cm），就是部分的解剖学和血流动力学矫治，而有的复杂性先心病不能做解剖学矫治，只能做完全的或部分的血流动力学矫治，甚至是分期矫治。关于这点术前应向患者及其家属交代清楚。

2. 先天性心脏病手术改变了患者自出生后即存在的异常血流动力学状态，有的甚至是重大的改变，患者的循环系统需要有一个适应的过程，这一过程有的时间较长，有的甚至是终身。因此，术后的内科治疗可能会延续很长的时间，对于ASD合并有严重肺动脉高压或肺血管阻塞性病变的患者尤其如此，术前应让患者及其家属了解相关情况，以便术后配合治疗。

3. 对于心内有补片、起搏导管等异物的先天性心脏病患者，应在术后严格防止并积极治疗感染性疾病。

4. 有关的手术风险和手术可能发生的并发症均应在术前向患者及其家属一一交代清楚。所谓"术前一句话顶术后一万句"，说的就是这个道理。

（二）经验指导

1. 单纯性房间隔缺损的诊断并不困难，主要是有无其他心血管畸形，如80%静脉窦型房间隔缺损常伴有右肺静脉畸形引流，在手术前应准备好补片。

2. 由于心房间压力阶差小，房间隔缺损的分流量一般较小，临床一般无症状，心脏杂音较弱。因此，早期容易漏诊。临床上遇到胸骨左缘第2、3肋间柔和杂音的患儿，一定要仔细听诊，不要轻易认为是生理性杂音，房间隔缺损的杂音特点是尽管较弱，但是第二心音较强且伴有固定分裂，结合心电图右束支传导阻滞，心脏彩色多普勒超声可见房间隔回声缺失等特点，完全可以早期诊断。

3. 继发孔型房间隔缺损的治疗需要考虑两个问题：①无症状的患者是否需要治疗；②选择合适的手术方法。一般认为，房间隔缺损自然闭合率极低，无症状的房缺患者如果X线胸片上显示肺血增多，心脏增大；心电图见右束支传导阻滞，右心室肥大伴劳损；心脏彩色多普勒超声见室间隔矛盾运动，说明右心室容量负荷过重，应考虑手术治疗。为预防发生肺动脉高压等并发症，有症状的患者应考虑在4~5岁时择期手术治疗。对于单纯的中央型房间隔缺损，如果经济条件允许，可以考虑介入封堵治疗，也可开胸手术治疗。对于有并发症的患者，应选择在体外循环下停搏心脏行房间隔修补术，同时矫正其他心脏畸形。

# 第二节　室间隔缺损

先天性室间隔缺损指的是左、右心室之间存在异常交通，引起血液左向右分流，产生血流动力学紊乱。室间隔缺损可单独存在，也可作为其他复杂畸形的一部分而存在。单纯性室间隔缺损发病率为0.2%，占先天性心脏畸形的20%。根据位置不同，室间隔缺损分为膜周部、肌部、干下型；根据缺损直径与主动脉直径的比值分为小型（小于主动脉直径的1/4）、中型（介于主动脉直径的1/4~1/2）和大型（大于主动脉直径的1/2）。

## 一、诊断

### （一）症状

患者的临床症状与VSD大小、分流量大小及有无肺动脉阻塞性病变密切相关。缺损小、分流量小的患儿一般无临床症状，往往在体检或其他疾病就诊时发现有心脏杂音，因而进一步诊治。缺损较大的VSD因分流量大而致肺血增多，表现为反复呼吸道感染、活动受限和劳力性气短、气促，婴儿喂养困难、体型瘦小，严重者可出现充血性心力衰竭。成年患者常见有SBE发生，在肺血管阻塞性病变的初期，患者的临床症状有短期明显的改善，主要是呼吸道感染的次数减少,但劳力性气短、气促加重，出现发绀和杵状指（趾）。

### （二）体征

1. 一般情况　小室间隔缺损通常无异常；缺损较大时有心悸、易疲劳和劳力性气短等症状。

2. 专科检查　　根据患者缺损及分流量的大小而出现不同的症状和体征。限制性小VSD可在心前区扪及收缩期震颤，可闻及粗糙的、吹风样高音调的全收缩杂音，P2单一变细但往往被响亮的SM掩盖而显得减弱。非限制性VSD因分流量大而造成右心室高压，患儿常有心前区骨性隆起，胸骨左缘第3、4肋间的收缩期震颤相对较轻，而SM以中、低频音为主，但P2往往增强、亢进并可能有分裂，有时可在心尖部听到二尖瓣流量增加引起的DM。在伴有主动脉瓣关闭不全时，可在胸骨右缘第2肋间或胸骨左缘第3肋间听到DM。两肺下部常可听到较细小的湿啰音，常难以消除。

（三）检查

1. 胸部X线　　小型缺损的胸部X线片显示心肺基本正常，肺纹理正常或稍增多增粗。中大型缺损有大量分流者肺纹理明显增粗增多，肺动脉段突出，肺门动脉扩张，搏动增强，甚至呈肺门舞蹈症，左、右心室增大，左心房轻度增大。并发肺动脉高压者，肺动脉段呈瘤样扩张，肺门血管呈残根状，肺血流量减少。

2. 心电图　　小型缺损的心电图多为正常或左心室高电压。中大型缺损的心电图显示左心室肥厚，随着肺血管阻力的逐步增高，心电图由左心室肥厚转变为左、右双心室肥厚表现。

3. 超声心动图和彩色多普勒超声　　超声心动图可见室间隔回声中断，有时还可根据中断的部位来确定缺损的类型，可测量缺损的大小。彩色多普勒超声可以明确血液分流方向、速度并估计分流量。

4. 心导管检查　　能更好地判断缺损的部位、大小和分流量，可了解心腔各部位压力和肺血管阻力，以便为病情判断、手术方法的选择提供进一步的资料。

5. 超高速CT　　一种无创的检查方法，具有较好的应用前景，能更准确地了解心脏的结构，可用于复杂病例排除其他病变。

（四）诊断要点

1. VSD　　<0.5cm时无明显症状，仅在体格检查时发现。缺损大时有活动后心悸、气促、反复呼吸道感染和充血性心力衰竭。

2. 体征　　胸肌左缘第3、4肋间可扪及震颤，闻及Ⅲ～Ⅳ级收缩期杂音，肺动脉第二音亢进，心尖区有舒张期杂音，小儿在胸廓畸形、心脏扩大，出现Eisenmenger综合征时，可有发绀、杵状指（趾）。

3. X线片　　有肺野充血，肺动脉段突出，左、右心室增大，重度肺动脉高压时，心影扩大反而不显著，右肺动脉粗大。远端分支呈鼠尾状。

4. 心电图　　ECG检查可显示正常或左心室高电压、肥厚，双心室肥厚等。

5. 超声心动图　　见左心房、左心室容积扩大，室间隔中断，彩色多普勒超声可发现分流部位和大小。

6. 心导管检查　　显示右心室血氧含量及压力升高。计算分流量及测压，对怀疑及伴发复杂性心血管畸形或严重肺动脉高压者，可造影检查。

（五）鉴别诊断

1. 轻症肺动脉瓣狭窄　鉴别要点为肺动脉瓣狭窄的心电图显示右心室肥厚，X线片显示肺动脉突出明显，右心导管检查无血氧差别而有右心室-肺动脉压力差。

2. 房间隔缺损　其杂音位置较高且柔和，大多无震颤，大分流量者可听到相对性三尖瓣狭窄的舒张期杂音，右心导管检查能进入左心房。超声心动图对于鉴别诊断也具有重要价值。

3. 心内缺损　其心尖部可闻及二尖瓣关闭不全的收缩期杂音，左心室造影可见二尖瓣反流征象。

4. 动脉导管未闭或主-肺动脉间隔缺损两者之间的鉴别有赖于右心导管检查及升主动脉造影。

5. 双腔右心室（double chambered right ventricle，DCRV）　临床体征类似VSD，有的病例可伴有VSD，但ECG显示有明显的右心室肥厚，与一般的VSD不同。UCG检查或右心心导管检查可明确诊断。

## 二、治疗

（一）一般治疗

1. 防治肺部感染　由于肺血增多，患儿容易发生肺部感染，并因此引发或加重心力衰竭，积极防止、治疗肺部感染，可以有利于控制心力衰竭的发生和治疗。临床上常用抗生素、免疫球蛋白、流感疫苗等，此外，有效地控制心力衰竭也是防治肺部感染的主要方法。

2. 控制心力衰竭　尤其是大VSD患儿，常容易发生心力衰竭，在临床上心力衰竭和肺部感染常互为因果并相互促进病情的加重。对于婴幼儿应严格限制输液量（每日60～80mL／kg体重）、充分镇静（吗啡0.05 mg／kg体重）、充分供氧，在此基础上积极治疗肺部感染，并应用洋地黄治疗心力衰竭，通常采用24小时快速洋地黄化（24小时内口服1.25～1.5mg；首次口服0.25～0.5mg，随后6～8小时口服0.25mg，维持量为每日口服0.125～0.25mg）。

3. 利尿治疗　适当应用利尿药降低心脏负荷。

（二）外科治疗

1. 手术指征

（1）年龄<6个月龄的患儿，有难以控制的心力衰竭。

（2）年龄6～24个月龄的患儿，有临床症状或肺动脉高压出现。

（3）年龄>24个月龄的患儿，肺体血流比>2（Qp／Qs>2）。

（4）年龄>24个月龄的患儿，伴有心内膜炎反复发生。

（5）因病变而出现的严重社会问题及心理障碍。

2. 手术禁忌证

（1）Qp／Qs>1.0，临床上有艾森曼格综合征表现，为绝对手术禁忌证。

（2）Qp／Qs>0.75为相对手术禁忌证。

（3）年龄<12个月龄的小VSD，无明显临床症状者，由于有可能自然闭合，可以到5岁后再决定是否手术。

3. 体外循环下直视修补VSD的手术径路

（1）经右心房切口：对于绝大多数膜周部、窦部或室上嵴上的VSD，均采用这一切口进行VSD修补。

（2）肺动脉切口：主要用于肺动脉瓣下型VSD的修补。

（3）右心室切口：可以较好地显露各部位的VSD，但由于这种切口破坏了右心室的完整性，目前较少应用，主要用于室间隔前部的肌部VSD及一部分左心室-右心房通道型VSD。

（4）心尖切口（鱼嘴切口）：对于肌部VSD，采用这一切口修补显露更好。

修补VSD的方法，根据缺损的大小可以直接缝合修补或补片修补；其次直接缝合修补小VSD可以在常温体外循环下施行而不必降温，以减少体外循环时间。由于膜周部和窦部VSD和心脏传导束有密切的关系，因此，在手术修补VSD时应避免损伤传导束，防止发生完全性房室传导阻滞。Ⅲ度房室传导阻滞和VSD残余漏是本病手术治疗的两大主要并发症。

（三）其他治疗

1. VSD的介入治疗，在影像学检查的指引下，利用特制的导管将封堵器送至缺损部位，然后打开封堵器，使其卡在缺损口封闭VSD而达到治疗的目的。

2. 对于有艾森曼格综合征的患者，唯一的根治方法就是施行肺移植或心肺联合移植。

**三、病情观察**

1. 手术修补VSD后应注意发生完全性房室传导阻滞，如果在术中发现则应拆除补片重新修补，安放临时起搏器治疗。术中发生AVB多为一过性，可用药物治疗，常用异丙肾上腺素持续静脉给药，根据心率的快慢调整给药量。完全性AVB的唯一治疗方法就是安装永久性起搏器。

2. 术中心脏复搏后应注意有无残余漏，主要表现为右心室表面可扪及收缩期震颤，右心房、右心室血氧含量有明显的差别。有时在术后3~5日可出现残余漏，应重新修补。

3. 对于用补片修补VSD的患者，术后早期应注意监测体温，预防性地应用抗生素，避免发生心内膜炎。在术后1年内均应积极防治肺部及身体其他部位的感染性病灶，对已经发生的感染性疾病应尽早应用有效的抗生素治疗。

### 四、病历记录

记录疾病的动态情况，有助于判别疾病的进展情况。听取患者的描述，对鉴别其他心脏疾病有帮助。

### 五、注意事项

（一）医患沟通

1. 先天性心脏病是一种出生后就存在解剖学异常和血流动力学异常的心脏病，在治疗上分为解剖学矫治和血流动力学矫治，理论上讲两者应一致，但临床实际有时却达不到或不能达到。关于这点术前应向家属交代清楚。

2. 先天性心脏病手术改变了患者自出生后即存在的异常血流动力学状态，有的甚至是重大的改变，患者的循环系统需要有一个适应的过程，这一过程有的时间较长，有的甚至是终身。因此，术后的内科治疗可能会延续很长的时间，术前应让患者及其家属了解相关情况，以便术后配合治疗。

3. 对于心内有补片、起搏导管等异物的先天性心脏病患者，应在术后严格防止并积极治疗感染性疾病。

4. 有关的手术风险和手术可能发生的并发症，均应在术前向患者及其家属——交代清楚。

（二）经验指导

1. 临床上遇到胸骨左缘闻及Ⅲ～Ⅳ级全收缩期粗糙杂音伴震颤的患者，应考虑先天性室间隔缺损的诊断。如果杂音在胸骨左缘第2、3肋间，应考虑高位室间隔缺损、肺动脉瓣狭窄和动脉导管未闭等三个可能的诊断。如杂音较粗糙，伴震颤、第二心音亢进，应考虑干下型室间隔缺损或者动脉导管未闭伴轻、中度肺动脉高压；如第二心音减弱，甚至消失，应考虑肺动脉瓣狭窄。如果胸骨左缘第2、3肋间收缩期和舒张期均闻及杂音，应仔细听诊，明确是双期杂音还是连续性杂音。双期杂音见于干下型室间隔缺损合并主动脉瓣关闭不全的患者；连续性杂音见于动脉导管未闭、主肺动脉间隔缺损。第3、4肋间闻及连续性杂音见于主动脉窦瘤破入右心等疾病。根据上述特点得出初步判断，但是，由于心脏大小、位置、功能状态、胸壁厚薄等的不同，有时杂音不典型，必须依据心脏彩色多普勒超声等辅助检查做出判断。

2. 重症患者必须明确有无艾森曼格综合征这一手术禁忌证。

3. 术后早期出血是体外循环手术常见的并发症，应注意复查ACT、血小板及其他血液学检查，以明确有无鱼精蛋白中和量不够或其他凝血机制上的异常。

4. 对合并主动脉瓣脱垂的患者，术前应做好主动脉瓣置换的准备，以便一旦主动脉瓣成形术失败即改为主动脉瓣置换。

绝大多数的VSD均可自然闭合，但巨大VSD和肺动脉瓣下的VSD较难闭合，应尽早手术治疗。对并发主动脉瓣脱垂的患者，术前应做好主动脉瓣置换的准备，以便一旦主动脉瓣成形术失败即改为主动脉瓣置换。对于"针孔型VSD"术中难点在于发现缺损的部位，应根据UCG的提示及右心室表面震颤的位置来寻找缺损，将右心室血吸净后，胀肺可看到血自缺损处涌出。这种缺损切勿在心脏搏动时做手术，否则很难找到缺损部位。

# 第三节　动脉导管未闭

动脉导管是正常胎儿来自母体的氧合血从肺动脉流向主动脉的生理通道。绝大多数婴儿的动脉导管常于出生后头2个月自行闭合，持续开放不闭者，则系病理状态，称为动脉导管未闭（patent ductus arteriosus，PDA）。本病可单独发生或并存于其他心血管畸形，也可作为发绀型或左右心梗阻性病变的代偿通路。动脉导管未闭的发生率约占新生儿的1/200，早产儿的发生率则明显增高。据估计，出生体重不足1750g的新生儿中的45%有动脉导管未闭，而出生体重低于1200g的新生儿发生率高达80%。

## 一、诊断

（一）症状

细导管可以没有症状或症状很轻，患者常在体检时听到心杂音而来就诊；典型的症状主要是左向右分流改变、肺充血、反复发作性肺部感染、咳嗽、呼吸增快、喂奶困难、体重增加缓慢或减轻，成年人常有劳力性气短、运动耐力降低和胸闷症状。晚期患者出现艾森曼格综合征时，可有典型的半身发绀（左上肢及下半身发绀）和一系列的心力衰竭症状。

（二）体征

1. 一般情况　一般发育较正常，但重症患儿发育较差、体重较轻、营养较差。呼吸加快、脉压增大（主要舒张压降低）。

2. 典型体征　其典型体征是胸骨左缘第2、3肋间连续性机器样杂音，声音粗糙响亮并向左锁骨下传导，当伴有肺动脉高压、心力衰竭时，可仅有收缩杂音，如出现严重肺动脉高压，仅可听见相对肺动脉瓣关闭不全的泼水样杂音。分流量大的患者，心尖区可闻及舒张期杂音，其余体征还包括动脉瓣区连续性或收缩期震颤，心尖区隆起。肺动脉第二音亢进等，周围血管征可查见股动脉枪击音、甲床毛细血管搏动征等。

（三）检查

1. 心电图检查　导管细小、分流量小者正常或电轴左偏，分流量较大者显示左心室高电压或左心室肥大。肺动脉明显高压者则示左、右心室肥大或右心室肥大。

2. X线检查 心影随分流量而增大，左心缘向左外延长。纵隔阴影增宽，主动脉结突出，可呈漏斗状，肺动脉圆锥平直或隆出，肺门血管阴影增深，肺纹理增粗。

3. 超声心动图 左心房、左心室内径增大。

4. 彩色多普勒超声 有湍流可判断出分流的大小，有很大的诊断价值。

（四）诊断要点

1. 体检时在胸骨左缘第2肋间可听到连续性机器样杂音，收缩期增强。触诊该处可扪及震颤。通常伴有脉压增宽、股动脉枪击音及毛细血管搏动等。

2. 心电图检查可见有电轴左偏、左心室肥厚劳损、左心房扩大或右心室肥厚。

3. 胸部X线检查显示有大量左向右分流改变，两肺充血，升主动脉增宽。

4. 超声心动图检查可用色彩定位，估计分流量及心腔大小。

5. 心导管检查，婴儿一般不做此项检查，早产儿则应禁用。少数过期产儿肺血管阻力明显升高或有动脉导管大而分流量小或有导管内右向左分流形成下半身差异性发绀时，则须进行心导管检查，了解肺血管状态。

（五）鉴别诊断

1. 瓦氏窦瘤 破裂患者往往是成年人，无出生后反复肺染和心力衰竭病史，有突然发病史。体检听诊连续性心位置较低，UCG可显示主动脉窦破裂和反流的血液，有患者还并发VSD。

2. 主-肺动脉隔缺损 临床表现与PDA相同，但由于缺损较大，心杂音反而不典型，并且很早就可以形成肺动脉高压。UCG显示介于主动脉和肺动脉之间的缺损部位较PDA低。

3. 冠状动-静脉瘘 心前区的杂音位置较低，UCG显示粗大的冠状动脉分支或明显增粗的冠状静脉窦，有异常的血流进入低压心腔。通过心导管和冠状动脉造影可以明确诊断。

4. 肺动静脉瘘 连续性心杂音位置较低、脉压不大、无外周血管体征，X线胸片可见局限性的肺纹理增多或正常，无PDA两肺均匀性的肺血增多现象。右心室造影可明确诊断。

5. 主动脉瓣狭窄伴关闭不全 患者出生后健康或无心血管病史，有的患者有风湿病病史；心杂音为双期性杂音，听诊部位为胸骨旁右侧第2肋间、左侧第3肋间及心尖高。UCG检查可明确诊断。

二、治疗

（一）药物治疗

针对并发的呼吸道感染、心功能不全和感染性心内膜炎等。早期使用非甾体类抗炎镇痛药，如吲哚美辛，在一定程度上能通过抑制前列腺素的合成，促进动脉导管闭合，有效率约70%。

### （二）介入治疗

适合于5岁（体重20kg）以上、导管直径小于1.0cm、无感染性心内膜炎存在者。

### （三）手术适应证

早产婴儿有较高的动脉导管未闭发病率，易引起呼吸窘迫综合征。可先试服吲哚美辛治疗，以抑制前列腺素E的扩张作用，促使导管收缩闭合。如不能奏效，即须手术。婴幼儿有心力衰竭者应提早手术治疗，最适当的手术年龄是学龄前。并发肺动脉高压者更应及早手术，即使肺动脉压力升高，只要仍有左向右分流，也应施行手术，以防发展成为逆向分流，失去手术机会。成年以后动脉逐渐硬化脆弱，手术危险性增大。并发细菌性心内膜炎者，最好在抗生素控制感染2个月后施行手术。

### （四）手术方法

气管插管麻醉，置患者右侧卧位，行后外侧开胸切口，经第4肋间进胸。在肺动脉干扪及震颤，即可证实诊断。于迷走神经后方或与膈神经之间切开纵隔胸膜，充分显露降主动脉上段和导管的前壁，再将导管上下缘和背侧的疏松组织分离。如导管粗短，最好先游离与导管相连的降主动脉，注意保护喉返神经。导管的处理方法如下。

1. 结扎法　适用于婴幼儿导管细长者，在未闭导管和肺动脉端分别用粗丝线结扎。肺动脉压较高、导管较粗大者必须在控制性降血压下结扎，以免撕裂管壁出血或未能将管腔完全闭合。亦可先在导管外衬垫涤纶片再结扎。

2. 动脉导管切断缝合术　适用于导管粗短的患者，用无创伤钳分别钳夹未闭导管主、肺动脉侧，边切边缝合两切端。肺动脉明显高压成年病例，尤其疑有动脉壁钙化者，最好行胸骨正中切口，在低温外循环下阻断心脏血循环，经肺动脉切口缝闭动脉导管内口，较为安全。

近年来有人经皮穿刺股动脉和股静脉，分别插入导管至降主动脉上端和肺动脉，而引入细条钢丝。然后将一塑料塞子塞入股动脉（Porstmann法）或股静脉（Rashdind法），由心导管顶端沿钢丝顶进入动脉导管将其堵塞。对较小导管（<1cm）的闭合，有很高的成功率。但婴幼儿尚不适用，因血管内径细小塞子不易插入，导管粗短也不适用，因塞子不易堵塞而易脱落。另外还有开展胸腔镜钳闭合导管术，适用于婴儿。

### 三、病情观察

1. 早产儿和呼吸窘迫的新生儿在出生后应注意观察患儿的心杂音和呼吸状况。

2. 如果患儿外科手术结扎导管，应注意监测血压，患者可有术后高血压发生。此外，在患者清醒后应注意有无声音嘶哑，因PDA结扎术最主要的并发症是喉返神经损伤。

## 四、病历记录

1. 不同患者病情差异很大，所有病历上均要详细记录患者的表现、各项检查结果，以及医方与患者沟通的过程、诊疗措施。

2. 对于须手术或介入治疗的患者，手术风险要交代清楚并要有患者签名。

## 五、注意事项

### （一）医患沟通

1. 对PDA的治疗，患方的配合起着很重要的作用。PDA的病情变化大，须特殊处理，患者需手术，故在与患方沟通时要针对患者的实际情况，做全程沟通。

2. 与患方进行沟通时，对患者病情仅做客观性描述，对患者病情变化尽量少做评价，少作肯定或否定的回答，应嘱患者多随访。

### （二）经验指导

1. PDA的诊断不仅要确诊病变，而且必须同时对血流动力学状况做出评估，应在治疗前评估左-右分流量的大小及对患者心肺功能的影响。

2. 明确有无严重肺动脉高压或艾森曼格综合征存在。

3. 对于粗大的动脉导管，还必须明确有无导管钙化、有无动脉导管瘤形成，这对手术方式的选择及手术风险的评估有很大的影响。

4. PDA合并心内膜炎或导管内有赘生物的患者，禁止做介入性封堵治疗。

5. 动脉导管破裂出血和喉返神经损伤是PDA外科治疗中最主要的并发症，前者在应急措施不健全的情况下有极高的死亡率，后者将造成患者终身的痛苦。

# 第四节　法洛四联症

法洛四联症（tetralogy of fallot，TOF）是一种常见的先天性心脏病，包括肺动脉狭窄、室间隔缺损、主动脉骑跨及右心室肥厚。法洛四联症的病理生理取决于肺动脉狭窄的程度和室间隔缺损两种畸形的互相影响及其结果，主要表现为两心室收缩压峰值相等、心内分流和肺血减少，以及慢性缺血缺氧所致的红细胞增多症和肺部侧支循环的建立等。

## 一、诊断

### （一）症状

1. 发绀　是法洛四联症的主要症状。出生后3~6个月动脉导管闭合后出现，哭闹后加重。

2. 呼吸困难和活动耐力差 多在出生后6个月出现。可有脑缺氧发作,严重者因昏迷和抽搐而危及生命。行动缓慢、好静、生长发育迟缓。

3. 蹲踞 为法洛四联症的特征性姿势,成年人少见。

4. 其他 可并发脑脓肿、脑栓塞、亚急性细菌性心内膜炎或肺结核。成年人法洛四联症可伴有高血压(肾缺氧与肾素分泌增加有关)。

（二）体征

1. 一般情况 患儿发绀,有的患儿在平静时无发绀,一旦哭闹时即有明显的发绀。通常发育正常,如果体格发育较小,应注意有无左心室发育不良的情况;有的重症患者可有高血压。

2. 专科检查 口唇及面颊部有发绀,有杵状指(趾),婴幼儿患者杵状指(趾)并不明显。心脏听诊往往正常,在肺动脉瓣区往往听到较响亮的第二心音,这往往是主动脉瓣第二心音,是由心室肥厚导致心脏顺时针向转位,使得主动脉向前、向左移位造成的,P2常常被掩盖听不清楚。在胸骨左缘第2、3肋间可听到SM,心杂音的响亮及长短与肺动脉狭窄的程度成反比,杂音越响、时间越长表明肺动脉狭窄越轻,反之说明肺动脉狭窄越严重;如果听诊无心杂音,可能为假性动脉干或肺动脉闭锁型TOF。如果有连续性杂音,说明可能并发PDA或冠状动脉-肺动脉瘘,应注意进一步检查。

（三）检查

1. 实验室检查 由于全身长期缺氧造成的红细胞增大症,红细胞计数、血红蛋白及血细胞比容均增高,根据患者的病情不同,增高的程度也不同。

血小板计数和血浆纤维蛋白原减少,血小板功能减弱,有的患者可有凝血时间和凝血酶原时间延长。

尿常规查蛋白尿,可高达(++++),多见于有高血压的患者。

2. X线检查 典型的胸部X线片可见影呈"靴状",两肺纹理减少,肺透亮度增加;如果两侧肺纹理对称说明有一侧肺动脉缺如的可能,应注意进一步检查明确。较大的儿童或成年人患者有丰富侧支循环形成,可在肋骨下缘见到不规则的压迹,即Roesler征("虫蚀征")。

3. 心电图(electrocardiogram,ECG) 主要表现为电轴右偏和右心室肥厚,右心房肥大常见于成年患者,大龄儿童还可出现房性或室性期前收缩,根治手术后常有不完全性右束支传导阻滞(incomplete right bundle branch block,IRBBB)发生。

4. 超声心动描记术(ultrasonic cardiography,UCG) 是目前诊断TOF最主要、最有效的方法,二维UCG可动态地直接观察到VSD的部位、大小及相邻结构的关系,还可测量右心室流出道狭窄处、肺动脉主干及分支的直径,了解左心室大小及射血功能状况,排除冠状动脉异常起源。对是否合并PDA、冠状动脉-肺动脉瘘、ASD等均可做鉴别诊断。对怀疑有肺动脉远端分支狭窄的病例，可进一步做心脏造影检查。

5. 心导管和心脏造影　有一定风险的创伤性检查，在UCG技术较好、诊断明确的情况下，通常术前无须做造影检查，除非怀疑肺动脉远端分支狭窄或复杂性TOF的病例。通过正位和侧位造影，可以动态而直观地了解右心室流出道狭窄的部位、程度，VSD的部位、大小，主动脉骑跨的程度，肺动脉主干及分支发育的状况，以及左右心腔结构和大小，是TOF诊断和鉴别诊断最有效的方法。对怀疑有冠状动脉异常起源患者，还可做选择性冠状动脉造影以明确诊断。

（四）诊断要点

1. 出现发绀、呼吸困难，喜蹲为本症常见且特征性症状。严重者可出现昏厥及抽搐。

2. 体征　有口唇及肢端发绀、杵状指（趾），肺动脉瓣区有收缩期杂音，肺动脉第二音减弱，部分患儿有收缩期震颤。

3. X线片　显示肺纹理稀疏，肺动脉段凹陷，"靴"型心，约25%患者有右位主动脉弓。

4. 心电图ECG　显示右心房、右心室肥厚。$V_5$、$V_6$有巨大P波，电轴右偏。

5. 超声心动图　显示室间隔与主动脉前壁连续中断，主动脉骑跨，右心室增大，流出道狭窄；彩色多普勒超声显示向右分流。

6. 右心导管及造影　可见右心室压力升高，肺动脉、右心室有明显压力阶差，右心室血氧含量升高，造影见主动脉与右心室、肺动脉同时显影，可显示流出道狭窄程度、部位，主动脉骑跨情况，VSD的位置及大小。

7. 血常规　可见红细胞计数增多，血红蛋白增高，血氧饱和度下降。

（五）鉴别诊断

1. 法洛三联症　出现发绀比较晚，蹲踞少见，胸骨左缘第2肋间有喷射性收缩期杂音，时限长且响亮。X线胸片显示右心室、右心房增大，肺动脉段突出。超声心动图检查可资鉴别。

2. 艾森曼格综合征　发绀出现较晚、较轻，X线片显示肺野周围血管细小，而肺门血管粗且呈残根状，右心导管和超声心动图检查显示肺动脉压明显升高。

3. 右心室双出口　主动脉及肺动脉均起源于右心室，有的患者临床表现与法洛四联症相似，超声心动图和右心室造影可资鉴别。

4. 大动脉错位　心脏较大，肺部血管纹理增多，鉴别诊断靠心血管造影。值得注意的是SDI型法洛四联症与SDL型解剖矫正性大动脉异位的鉴别：①法洛四联症有正常肺动脉下圆锥而无主动脉下圆锥，SDL型解剖矫正性大动脉异位则有主动脉下圆锥或主动脉和肺动脉下双圆锥；②SDI型法洛四联症的大动脉关系为正常的反位，而SDL解剖矫正性大动脉异位则类似完全性大动脉转位，主动脉在左前或呈并列关系。

## 二、治疗

### （一）一般治疗

1. 吸氧和休息是术前的常规准备，可减轻患者症状、减少缺氧性发作、改善全身状况。

2. 治疗合并的脑脓肿或肺结核，在病变得到有效控制之前，不能手术治疗心内畸形。

### （二）手术治疗

1. 手术适应证　临床症状较轻者，可等待至5岁后施行根治术。在婴儿期，如缺氧严重，屡发呼吸道感染或昏厥，可先行姑息性分流术过渡，待长大些再行根治术；有条件也可行根治术。

2. 手术方法

（1）分流术：手术的目的是增加肺循环血量，改善缺氧。①锁骨下动脉-肺动脉吻合术：适用于幼童，如掌握显微血管外科技术，亦可用于婴儿。游离出左锁骨下动脉，于胸顶部切断，结扎远端，翻下近端，与肺动脉做端侧吻合术。②主动脉-肺动脉吻合术：适用于锁骨下动脉过于细小的婴儿。在升主动脉后外侧壁和右肺动脉前壁之间或降主动脉和左肺动脉之间做端侧吻合术，使主动脉血流分流至肺动脉。吻合口径不可超过4mm，但难以掌握，术后常因分流量过多引起肺水肿。

（2）根治术：应尽可能采用此手术方法。如左心室过小，容量<25mL／m²体表面积或左、右肺动脉直径之和小于横膈水平降主动脉的直径，则患者难以承受此手术。建立体外循环后，切开右心室前壁，切除壁束和膈束或纤维膈肌环，显露室间隔缺损。用涤纶织布片缝补，避免缝及沿下缘走过的传导束。然后，疏通肺动脉口狭窄，瓣膜狭窄可行瓣膜切开术；漏斗部狭窄除切除局限性肥厚纤维肌肉外，常须用心包或织布扩大缝补流出道。瓣环或肺总动脉狭窄，如小儿直径<1cm，成年人<1.5cm，则应纵行切开，然后用适当大小的心包片或涤纶织片缝补扩大右心室流出道和肺动脉。术后症状可明显减轻或消失，体格发育和体力活动恢复正常。低心排血量综合征常是术后严重并发症和死亡的主要原因。

## 三、病情观察

1. 出血　TOF由于本身凝血机制异常和侧支循环丰富的特点，在术后容易发生出血，尤其在肝素中和不完全时出血较多。术后应注意观察引流量并复查ACT，如有活动性出血应再次开胸止血。

2. 低心排血　TOF术后常常发生程度不同的低心排血，主要原因是原有左心室发育不良、术中右心室流出道狭窄解除不满意、右心室心肌切除过多、有效血容量不足、电解质紊乱、心律失常、术中心肌保护不良、灌注肺或通气障碍等。因此，在术后应注意观察患者血压、心率和心律、尿量及四肢末梢组织灌注状况。

3. 中心静脉压（central venous pressure，CVP） 是反应机体血容量和心脏功能状况的重要指标，CVP降低说明血容量不足，CVP增高可能是容量过多、心功能不全、右心室流出道有残余梗阻或心包压塞等，应根据临床不同情况进行分析、处理。

4. 心外科手术后应注意观察尿量和尿的颜色，这是反映心功能状况的重要指标。在术后早期常常尿量较多，应注意电解质的紊乱。在低心排血时往往有尿量减少的情况。通常在心外科术后，患者尿量每小时至少应>1.0mL／kg体重（成年人）和>1.5mL／kg体重（小儿）。此外，TOF术后早期往往有酱油色的血红蛋白尿，往往在术后6～10小时尿颜色变清，如果这种尿色持续12小时以上，应结合临床考虑有无室间隔残余漏的可能。

## 四、病历记录

患者手术并发症多，医方的每一检查治疗措施都应有记录。不仅要记录阳性体征，还要记录阴性体征。

## 五、注意事项

### （一）医患沟通

1. 凡是诊断明确的法洛四联症的患者均须住院手术治疗，因手术风险大且死亡率高，所以术前要充分与患方沟通。医患双方要达成共识：①手术必须要做；②手术风险大；③医患双方共同尽力，尽可能挽救患者生命。

2. 术前要充分估计到术后的并发症，对可能出现的并发症要有预见性的预防措施，就此应与患方沟通。

3. 手术大、手术并发症多是本病的治疗特点，在治疗过程中出现的各种情况都要及时告知患者，重要的治疗措施要患方签名同意。

### （二）经验指导

1. 单纯性TOF的诊断中，对心外科医师最重要的是肺动脉狭窄的部位及程度，肺动脉狭窄的部位越远，手术难度越大、风险越大，如果有肺动脉分支狭窄就无法做根治性手术。

2. 左心室大小反映了左心室的发育状况，是术后维持体循环血压的唯一心室。

3. 单纯性TOF最常见的并发症是卵圆孔未闭（patent foramen ovale，PFO）或ASD（50%～60%），合并ASD时又称为法洛五联症（pentalogy of Fallot，POF），但合并PFO的法洛四联症不能称作POF。

4. 约有80%的单纯性TOF需要右心室流出道补片加宽，适当放宽流出道补片的应用是降低手术死亡率的重要因素。

5. 对合并冠状动脉畸形的单纯性TOF进行根治手术，应在术前准备好带瓣管道或同种异体带瓣升主动脉，以备做Rastelli手术时需要。

# 第五节　缩窄性心包炎

由于各种炎症引起心包壁层和脏层粘连，壁层心包增厚、钙化的慢性病变，其结果限制了心脏的舒缩活动，降低了心功能。急性化脓性心包炎的迁延及结核性心包炎是病变的主要原因，随着医疗条件的改善及抗生素的广泛应用，这一疾病有逐渐减少的趋势。

## 一、诊断

（一）症状

1. 劳累后呼吸困难为缩窄性心包炎的早期表现，随病情加重，可出现休息时的呼吸困难，甚至端坐呼吸，与心排出量减少、肺淤血及大量的胸腔积液、腹腔积液有关。
2. 疲倦、乏力、活动能力降低。
3. 腹胀、腹痛等，与腹部脏器淤血及腹水有关。

（二）体征

1. 一般情况　患者多表现为慢性面容、消瘦或贫血，皮肤黝黑、表情淡漠；血压正常或偏低、脉压小，脉搏快而微弱、不规则和奇脉；呼吸次数增加，重症患者可有呼吸困难、端坐呼吸和发绀。
2. 专科检查

（1）浅静脉明显充盈，尤其以颈静脉最显著，在吸气时颈静脉怒张明显（Kussmaul征）。

（2）下肢水肿、肝大、脾大、腹水征阳性、胸腔积液（肋间增宽、叩诊浊音、呼吸音减弱）。

（3）心尖冲动减弱或消失，心界正常或略增宽；心音低远、S3有吸气性宽分裂，可听到舒张早期的第三心音或心包叩击音。

（三）检查

1. 实验室检查　通常血常规正常，可有贫血，血细胞沉降率正常或增快，低蛋白血症，肝、肾功能异常，个别患者有黄疸。
2. 辅助检查

（1）ECG：QRS波呈低电压，T波低平或倒置，P波切迹；有的患者可出现心房扑动或心房纤颤。

（2）UCG：可测定心包的厚度及有无心包或胸腔积液。

（3）X线检查：透视下可见心脏搏动明显减弱或消失，心影呈圆锥状改变，心缘各弓消失而变得僵直，正、侧位胸部X线片可见心包有钙化，肺弥漫性间质水肿致肺野透光度降低、胸腔积液。

（4）CT或MRI：可清楚显示心包的厚度、钙化、有无心包积液及腔静脉扩张的程度。

（5）心导管检查：大多数患者无须做心导管检查即可明确诊断。但在上述无创伤检查仍无法确诊时，可做心导管检查，如右心室压力曲线在舒张早期急剧下降，然后又迅速上升，继而在舒张中晚期为等高线，呈典型的"平方根征"（square root sign）可确诊缩窄性心包炎。

（四）诊断要点

1. 有心包疾病、结核病或风湿病的既往史和前述的临床症状。
2. 体格检查有静脉压升高、低蛋白血征和心脏相应的一系列阳性体征。
3. UCG、胸部X线片、CT发现心包有增厚、钙化或积液征象。
4. ECG显示QRS低电压、T波低平或倒置、P波切迹、房扑或房颤。
5. 心导管检查右心室压力曲线呈"平方根征"。

（五）鉴别诊断

1. 风湿性心瓣膜病二尖瓣狭窄 重症患者在临床症状和体征上有时与缩窄性心包炎很难区别，但患者以往常无心包疾病的病史；X线检查无心包增厚、钙化的现象，心缘各弧度仍存在；UCG可清楚显示二尖瓣狭窄的程度及心包的厚度。

2. 肝硬化 可因门静脉高压出现脾肿大、腹水、下肢水肿等，但常无缩窄性心包炎所出现的心血管体征和辅助检查的阳性发现。食管钡餐检查可见食管下端静脉曲张。

3. 限制性心肌病 在临床上与缩窄性心包炎很难鉴别，两者的症状和体征均较类似。但心肌病患者心尖冲动可正常且无心音低远，二尖瓣和三尖瓣听诊区可听到SM，X线检查和CT均无心包增厚、钙化的现象；UCG也可显示心包正常而心肌异常肥厚。心肌活检可确诊。

## 二、治疗

（一）一般治疗

1. 抗感染、抗结核治疗 对于体温较高、血细胞沉降率快的患者，应用适当的抗生素或抗结核药治疗，待体温和血细胞沉降率正常后再考虑手术治疗。

2. 支持治疗 重症患者由于长期营养不良致低蛋白血症，应采用各种方法改善伙食、增加营养，必要时可经静脉补充水解蛋白、白蛋白或少量输血。

3. 强心利尿 为了减轻循环负担、纠正组织水肿，可利尿排水，但要注意水电解质平衡，避免低血钾；在低血钾状态下应用洋地黄更容易中毒，因此必须监测血钾，必要时可口服、静脉同时补钾。

4. 其他　对于胸腔积液、腹腔积液较多的患者，可在手术前2日适当抽取胸腔积液和腹腔积液，胸腔积液不应抽取过多，否则容易发生肺水肿；腹腔积液抽取后最好绑腹带，以免腹腔压力突然降低导致循环衰竭。

（二）外科治疗

1. 手术剥除缩窄的心包　是从根本上治疗缩窄性心包炎唯一有效的方法，常用的开胸切口有3种：左前外切口、胸骨正中切口和双侧胸前横切口。

（1）左前外切口：对于剥除左心室外的心包，尤其是左侧膈神经后的心包显露较好，但对剥除右心的心包显露较差。

（2）胸骨正中切口：对呼吸的影响较小并可以显露左心前方和右心的心包，但难以显露左侧膈神经后的心包。

（3）双侧胸前横切口：可以显露较满意的手术视野，但对呼吸的影响较大。手术时应根据患者的呼吸功能状况、预计切除心包的范围和心包缩窄的部位选择恰当的切口。

2. 剥除心包　应遵循先左心、后右心，先流出道、后流入道的顺序。心尖部的心包必须完全剥除，然后剥除左侧膈神经前的心包，左膈神经后的心包应根据病史的长短及心肌的状况做部分剥除或松解，最后剥除右心的心包。注意在上、下腔静脉心包返折处，有时有一环形狭窄必须给予仔细松解，否则，术后胸腔积液、腹腔积液难以消退。

3. 在剥除心包时应采用钝性分离和锐性分离相结合的方法进行，必须注意室间沟、房室沟中的冠状动脉，勿将冠状动脉剥破。在心包粘连较致密的地方，可以用手术刀将心包"井"形或"十"形划开，并不一定要剥除心包，甚至可以将部分心包不切除做"孤岛状"遗留。

4. 在整个手术中应注意控制输液量，左心室大部分剥除后应及时与麻醉师联系，了解循环状况并及时应用强心利尿药，防止急性心肌扩张造成心力衰竭。

5. 对于结核病引起的缩窄性心包炎，在手术后应加强抗结核治疗，以免结核播散。如果是化脓性病变，在术中可采取标本做细菌培养和药敏试验，以指导术后的抗生素应用。

**三、病情观察**

1. 手术后应密切监测患者的呼吸和循环状况，严格控制输液量。

2. 术后由于循环改善可能出现大量的排尿，容易引起电解质紊乱而致室性心律失常，因此须密切监测并及时补充，可持续静脉滴注利多卡因并在床边准备好除颤器。

3. 重症患者心肌长期处于束缚状态，心包剥除后容易发生低心排，除了适量应用洋地黄外，最好静脉持续应用磷酸二酯酶抑制药，如米力农。血管活性药应用药适当，尤其是缩血管药用量不宜过大，以免增加负荷而加重低心排血。

### 四、病历记录

及时记录病情的发展，本病病程是进行性的，病情逐渐变化，预后较差。及时记录各项检查结果，并及时分析。与患方交代病情要及时记录，重要的诊疗措施要经患方知情同意并签字。

### 五、注意事项

#### （一）医患沟通

缩窄性心包炎患者治疗周期长，手术风险大，费用高，此类患者经济上往往较为困难，所以此类患者治疗上较为困难。手术前患者常须长时间规范用药，患者由于多方面原因，多不能坚持服药，故医患沟通显得尤为重要。术前应与患方就此病的诊治情况进行沟通，让患方明白术前服药的重要性，使患者能坚持服药，配合医生的治疗。由于此类患者手术风险大，术后愈合慢，故术前要使患方理解这一点，同时沟通时要多举一些成功的例子，让患者树立战胜疾病的信念。术后患者出现的每种情况，不管好坏，都要向患方交代，及时向患方告知下一步治疗措施，以取得患方的配合。由于结核有传染性，医护人员在与患者沟通时还要注意自我防护。

#### （二）经验指导

1. 在目前条件下，缩窄性心包炎的诊断并无困难。对于重症患者，除了确诊缩窄性心包炎之外，更主要的是对患者全身其他器官（心、肺、肝、肾）功能状况和全身营养状况做出准确评估，以便确定术前治疗用药和选择是否需分期手术，将手术风险降至最低。

2. 术前的营养治疗对于降低重症患者手术风险极为重要，尤其对重症患者合并有恶病质时，首先应改善患者的全身营养状况，遗憾的是，这类患者往往经济上很困难。

3. 对于术前肝功能异常的患者，即使出、凝血时间正常，也应提前应用维生素 K，以免术中、术后出血。

4. 在缩窄性心包炎合并有阿迪森综合征的患者，术中和术后应注意及时补充糖皮质激素，避免发生肾上腺皮质功能减退危象。

5. 在手术中应尽量避免损伤膈神经，术中可先将膈神经分离并用条带套住牵到一边，然后再剥除心包。

# 第四章 颅脑外科疾病

## 第一节 颅内压增高

### 一、概述

颅内压（intracranial pressure，ICP）是指颅腔内容物对颅腔壁所产生的压力。颅腔是由颅骨形成的半封闭体腔，成年后颅腔的容积固定不变，为1400～1500mL。颅腔内容物主要包括脑组织、脑血液、脑脊液，三者与颅腔容积相适应，使颅内保持一定的压力。颅内压通常以侧卧位时腰段脊髓蛛网膜下腔穿刺所测得的脑脊液压力为代表，也可以通过颅内压监护系统直接测得。

颅内压增高（increased intracranial pressure）是神经外科常见的临床综合征。是由颅脑疾病等多种病理损害发展至一定阶段，使颅腔内容物体积增加或颅腔容积缩小，超过颅腔可代偿的容量，导致颅内压持续超过正常上限，出现头痛、呕吐和视盘水肿三个主要表现的综合征。

### 二、病因和病机

引起颅内压增高的原因可分为如下五大类。

1. 颅内占位性病变挤占了颅内空间，如颅内血肿、脑肿瘤、脑脓肿等。
2. 脑组织体积增大，如脑水肿。
3. 脑脊液循环和（或）吸收障碍所致梗阻性脑积水和交通性脑积水。
4. 脑血流过度灌注或静脉回流受阻，见于脑肿胀、静脉窦血栓等。
5. 先天性畸形使颅腔的容积变小，如狭颅症、颅底凹陷症等。

### 三、临床表现

1. 头痛　颅内压增高最常见症状之一，以早晨或晚间较重，部位多在额部及颞部，可从颈枕部向前方放射至眼眶。头痛程度随颅内压的增高而进行性加重。当用力、咳嗽、弯腰或低头活动时常使头痛加重。头痛性质以胀痛和撕裂痛为多见。

2. 呕吐　头痛剧烈时可伴有恶心和呕吐。呕吐呈放射性，有时可导致水电解质紊乱和体重减轻。

3. 视神经盘水肿　是颅内压增高重要客观体征之一。表现为视神经盘充血，边缘模糊不清，中央凹陷消失，视盘隆起，静脉怒张。若视神经盘水肿长期存在，则视盘颜色苍白，视力减退，视野向心缩小，称为视神经继发性萎缩，颅内压增高不能及时解除，视力恢复困难，甚至失明。

头痛、呕吐和视神经盘水肿是颅内压增高的典型表现，称为颅内压增高"三主征"。颅内压增高的三主征各自出现的时间并不一致，可以其中一项为首发症状。内压增高还可引起一侧或双侧外展神经麻痹和复视，但无定位诊断价值。

4. 意识障碍及生命体征变化　疾病初期意识障碍可出现嗜睡、反应迟钝。严重病例，可出现昏睡、昏迷，伴有瞳孔散大、对光反应消失，发生脑疝、去脑强直。生命体征变化为血压升高、脉搏徐缓、呼吸不规则、体温升高等病危状态甚至呼吸停止，终因呼吸循环衰竭而死亡。

5. 其他症状和体征　小儿病人可有头增大、头皮和额眶部浅静脉扩张、颅缝增宽或分离、前囟饱满隆起，头颅叩诊时呈破罐音（Macewen征）。

### 四、常见并发症

1. 脑水肿　内压增高可直接影响脑的代谢及血流量从而产生脑水肿。

2. 库欣（Cushing）反应　当颅内压增高接近动脉舒张压时，出现血压升高、脉搏减慢、脉压增大，继之出现潮式呼吸、血压下降、脉搏细弱，最终呼吸、心跳停止，导致死亡。

3. 神经源性肺水肿　因颅内压增高，导致全身血压反应性增高，使左心室负荷加重，产生左心室舒张不全，左心房及肺静脉压力增高，引起肺毛细血管压力增加与液体外渗，形成肺水肿。

4. 胃肠功能紊乱及消化系统出血　由于颅内压增高，使全身血管收缩，消化道黏膜缺血而产生溃疡；严重者可出现穿孔和出血。

5. 脑疝　颅内压增高时，因内压力分布不均，部分脑组织将挤进与之相邻的小脑幕孔、枕骨大孔处，而形成脑疝。它是颅内压增高最严重的并发症。

### 五、治疗原则

（一）非手术治疗

适用于颅内压增高原因不明，或虽已查明原因但仍需非手术治疗者，或作为手术前准备。主要方法如下：

1. 限制液体入量　颅内压增高明显者，摄入量应限制在每日1500～2000mL。

2. 降低颅内压　使用高渗性脱水剂（如20％甘露醇），使脑组织间的水分通过渗透作用进入血液循环再由肾脏排出，达到减轻脑水肿和降低颅内压的目的。若能同时使用利尿性脱水剂如呋塞米，降低颅内压效果会更好。

3. 激素治疗 应用肾上腺皮质激素可稳定血-脑脊液屏障，预防和缓解脑水肿，降低颅内压。

4. 冬眠低温疗法 降低脑的新陈代谢率，减少脑组织的氧耗量，防止脑水肿的发生与发展。

5. 辅助过度换气。

6. 预防或控制感染。

7. 镇痛等对症处理 遵医嘱应用镇痛剂，但禁用吗啡、哌替啶等，以免抑制呼吸。

（二）手术治疗

手术去除病因是最根本和最有效的治疗方法。如手术切除颅内肿瘤、清除颅内血肿、处理大片陷性骨折等。有脑积水者行脑脊液分流术，将脑室内的液体通过特殊导管引入蛛网膜下腔、腹腔或心房。若难以确诊或虽确诊但无法切除者，可行侧脑室体外引流术或病变侧颞肌下减压术等来降低颅内压。

## 六、护理评估

1. 按中医整体观念，运用望、闻、问、切的方法评估病证、舌象、脉象及情志状态。

2. 术前评估

（1）了解病人的年龄及有无脑外伤、颅内炎症、脑肿瘤及高血压等病。

（2）评估病人有无呼吸道梗阻、便秘、剧烈咳嗽、癫痫、高热等。

（3）评估头痛的部位、性质、程度、持续时间及有无因肢体功能障碍而影响自理能力。

（4）评估病人是否因呕吐影响进食，有无水电解质紊乱及营养不良；有无视力障碍、偏瘫或意识障碍等。

（5）了解CT或MRI等检查是否证实颅脑损伤或占位性病变等。

（6）评估病人及家属对疾病的认知和适应程度。

3. 术后评估 了解手术类型，注意病人生命体征、意识、瞳孔及神经系统症状和体征，判断颅内压变化情况。观察伤口及引流情况，判断有无并发症发生。

## 七、一般护理

1. 体位 床头抬高15°～30°，以利于颅内静脉回流，减轻脑水肿。昏迷病人取侧卧位，便于呼吸道分泌物排出。

2. 给氧 持续或间断给氧，降低$PaCO_2$，使脑血管收缩，减少脑血流量，降低颅内压。

3. 饮食与补液 不能进食者，成人每日补液量控制在1500～2000mL，其中等渗盐水不超过500mL。保持每日尿量不少于600mL。控制输液速度，防止短时间内输入大量液体加重脑水肿。神志清醒者给予普通饮食，但需适当限盐。

4. 维持正常体温和防治感染　高热可使机体代谢率增高，加重脑缺氧，故应及时给予有效的降温措施。遵医嘱应用抗生素预防和控制感染。

5. 加强生活护理　适当保护病人，避免意外损伤。

## 八、健康教育

1. 颅内压增高病人应避免剧烈咳嗽、便秘、提重物等，防止颅内压骤然升高而诱发脑疝。

2. 应进食清淡、营养丰富、低盐低脂、易消化的饮食。

3. 告知病人若经常出现头痛，并进行性加重，伴有呕吐，经一般治疗无效，应及时到医院检查，以排除颅内压增高。

4. 对有神经系统后遗症的病人，要针对不同的心理状态进行心理护理，调动他们的心理和躯体的潜在代偿能力，鼓励其积极参加各项功能训练，如肌力训练、步态平衡训练、排尿功能训练等，最大限度地恢复其生活能力。

# 第二节　脑疝

## 一、概述

颅内占位病变导致颅内压增高到一定程度时，颅内各分腔之间的压力不平衡，脑组织从高压区向低压区移位，部分脑组织被挤入颅内生理孔隙中，导致脑组织、血管及神经等重要结构受压和移位，出现严重的临床症状和体征，称为脑疝（brain herniation）。脑疝是颅内压增高的危象和引起死亡的主要原因。

根据移位的脑组织及其通过的硬脑膜间隙和孔道，可将脑疝分为以下常见的三类。

1. 小脑幕切迹疝　又称颞叶钩回疝，是位于小脑幕切迹缘的颞叶海马回、钩回通过小脑幕切迹被推移至幕下。

2. 枕骨大孔疝　又称小脑扁桃体疝，是小脑扁桃体及延髓经枕骨大孔被推挤向椎管内。

3. 大脑镰下疝　又称扣带回疝，是一侧半球的扣带回经镰下孔被挤入对侧分腔。

## 二、病因和病机

颅内任何部位占位性病变发展到严重程度均可导致颅内各分腔压力不均而引起脑疝。常见病因有以下几方面。

1. 外伤所致各种颅内血肿，如硬脑膜外血肿、硬脑膜下血肿及脑内血肿。
2. 各类型脑出血、大面积脑梗死。
3. 颅内肿瘤尤其是颅后窝、中线部位及大脑半球的肿瘤。
4. 颅内脓肿、颅内寄生虫病及各种肉芽肿性病变。
5. 医源性因素，对于颅内压增高病人，进行不适当的操作如腰椎穿刺，可因放出脑脊液过多、过快，使各分腔间的压力差增大，而促使脑疝形成。

### 三、临床表现

不同类型的脑疝各有其临床特点，在此仅简述小脑幕切迹疝及枕骨大孔疝的临床表现。

#### （一）小脑幕切迹疝

1. 颅内压增高的症状
（1）剧烈头痛，其程度进行性加重伴烦躁不安。
（2）与进食无关的频繁喷射性呕吐。
（3）急性脑疝病人视神经盘水肿可有可无。

2. 瞳孔改变　是颅内压增高导致脑疝的重要指征之一。双侧瞳孔是否等大、等圆及对光反射是否灵敏，如果两侧瞳孔大小多变、不等圆、对光反射差或出现分离现象，常表示脑干损伤；如果一侧或双侧瞳孔散大、对光反射消失，甚至眼球固定，表示病情危重。叶沟回疝时，由于疝入脑组织直接压迫中脑或动眼神经经常出现瞳孔不等大；病侧瞳孔可先缩小后逐渐扩大，对光反射迟钝或消失。枕骨大孔疝常呈现双侧瞳孔先缩小后逐渐散大至对光反射迟钝、消失。

3. 意识改变　患者的意识由清醒转为混乱或嗜睡时，应高度警惕。一般早期呈现出烦躁不安、注意力涣散，继而出现反应迟钝或消失等意识障碍进行性加重的表现。

4. 运动障碍　表现为病变对侧肢体的肌力减弱或麻痹，病理征阳性。脑进展时可致双侧肢体自主活动消失，严重时可出现去脑强直发作，这是脑干严重受损的信号。

5. 生命体征紊乱　表现为心率减慢或不规则、血压忽高忽低、呼吸不规则、大汗淋漓或汗闭、面色潮红或苍白。体温可高达41℃以上或体温不升。最终因呼吸循环衰竭而致呼吸停止、血压下降、心脏停搏。

#### （二）枕骨大孔疝

由于脑脊液循环通路被堵塞，常出现颅内压增高，病人剧烈头痛，频繁呕吐，颈项强直，强迫头位的表现。

### 四、诊断

仔细询问病史症状与体征，由此做出初步诊断。发现有视神经盘水肿及头痛、呕吐三主征，颅内压骤然增高，进行性剧烈头痛、进行性瘫痪及视力进行性减退等症状时，都应考虑到有颅内病变的可能。对于临床疑诊病例，应及时选择恰当的辅助检查，以利于早期诊断和治疗。

## 五、治疗原则

病人一旦出现典型的脑疝症状，立即给予脱水治疗以降低颅内压，确诊后尽快手术去除病因。若难以确诊或虽确诊但病变无法切除者，可通过脑脊液分流术、侧脑室外引流术或病变侧颞肌下、枕肌下减压术等姑息性手术来降低颅内压。

## 六、护理评估

1. 按中医整体观念，运用望、闻、问、切的方法评估病证、舌象、脉象及情志状态。

2. 详细了解发病经过，脑疝形成的原因、时间。

3. 评估病人全身情况，有无意识障碍、瞳孔改变、呼吸困难、肢体偏瘫及伴随症状。

4. 通过观察CT扫描片中，中线偏移的多少来确定脑疝的严重程度及发病的部位。

5. 了解病人家庭情况。

## 七、一般护理

1. 病人立即平卧，头部抬高15°～30°。

2. 遵医嘱快速静脉滴入甘露醇等脱水剂，并观察脱水效果。

3. 保持呼吸道通畅，及时吸痰，充分给氧。

4. 准备气管插管盘及呼吸机，对呼吸功能障碍者，行人工气管插管，必要时行气管切开术。

5. 密切观察生命体征、意识、瞳孔变化。

6. 紧急做好术前特殊检查及术前准备。

7. 留置导尿管，并记录尿量。

## 八、健康教育

1. 向患者讲解脑疝的相关知识，原因及症状，以及相关促发因素。

2. 指导病人避免用力咳嗽和用力排便等。

3. 保持呼吸道通畅。

4. 发生脑疝及时进行急救处理。

5. 做好家属的心理疏导。

# 第三节　头皮损伤

头皮损伤均由直接外力造成，损伤类型与致伤物种类密切相关。钝器常造成头皮挫伤、不规则裂伤或血肿，锐器大多造成整齐的裂伤，发辫卷入机器则可引起撕脱伤。单纯头皮损伤一般不会引起伤员严重后果，但在颅脑损伤的诊治中不可忽视，因为：①根据头皮损伤的情况可推测外力的性质和大小，而且头皮损伤的部位常是着力部位，而着力部位对判断脑损伤的位置十分重要；②头皮血供丰富，伤后极易失血，部分伤员尤其是小儿可因此导致休克；③虽然头皮抗感染和愈合能力较强，但处理不当，一旦感染，便有向深部蔓延引起颅骨骨髓炎和颅内感染的可能。

## 一、头皮血肿

（一）概述

头皮血肿通常位于皮下组织、帽状腱膜下或骨膜下，不同的部位和范围有助于损伤机制的分析，并可对颅脑损伤做初步的估计。根据血肿发生的部位深浅程度不同，分为皮下、帽状腱膜下和骨膜下血肿三种类型。

1. 皮下血肿　位于表皮层和帽状腱膜层之间，受皮下纤维纵隔的限制，血肿体积小，张力高，压痛明显。

2. 帽状腱膜下血肿　头皮受到斜向暴力时，头皮产生滑动，造成此层的血管破裂，引起出血。由于无纤维间隔，故血肿弥散，可波及全头，张力低，疼痛轻。

3. 骨膜下血肿　出血多来源于板障出血或骨膜剥离。范围限于骨缝，质地较硬。

（二）病因和病机

1. 外伤　当近于垂直的暴力作用在头皮上，由于有颅骨的衬垫，常致头皮挫伤或头皮血肿，严重时可引起挫裂伤。

2. 新生儿产伤　新生儿头皮血肿是产科较常见的产伤之一，是由于胎儿娩出时颅骨和母体骨盆相摩擦或受挤压致颅骨骨膜损伤和骨膜下血管破裂，血液积聚在骨膜与颅骨之间而形成。

（三）临床表现

1. 皮下血肿　血肿范围比较局限，中心较软而有波动，周边因水肿浸润变硬而相对隆起，形成清楚的边界，血肿表面常有擦、挫伤。

2. 帽状腱膜下血肿　血肿范围广泛，严重时遍及整个头颅穹窿部，血肿边界与帽状腱膜附着边缘一致。前界至眉弓，后界达上项线和两侧可至颞弓或耳上方。肿胀区触

211

之有明显的波动感。

3. 骨膜下血肿 血肿范围以颅缝为界，血肿位于骨膜与颅骨外板之间。婴幼儿骨膜下血肿如不及时处理，常形成坚硬的骨性外壳或骨化，因而，这种头皮血肿可看成颅骨骨折的一种间接征象。

（四）诊断

1. 头颅X线片检查 皮下血肿因其体积小、张力高、压痛明显，周边较中心区硬，易误认为颅骨凹陷性骨折。头颅X线片检查可了解有无合并颅骨骨折。

2. CT检查。

（五）常见并发症

1. 血肿感染 头发及头皮屑隐藏污垢和细菌，发生开放伤后，容易引起感染。

2. 休克 头皮损伤后出血较多，头皮血肿较大，易发生休克，在临床工作中应该引起重视。

（六）治疗原则

早期冷敷，24～48小时后热敷。血肿较小者，1～2周可自行吸收，无须特殊处理；血肿较大者，可在48小时后穿刺抽吸、加压包扎，而骨膜下血肿严禁加压包扎。

（七）护理评估

1. 按中医整体观念，运用望、闻、问、切的方法评估病证、舌象、脉象及情志状态。

2. 详细了解受伤过程、时间，是否出现昏迷、恶心、呕吐等情况。

3. 观察患者意识、瞳孔、生命体征及神经系体征变化。

（八）一般护理

1. 按外科及本系统疾病一般护理常规执行。

2. 保持病室环境干净、舒适、整洁、安静、温湿度适宜。

3. 密切观察病人意识、瞳孔及生命体征的变化。

4. 患者常因意外受伤、局部疼痛，易产生恐惧心理，应热情接待患者，给予及时妥善的治疗处理，以减轻患者恐惧。

（九）健康教育

1. 注意休息，避免过度劳累。

2. 限制烟酒及辛辣刺激性食物。

3. 如原有症状加重，不明原因发热应及时就诊。

4. 避免挠抓伤口，待伤口痊愈后方可洗头。

5. 形象受损者，可暂时戴帽、戴假发修饰，必要时可行整容、美容术。

## 二、头皮裂伤

### （一）概述

头皮裂伤多因锐器所致，其伤口较平直，创缘整齐，除少数锐器可进入颅内造成开放性脑损伤外，大多数裂伤仅限于头皮，虽可深达骨膜，但骨常完整。因钝器或头部碰撞造成的头皮裂伤多不规则，创缘有挫伤痕迹，常伴颅骨骨折或脑损伤。

### （二）病因和病机

头皮裂伤常因钝器打击头部造成。此类损伤往往都有不规则伤口，伴有挫伤。伤口内多有毛发、泥沙等异物嵌入。

### （三）临床表现

头皮裂伤为开放性的头皮损伤，患者自觉局部刺痛，伴有不同程度的出血，出血量依裂伤大小及深浅有所不同。浅层裂伤，常因断裂血管不能随皮下组织收缩而自凝，故出血量较帽状腱膜全层裂伤者多。

### （四）诊断

头皮裂伤往往合并颅骨骨折或脑损伤，故这种患者应做全面的神经系统检查和CT扫描，以明确是否有颅脑损伤。

### （五）常见并发症

1. 感染　头皮裂伤的伤口内常伴有头发、泥沙等异物，如未及时彻底清除，有发生感染的可能。

2. 脑脊液或脑组织外溢　应按开放性脑损伤处理。

### （六）治疗原则

处理的原则为尽早实行清创缝合，即使伤后已达24小时，只要无明显感染征象，仍可彻底清创一期缝合。常规应用抗生素和破伤风抗毒素（tetanus antitoxin, TAT）。缝合时应将帽状腱膜同时缝合，以利止血。对于局部头皮缺损直径小于3～4cm的，可将帽状腱膜下层游离后缝合；或形同S形、三叉形松解切口，以利缝合。头皮缺损过大的可行皮瓣转移或移植术修复。由于头皮抗感染能力强，一期缝合时限可适当延长至伤后48～72小时。

### （七）护理评估

1. 按中医整体观念，运用望、闻、问、切的方法评估病证、舌象、脉象及情志状态。

2. 详细了解受伤过程、时间，受伤当时有无口、鼻、外耳道出血或脑脊液漏发生。

3. 观察患者意识、瞳孔、生命体征及神经系体征变化。

4. 了解病人家庭情况。

（八）一般护理

1. 按外科及本系统疾病一般护理常规执行。
2. 保持病室环境干净、舒适、整洁、安静、温湿度适宜。
3. 观察患者意识、瞳孔、生命体征及神经系体征变化。
4. 病情观察

（1）观察患者有无面色苍白、皮肤湿冷、血压下降、脉搏细速等休克症状的发生，一旦发生，应立即通知医生，建立静脉通道，做好休克的相关护理。

（2）评估患者疼痛程度，向患者解释疼痛发生的机制，伤后48小时内冷敷可减轻疼痛，必要时可适当给予止痛药物。

（3）观察伤口有无渗血、渗液及红肿热痛等感染征象。

（4）观察患者意识、瞳孔，生命体征。如果患者出现意识加深、瞳孔散大等，提示有硬膜外血肿发生，应立即通知医生，及时行CT检查确诊。

（九）健康教育

1. 向病人讲解疾病相关知识，树立其战胜疾病的信心。
2. 保持室内空气新鲜；减少陪护及探视人员，因密集的人员流动，既增加感染机会，也影响病人休息。
3. 如有脑脊液外漏者，应劝告病人勿挖耳、抠鼻，也勿屏气用力排便、咳嗽或打喷嚏。严禁堵塞、冲洗耳鼻，防止脑脊液反流入颅内造成内感染。
4. 嘱病人进高蛋白、高热量、高维生素、易消化吸收的饮食；限制烟酒、辛辣刺激性的食物。
5. 病人出院后如有不适及时就医，定期复诊。

### 三、头皮撕脱伤

（一）概述

头皮撕脱伤是最严重的头皮损伤。由于皮肤、皮下组织和帽状膜三层紧密连接，所以在强烈的牵扯下，往往将头皮自帽状腱膜下间隙全层撕脱。撕脱范围与受到牵扯的头发面积相关，严重者整个头皮甚至连前部的额肌、部分骨膜一起撕脱，使颅骨裸露。

（二）病因和病机

头皮撕脱伤几乎均因发辫卷入转动的机器所致。

（三）临床表现

头皮撕脱的范围，严重时可达整个帽状腱膜的覆盖区，前至上眼睑和鼻根，后至发际，两侧累及耳郭，甚至面颊部。患者常因剧烈疼痛和大量出血，而发生休克。但较少合并颅骨骨折或脑损伤。

（四）诊断

头皮损伤因发辫卷入转动的机器，使头皮自帽状腱膜下或连同骨膜一并撕脱。

（五）常见并发症

1. 感染　急性头皮感染多为伤后初期处理不当所致，常发生于皮下组织，局部有红、肿、热、痛，耳前、耳后或枕下淋巴结有肿大及压痛，由于头皮有纤维隔与帽状腱膜相连，故炎症区张力较高，患者常疼痛难忍，并伴全身畏寒，发热等中毒症状，严重时感染可通过血管侵入颅骨或颅内。

2. 休克　头皮撕脱伤由于创面大、出血多，剧烈疼痛极易发生休克，故应密切观察生命体征，建立静脉通道，遵医嘱补液，必要时补充血容量。

（六）治疗原则

头皮撕脱伤应根据伤后时间、撕脱是否完全、撕脱头皮的条件、颅骨是否裸露、创面有无感染征象等情况采用不同的方法处理。

1. 若皮瓣尚未完全脱离且血供尚好，可在细致清创后原位缝合。

2. 如皮瓣已完全脱落，但完整，无明显污染，血管断端整齐，且伤后未超过6小时，可在清创后试行头皮血管（颞浅动、静脉或枕动、静脉）吻合，再全层缝合撕脱的头皮。如因条件所限，不能采用此法，则需将撕脱的头皮瓣切薄成类似的中厚皮片，置于骨膜上，再缝合包扎。

3. 如撕脱的皮瓣挫伤或污染较重已不能利用，而骨膜尚未撕脱，又不能做转移皮瓣时，可取腹部或大腿中厚皮片作游离植皮；若骨膜已遭破坏，颅骨外露，可先做局部筋膜转移，再植皮。

4. 伤后时间久，创面已有感染或经上述处理失败者，只能行创面清洁和更换敷料，待肉芽组织生长后再行邮票状植皮。如颅骨裸露，还需做多处颅骨钻孔至板障层，等钻孔处长出肉芽后再植皮。

5. 常规使用抗生素和TAT预防感染。

（七）护理评估

1. 按中医整体观念，运用望、闻、问、切的方法评估病证、舌象、脉象及情志状态。

2. 详细了解受伤过程、时间。

3. 观察患者意识、瞳孔、生命体征及神经系体征变化。

4. 了解病人家庭情况。

（八）一般护理

1. 按外科及本系统疾病一般护理常规执行。

2. 保持病室环境干净、舒适、整洁、安静、温湿度适宜。

3. 观察患者意识、瞳孔、生命体征及神经系体征变化。

4. 术后麻醉未清醒时给予去枕平卧，头偏向一侧。待麻醉清醒后，可抬高头部，有利于静脉回流，从而减轻头部水肿。头部应垫软海绵垫，1小时变换头部受压部位1次，切不可让某一部位头皮长时间受压，影响再植头皮血供，发生压疮、再植头皮坏死。

5. 给予高蛋白、高热量、多维生素的流质和半流质饮食，应少食多餐，保证足够的营养供给，必要时给予静脉高营养，促进再植头皮成活。

6. 患者除头皮全部撕脱外，连同部分眉毛、上睑、部分耳郭一并撕脱，头皮再造加压包扎和耳郭修补后，可致静脉回流不畅，出现水肿。因此应加强护理，睡眠时眼睛应盖上纱布，取半卧位，遵医嘱涂抗生素眼膏或滴眼药水，伤侧耳郭置于悬空位置，以减轻水肿。

7. 患者大多为年轻女性，伤前面容姣好，而头皮又是人体美的重要标志。伤后心理创伤大，担心术后不能再长头发，面部遗留疤痕影响面容，家人及朋友嫌弃，使患者情绪低落、悲观，对生活失去信心。因此，我们应注意观察患者情绪变化，以亲切和蔼的态度，同情、关心患者，交代家属暂不要提及头发、瘢痕、费用等敏感性的问题，耐心解释病人提出的有关问题，消除不良因素。增加病人对医务人员的信赖感，帮助她重新树立起生活的信心。

（九）健康教育

1. 向病人讲解疾病相关知识，树立其战胜疾病的信心。

2. 保持室内空气新鲜，减少陪护及探视人员，因密集的人员流动，增加感染机会，影响病人休息。

3. 嘱病人进高蛋白、高热量、高维生素、易消化吸收的饮食；限制烟酒、辛辣刺激性的食物。

4. 病人出院后如有不适及时就医，定期复查。


# 第四节　颅骨骨折


颅骨骨折（skull fracture）指颅骨受暴力作用致颅骨结构的改变。颅骨骨折的重要性不在于骨折本身，而在于颅腔内容物的并发损伤。骨折所造成的继发性损伤比骨折本身严重得多，由于骨折常同时并发脑、脑膜、颅内血管及神经的损伤，并可能导致脑脊液漏，因此必须予以及时处理。

颅骨骨折按骨折部位分为颅盖骨折和颅底骨折；按骨折形态分为线性骨折和凹陷

性骨折；按骨折是否与外界相通分为开放性骨折和闭合性骨折。闭合性颅脑损伤中有颅骨骨折者占15%～20%。

## 一、颅盖骨折

### （一）概述

颅盖骨折按形态可分为线形骨折和凹陷骨折两种。前者包括颅缝分离，较多见，后者包括粉碎骨折。线形骨折几乎均为颅骨全层骨折，个别仅为内板断裂。骨折线多为单一，也可多发，呈线条状或放射状，宽度一般为数毫米，偶尔可达1cm以上。凹陷骨折绝大多数为颅骨全层凹陷，个别仅为内板凹陷。陷入骨折片周边的骨折线呈环状或放射状。婴幼儿颅骨质软，着力部位可产生看不到骨折线的乒乓球样凹陷。

### （二）病因和病机

颅骨遭受外力时是否造成骨折，主要取决于外力大小、作用方向和致伤物与颅骨接触的面积以及颅骨的解剖结构特点。外力作用于头部瞬间，颅骨产生弯曲变形；外力作用消失后，颅骨又立即弹回，如外力较大，使颅骨的变形超过其弹性限度，即发生骨折。

颅盖骨折的性质和范围主要取决于致伤物的大小和速度：致伤物体积大，速度慢，多引起线性骨折；体积大，速度快，易造成凹陷骨折；体积小，速度快，则可导致圆锥样凹陷骨折。外力作用于头部的方向与骨折的性质和部位也有很大关系：垂直打击于颅盖部的外力常引起着力点处的凹陷或粉碎骨折；斜向外力打击于颅盖部，常引起线形骨折。此外，伤者年龄、着力点的部位、着力时头部固定与否与骨折的关系也很密切。

### （三）临床表现

1. 线性骨折发生率最高，局部压痛、肿胀，病人常伴有局部骨膜下血肿。

2. 凹陷性骨折好发于额、顶部，多为全层凹陷，局部可扪及下陷区，部分病人仅有内板凹陷，若骨折片损伤脑功能区，可出现偏瘫、失语等神经系统定位体征。

### （四）诊断

1. 颅盖骨折依靠头颅X线摄片确诊，凹陷性骨折者可显示骨折片陷入颅内的深度。

2. 范围较大和明显的凹陷骨折，软组织出血不多时，触诊多可确定。

3. 小的凹陷骨折易与边缘较硬的头皮下血肿混淆，需经X线平片或CT骨窗相方能鉴别。

### （五）常见并发症

1. 癫痫　凹陷骨折因骨片陷入颅内，使局部脑组织受压或产生挫裂伤，临床上可出现相应的病灶症状和局限性癫痫。

2. 颅内压增高　如并发颅内血肿，可产生颅内压增高症状。

3. 颅内出血　凹陷骨折刺破静脉窦可引起致命的大出血。

（六）治疗原则

线形骨折本身不需要处理，但如骨折线通过脑膜血管沟或静脉窦时，应警惕发生硬脑膜外血肿的可能。对凹陷骨折是否需要手术，意见尚不一致。目前一般认为，凡：①凹陷深度>1cm；②位于重要功能区；③骨折片刺入脑内；④骨折引起瘫痪、失语等功能障碍或局限性癫痫者，应手术治疗，将陷入的骨折片撬起复位，或摘除碎骨片后做颅骨成形。非功能区的轻度凹陷，或无脑受压症状的静脉窦处凹陷骨折，不应手术。

（七）护理评估

1. 按中医整体观念，运用望、闻、问、切的方法评估病证、舌象、脉象及情志状态。

2. 了解受伤经过，包括暴力大小、方向，初步判断是否伴有脑组织损伤。

3. 观察有无脑损伤引起的癫痫、意识障碍及视力障碍。

4. 伤后观察是否有脑脊液外漏。

5. 了解病人家庭情况。

（八）一般护理

1. 按外科及本系统疾病一般护理常规执行。

2. 保持病区环境安静、舒适，空气新鲜，减少不必要的人群流动，防止感染。

3. 卧床休息，保证充足的睡眠，必要时给氧。

4. 根据病情需要，鼓励病人多食高营养、易消化食物，吃饭速度要慢，避免呛咳。

5. 病情观察

（1）严密观察生命体征，及时发现病情变化。

（2）有癫痫发作的患者应注意观察发作前的征兆、持续时间及发作类型。

（3）颅内继发性损伤病人可合并脑挫伤、颅内出血，因继发性脑水肿导致颅内压增高。脑脊液外漏可推迟颅内压增高症状的出现，一旦出现颅内压增高的症状，救治更为困难。因此，应严密观察病人的意识、生命体征、瞳孔及肢体活动等情况，以及时发现颅内压增高及脑疝的早期迹象。

（4）早期发现继发性颅神经损害，及时处理。

（5）保护患者安全，对于癫痫和躁动不安的患者，给予专人护理。

6. 必要时遵医嘱应用抗生素、破伤风抗毒素和抗癫痫药物，观察用药后疗效。

7. 稳定患者情绪，帮助患者正确面对疾病，积极配合康复训练。

（九）健康教育

1. 向病人讲解疾病相关知识。

2. 保持生活、工作环境的空气新鲜流通，远离有刺激性的化学气体。

3. 嘱病人卧床休息，保证充足的睡眠，根据体力适当活动。

4. 颅脑外伤后发生癫痫极为常见，外伤后两年内发生最多，以后逐减，遵医嘱服用抗癫痫药物。发作时要注意患者安全，注意保护头部及四肢，保持呼吸道通畅。

5. 语言交流障碍患者，可采用渐进教学法，根据失语不同类型及程度，给予正确指导。

6. 指导病人正确面对颅骨骨折，颅骨骨折达到骨性愈合需要一定时间，线性骨折一般成人需2~5年，小儿需1年。颅骨缺损者应避免局部碰撞，以免损伤脑组织。

7. 嘱咐病人在伤后半年左右做颅骨成形术。适当锻炼，抵御外邪。

## 二、颅底骨折

### （一）概述

颅底骨折绝大多数为线形骨折。由于颅底结构上的特点，横行骨折线在颅前窝可出眶顶达到筛板甚至伸延至对侧，在颅中窝常沿岩骨前缘走行甚至将蝶鞍横断。纵向骨折线邻近中线者，常在筛板、视神经孔、破裂孔、岩骨内侧和岩裂直达枕骨大孔的线上，靠外侧者则常在眶顶、圆孔和卵圆孔的线上，甚至将岩骨横断。

### （二）病因和病机

颅底骨折大多由颅盖骨折延伸而来，少数可因头部挤压伤或着力部位于底水平的外伤所造成。如果暴力强度较大、受力面积较小，使受力点呈锥形内陷，内板首先受到较大牵张力而折裂。如果外力继续作用，则外板也将随之折裂，形成凹陷性骨折或粉碎性骨折。当外力引起颅骨整体变形较严重，受力面积又较大时，可不发生凹陷性骨折，而在较为薄弱的颞骨鳞部或颅底引发线性骨折，局部骨折线往往沿外力作用的方向和颅骨脆弱部分延伸。

### （三）临床表现

颅底骨折依骨折的部位可分为颅前窝、颅中窝和颅后窝骨折，临床表现主要有：耳、鼻出血或脑脊液漏；脑神经损伤；皮下或黏膜下瘀血斑。

1. 颅前窝骨折　骨折出血可经鼻流出，或进入眶内在眼睑和球结膜下形成瘀血斑，俗称"熊猫眼"或"眼镜征"。脑膜撕裂者，脑脊液可沿额窦或筛窦再经鼻流出形成脑脊液鼻漏。气体经额窦或筛窦进入颅内可引起颅内积气，常伴嗅神经损伤。

2. 颅中窝骨折　血液和脑脊液经蝶窦流入上鼻道再经鼻孔流出形成鼻漏。若骨折线累及骨岩部，血液和脑脊液可经中耳和破裂的鼓膜由外耳道流出，形成耳漏；如鼓膜未破，则可沿耳咽管入鼻腔形成鼻漏。骨岩部骨折常发生面神经和听神经损伤，如骨折线居内侧，亦可累及视神经、动眼神经、滑车神经、三叉神经和外展神经，靠外侧的颅中窝骨折可引起颞部肿胀。

3. 颅后窝骨折　在乳突和枕下部可见皮下淤血（Battle征），或在咽后壁发现黏膜下瘀血。骨折线居内侧者可出现舌咽神经、迷走神经、副神经和舌下神经损伤。

（四）诊断

1. 与颅盖骨折不同，颅底骨折的诊断主要依靠临床表现，头颅X线平片的价值有限。

2. CT扫描对颅底骨折有诊断意义，通过对窗宽和窗距的调节（骨窗相）常能显示骨折部位，还能发现颅内积气。

（五）常见并发症

1. 颅内低压综合征　若脑脊液外漏多，可使内压过低而导致颅内血管扩张，出现颅内低压综合征。

2. 颅内感染　颅底开放性损伤时，合并脑脊液漏，可导致颅内感染。

3. 颈动脉-海绵窦瘘或大量鼻出血　颅底骨折偶尔可伤及颈内动脉，造成颈动脉-海绵窦瘘或大量鼻出血。

（六）治疗原则

颅底骨折如为闭合性，骨折本身无特殊处理。合并脑脊液漏时，须预防颅内感染，不可堵塞或冲洗，不做腰穿，取头高位卧床休息，避免用力咳嗽、打喷嚏和擤鼻涕，给予抗生素。绝大多数漏口会在伤后1～2周内自行愈合。如超过1个月仍未停止漏液，可考虑行手术修补硬脑膜，以封闭瘘口。对伤后视力减退，疑为碎骨片挫伤或血肿压迫视神经者，应争取在12小时内行视神经探查减压术。

（七）护理评估

1. 按中医整体观念，运用望、闻、问、切的方法评估病证、舌象、脉象及情志状态。

2. 了解受伤经过，包括暴力大小、方向，病人当时有无意识障碍，初步判断是否伴有脑组织损伤。

3. 有时由于伤情的影响不宜立即做颅底位X线检查，故临床判断极为重要，尤其是伤后随即出现的口鼻出血、外耳道溢血，而局部又无暴力痕迹，应估计有颅底骨折的可能。

4. 伤后早期耳、鼻有血性液溢出，应区别是鼻道或外耳道裂伤所致的出血还是混有脑脊液，以判断是否有脑脊液外漏。

5. 了解病人家庭情况。

（八）一般护理

1. 按外科及本系统疾病一般护理常规执行。

2. 严格消毒隔离，防止交叉感染，最好将病人安排在单人病房，同时限制、减少探视陪护人员，病室要早晚开窗通风，保持室内空气流通、清新，每日紫外线消毒2

次，每次30分钟。

3. 卧床休息，有脑脊液漏的病人头偏向患侧，尽量少搬动。保持呼吸道通畅，必要时给氧。

4. 饮食应营养丰富、易消化、富含高蛋白和丰富的维生素，多吃蔬菜、水果等，不宜进食刺激性和坚硬、需用力咀嚼的食物，进食速度宜慢，避免呛咳。

5. 病情观察

（1）脑脊液漏：病人鼻腔、耳道流出淡红色液体，可疑为脑脊液漏，但需要鉴别血性脑脊液与血性渗液。可将血性液滴于白色滤纸上，若血迹外周有月晕样淡红色浸渍圈，则为脑脊液漏；或行红细胞计数并与周围血的红细胞比较，以明确诊断。另外，还应区分血性脑脊液与鼻腔分泌物。根据脑脊液中含糖而鼻腔分泌物中不含糖的原理，用尿糖试纸测定或葡萄糖定量检查以鉴别是否存在脑脊液漏。在鼻前庭或外耳道口松松地放置棉球，随湿随换，记录24小时浸湿的棉球数，以估计脑脊液外漏量。有时颅底骨折虽伤及骨岩部，且骨膜及脑膜均已破裂但鼓膜尚完整时，脑脊液可经耳咽管流至咽部进而被病人咽下，故应观察并询问病人是否经常有腥味液体流至咽部。

（2）颅内继发性损伤：应严密观察病人的意识、生命体征、瞳孔及肢体活动等情况，以及时发现颅内压增高及脑疝的早期迹象。

（3）颅内低压综合征：若脑脊液外漏多，可使颅内压过低而导致颅内血管扩张，出现剧烈头痛、眩晕、呕吐、厌食、反应迟钝、脉搏细弱、血压偏低。头痛在立位时加重，卧位时缓解。若病人出现颅压过低表现，可遵医嘱补充大量水分以缓解症状。

（4）促进颅内外漏道尽早闭合：病人取半坐卧位，头偏向患侧，借重力作用使脑组织移至颅底，促使脑膜形成粘连而封闭漏口，待脑脊液漏停止3～5日后可改平卧位。如果脑脊液外漏多，应取平卧位，头稍抬高，以防颅内压过低。

（5）保持局部清洁：每日2次清洁、消毒外耳道、鼻腔或口腔，注意消毒棉球不可过湿，以免液体逆流入颅。劝告病人勿挖鼻、抠耳。

（6）预防颅内逆行感染：脑脊液漏者，禁忌堵塞、冲洗鼻腔、耳道和经鼻腔、耳道滴药，禁忌作腰椎穿刺。脑脊液鼻漏者，严禁从鼻腔吸痰或放置鼻胃管。注意有无颅内感染迹象，如头痛、发热等。

（7）避免颅内压骤升：嘱病人勿用力屏气排便、咳嗽、擤鼻涕或打喷嚏等，以免颅内压骤然升降导致气颅或脑脊液逆流。

6. 遵医嘱应用抗生素和破伤风抗毒素，观察用药后疗效。

7. 做好心理护理，有脑神经损伤导致视力、听力损害以及面部周围性瘫痪者，护理人员要关心、体贴患者，帮助他们树立战胜疾病的信心。

（九）健康教育

1. 向病人讲解疾病相关知识。

2. 保持室内空气新鲜，减少陪护及探视人员，因密集的人员流动，增加感染机会，也影响病人休息。

3. 病人绝对卧床休息2~4周，过早的下床活动，不利于疾病恢复。头向患侧卧，使耳漏液自行流出，说服病人勿挖耳、擤鼻，也勿屏气用力排便、咳嗽或打喷嚏，严禁堵塞、冲洗耳鼻，防止脑脊液反流入颅内或气体进入颅内造成颅内感染。

4. 预防便秘，长期卧床，肠动减弱，导致大便秘结，嘱病人多吃蔬菜及水果，必要时给予缓泻剂。教会病人床上排便的方法，以防止长期卧床难以排便。

5. 嘱病人出院后如有不适及时就医，定期复诊。适当锻炼，抵御外邪。

# 第五节　脑损伤

脑损伤是指脑膜、脑组织、脑血管及脑神经在受到外力作用后所发生的损伤。

脑损伤的发生机制比较复杂。一般认为，造成脑损伤的基本因素有两种。①外力：作用于头部，由于颅骨内陷和迅速回弹或骨折引起的脑损伤，这种损伤常发生在着力部位；②惯性力：头部遭受外力后的瞬间，脑与颅骨之间的相对运动造成的损伤，这种损伤既可发生在着力部位，也可发生在着力部位的对侧，即对冲伤。

脑损伤分为原发性损伤和继发性损伤两大类。本节介绍原发性脑损伤，包括脑震荡和脑挫裂伤。继发性脑损伤包括脑水肿、脑肿胀和颅内血肿等。

## 一、脑震荡

### （一）概述

脑震荡是由轻度脑损伤所引起的临床综合征候群，其特点是头部外伤后短暂意识丧失，旋即清醒，除有近事遗忘外，无任何精神系统缺损表现。无肉眼可见的神经病理改变，但在显微镜下可见神经组织结构紊乱。

### （二）病因和病机

关于脑震荡的发生机制，至今尚有争议。一般认为脑震荡引起的意识障碍主要是脑干网状结构受损的结果。这种损害与颅脑损伤时脑脊液的冲击（脑脊液经脑室系统骤然移动）、外力打击瞬间产生的颅内压力变化、脑血管功能紊乱、脑干的机械性牵拉或扭曲等因素有一定关系。

### （三）临床表现

1. 伤后立即出现短暂的意识障碍，持续数秒或数分钟，一般不超过30分钟。有的仅表现为瞬间意识混乱或恍惚，并无昏迷。

2. 可出现皮肤苍白、出汗、血压下降、心动徐缓、呼吸微弱、肌张力减低、各生理反射迟钝或消失等自主神经和脑干功能紊乱的表现。

3. 清醒后大多不能回忆受伤当时及伤前近期的情况，而对往事记忆清楚，称为逆行性遗忘。

4. 常有头痛、头昏、失眠、耳鸣、恶心、呕吐、心悸、畏光、情绪不稳、记忆力减退等症状，一般持续数日、数周，少数持续时间较长。

5. 神经系统检查无阳性体征。如作腰椎穿刺，颅内压力和脑脊液在正常范围。CT检查颅内无异常。

（四）诊断

1. CT检查　颅内应无高密度出血灶。

2. 脑脊液检查　无红细胞。

（五）常见并发症

1. 颅内高压　颅脑损伤可引起颅内血肿，内血肿致颅腔内容物体积增加，引起颅内压升高。

2. 脑疝　颅脑损伤可引起颅内压升高如不进行处理，任其加剧，最终会发生脑疝。脑疝是颅内压增高引起的一种危象。由于颅内压力的不平衡（如一侧血肿引起），脑组织的一部分发生移位，并被挤到内生理性孔道，使部分脑组织、神经核血管受压，产生相应症状。脑疝的及时发现和处理是关键。

3. 癫痫发作　外伤性癫痫是指颅脑损伤后造成的癫痫发作，各型颅脑损伤均可引起，但以开放性损伤合并癫痫的概率高。治疗以应用抗癫痫药物为主。

（六）治疗原则

脑震荡不需要特殊治疗，一般卧床休息1~2周，可适当给予镇痛、镇静药物。多数病人2周内恢复正常，预后良好。

（七）护理评估

1. 按中医整体观念，运用望、闻、问、切的方法评估病证、舌象、脉象及情志状态。

2. 伤后有无立即出现意识丧失及其时间，有无逆行性遗忘。

3. 受伤后需进一步观察的内容，以尽早发现继发病变。

4. 观察患者意识、瞳孔、生命体征及神经系体征变化。

5. 了解病人家庭情况。

（八）一般护理

1. 按外科及本系统疾病一般护理常规执行。

2. 保持病室环境干净、舒适、整洁、安静、温湿度适宜。

3. 疼痛明显者，遵医嘱适当给予镇静、镇痛药物，以保证病人充足的睡眠。

4. 少数病人可能合并存在颅内血肿，故应密切观察其意识状态、生命体征及神经系统体征。

5. 缓解病人焦虑情绪。对少数症状迁延者，加强心理护理，帮助其正确认识疾病。

（九）健康教育

1. 向病人讲解疾病的相关知识。

2. 留院观察24小时，向家属交代有迟发颅内血肿可能。

3. 嘱病人保证充足睡眠，适当进行体能锻炼（气功、太极拳等），避免过度用脑和劳累。

4. 解除思想上对所谓"后遗症"的紧张和忧虑，保持心情愉快。

5. 加强营养，多食健脑食品（如动物脑、果子、核桃等）。

6. 向家属交代病情及可能的变化、下次复查CT的时间。

## 二、脑挫裂伤

（一）概述

脑挫伤指脑组织遭受破坏较轻，软脑膜尚完整者；脑裂伤指软脑膜、血管和脑组织同时有破裂，伴有外伤性蛛网膜下腔出血。两者常同时并存，临床上又不易区别，故常合称为脑挫裂伤。通常脑表面的挫裂伤多在暴力打击的部位和对冲的部位，尤其是后者，总是较为严重并常以额、颞前端和底部为多。

（二）病因和病机

脑挫裂伤轻者软脑膜下有散在的点状或片状出血灶；重者有软脑膜撕裂，脑皮质和深部的白质广泛挫碎、破裂、坏死，局部出血，甚至形成血肿，在显微镜下，伤灶中央为血块，四周是碎烂或坏死的皮质组织及出血灶。

（三）临床表现

脑挫裂伤病人的临床表现可因损伤部位、范围、程度不同而相差悬殊。轻者仅有轻微症状，重者深昏迷，甚至迅即死亡。

1. 意识障碍　是脑挫裂伤最突出的症状之一。病人伤后立即出现昏迷，其程度和持续时间与损伤程度、范围直接相关。绝大多数超过半小时，持续数小时、数日不等，严重者长期持续昏迷。

2. 头痛、恶心、呕吐　是脑挫裂伤最常见的症状。疼痛可局限于某一部位（多为着力部位），亦可为全头性疼痛，间歇或持续，在伤后1~2周内最明显，以后逐渐减轻，可能与蛛网膜下隙出血、内压增高或脑血管运动功能障碍相关。伤后早期的恶心、呕吐可因受伤时第四脑室底的呕吐中枢受到脑脊液冲击、蛛网膜下隙出血对脑膜的刺激或前庭系统受刺激引起，较晚发生的呕吐大多由于颅内压变化而造成。

3. 生命体征改变　轻度和中度脑挫裂伤病人的血压、脉搏、呼吸多无明显改变。严重脑挫裂伤，由于出血和水肿引起颅内压增高，可出现血压上升、脉搏徐缓、呼吸深慢，危重者出现病理呼吸。

4. 局灶症状和体征　依损伤的部位和程度不同而异。若伤及脑皮质功能区，伤后立即出现相应的神经功能障碍症状或体征，如语言中枢损伤出现失语，运动区损伤出现锥体束征、肢体抽搐、偏瘫等。但发生在额、颞叶前端"哑区"的损伤，可无神经系统受损的症状和体征。

5. 颅内压增高和脑疝　因继发脑水肿和颅内出血所致。可使早期的意识障碍或偏瘫程度加重，或意识障碍好转后又加重。

原发性脑干损伤是脑挫裂伤中最严重的特殊类型，常与弥散性脑损伤并存。病人常因脑干网状结构受损、上行激活系统功能障碍而持久昏迷。伤后早期出现严重的生命体征紊乱，表现为呼吸节律紊乱、心率及血压波动明显；双侧瞳孔时大时小，对光反应无常，眼球位置歪斜或同向凝视；也可四肢肌张力增高，伴单侧或双侧锥体束征，严重者去大脑强直。

（四）诊断

根据伤后立即出现的意识障碍、局灶症状和体征及较明显的头痛、恶心、呕吐等，脑挫裂伤的诊断多可成立。但由于此类病人往往因意识障碍而给神经系统检查带来困难，加之脑挫裂伤最容易发生在额极、颞极及其底面等"哑区"，病人可无局灶症状和体征，因而确诊常需依靠必要的辅助检查。

1. 影像学检查　CT检查是首选项目，可了解脑挫裂伤的部位、范围及周围脑水肿的程度，还可了解脑室受压及中线结构移位等。MRI检查有助于明确诊断。

2. 腰椎穿刺检查　腰椎穿刺脑脊液中含大量红细胞，同时可测量颅内压或引流血性脑脊液，以减轻症状。但颅内压明显增高者禁忌腰穿。

（五）常见并发症

1. 昏迷病人易发生的并发症　昏迷病人生理反应减弱或消失，全身抵抗力下降，易发生多种并发症。如压疮、呼吸道感染、失用综合征、泌尿系感染、暴露性角膜炎。

2. 蛛网膜下腔出血　因脑裂伤所致，病人可有头痛、发热、颈项强直表现。

3. 消化道出血　多因下丘脑或脑干损伤引起的应激性溃疡所致，大量使用皮质激素也可诱发。

4. 外伤性癫痫　任何部位的脑损伤均可能导致癫痫，尤其是大脑皮层运动区受损。可采用苯妥英钠预防发作。癫痫发作时使用地西泮10~30mg静脉缓慢注射，直至控制抽搐为止。

5. 颅内压增高和脑疝。

（六）治疗原则

以非手术治疗为主，防治脑水肿，减轻脑损伤后的病理、生理反应，预防并发症。经非手术治疗无效或颅内压增高明显，甚至出现脑疝迹象时，应及时手术去除内压增高的病因，以解除脑受压。手术方法包括脑挫裂伤灶清除、额极或颞极切除、去骨瓣减压术或颞肌下减压术。

（七）护理评估

1. 按中医整体观念，运用望、闻、问、切的方法评估病证、舌象、脉象及情志状态。

2. 详细了解受伤过程，如暴力大小、方向、性质、速度。

3. 评估病人受伤后有无意识障碍，其程度及持续时间，有无逆行性遗忘；受伤当时有无口鼻、外耳道出血或脑脊液漏发生；是否出现头痛、恶心、呕吐、呼吸困难等情况。

4. 了解现场急救和转送过程。

5. 了解病人既往健康状况。

6. 了解X线、CT及MRI的检查结果，以判断脑损伤的严重程度及类型。

7. 了解病人及家属的心理反应及对病人的支持能力和程度。

（八）一般护理

1. 按外科及本系统疾病一般护理常规执行。

2. 保持病室环境干净、舒适、整洁、安静、温湿度适宜

3. 意识清醒者取斜坡卧位，以利于颅内静脉回流。昏迷或吞咽功能障碍者取侧卧位或侧俯卧位，以免呕吐物、分泌物误吸，保持呼吸道通畅，及时吸痰给氧，必要时行气管插管或气管切开。

4. 加强营养　创伤后的应激反应可产生严重分解代谢，使血糖增高、乳酸堆积，后者可加重脑水肿。因此，必须及时、有效补充能量和蛋白质以减轻机体损耗。早期可采用肠外营养，待肠蠕动恢复后，无消化道出血者尽早行肠内营养支持，以利于胃肠功能恢复和营养吸收。昏迷病人通过鼻胃管或鼻肠管给予每日所需营养，成人每日总热量在9.2～11.3kJ（2200～2700cal）。当病人肌张力增高或发作时，应预防肠内营养液反流导致误吸。

5. 严密观察病情　脑挫裂伤病人早期病情变化较大，应由专人护理，有条件者应送入重症监护病室，密切观察其意识、瞳孔、生命体征和肢体活动变化，必要时应作颅内压监护或及时复查CT。

6. 安慰病人，保持情绪安定，避免焦躁、恐惧等不良情绪。

（九）健康教育

1. 对恢复过程中出现头痛、耳鸣、记忆力减退的病人，给予适当解释和宽慰，使

其树立信心，帮助病人尽早自理生活。

2. 指导坚持服用抗癫痫药物至症状完全控制后1~2年，逐步减量后才能停药，不可突然中断服药。癫痫病人不能单独外出、登高、游泳等，以防意外。

3. 积极康复训练。脑损伤后遗留语言、运动或智力障碍，在伤后1~2年内有部分恢复的可能。提高病人自信心，协助病人制订康复计划，进行语言、运动、记忆力等方面的训练，以提高生活自理能力及社会适应能力。

4. 嘱定期来医院复查。

# 第六节　颅内血肿

颅内血肿是颅脑损伤中最常见、最严重的继发病变，发生率约占闭合性颅脑损伤的10%和重型颅脑损伤的40%~50%。如不能及时诊断处理，多因进行性颅内压增高，形成脑疝而危及生命，早期发现和及时处理可很大程度上改善预后。

颅内血肿按症状出现时间分为急性血肿（3日内）、亚急性血肿（3日以后到3周内）和慢性血肿（超过3周）。按部位则分为硬脑膜外血肿、硬脑膜下血肿和脑内血肿。

## 一、硬脑膜外血肿

### （一）概述

硬脑膜外血肿是指血液积聚于颅骨与硬脑膜之间的血肿，约占外伤性颅内血肿的30%，大多属于急性型。可发生于任何年龄，但小儿少见。

### （二）病因和病机

硬脑膜外血肿最多见于颞部、额顶部和顶部。因脑膜中动脉主干撕裂所致的血肿，多在颞部，可向额部或顶部扩展；前支出血，血肿多在额顶部；后支出血，多在颞顶部。由上矢状窦破裂形成的血肿在其一侧或两侧。横窦出血形成的血肿多在颅后窝或骑跨于颅后窝和枕部。

急性硬膜外血肿常见于青壮年颅骨线性骨折患者，慢性硬膜外血肿致伤因素与急性者相同，不同者在于患者伤后能够较长时间耐受血肿，并且临床症状表现十分缓慢。

### （三）临床表现

1. 意识障碍　进行性意识障碍为颅内血肿的主要症状，其变化过程与原发性脑损伤的轻重和血肿形成的速度密切相关。临床上常见三种情况。

（1）原发脑损伤轻，伤后无原发昏迷，待血肿形成后开始出现意识障碍（清醒昏迷）。

（2）原发脑损伤略重，伤后一度昏迷，随后完全清醒或好转，但不久又陷入昏迷（昏迷中间清醒或好转→昏迷）

（3）原发脑损伤较重，伤后昏迷进行性加重或持续昏迷。

因为硬脑膜外血肿病人的原发脑损伤一般较轻，所以大多表现为（1）（2）两种情况。

2. 颅内压增高　病人常有头痛、恶心、呕吐等颅压增高症状伴有血压升高、呼吸和脉搏缓慢等生命体征改变。

3. 瞳孔改变及脑疝的表现　颅内血肿所致的颅内压增高达到一定程度，便可形成脑疝。幕上血肿大多先形成小脑幕切迹疝，除意识障碍外，出现瞳孔改变；早期因动眼神经受到刺激，患侧瞳孔缩小，但时间短暂，往往不被察觉；随即由于动眼神经受压，患侧瞳孔散大；若病疝继续发展，脑干严重受压，中脑动眼神经核受损，则双侧瞳孔散大。与幕上血肿相比，幕下血肿较少出现瞳孔改变，而容易出现呼吸紊乱甚至骤停。

4. 神经系统体征

（1）患者伤后立即出现全瘫或偏瘫。

（2）去大脑强直表现为全身肌紧张加强、四肢强直、脊柱反张后挺等。

（四）诊断

根据头部受伤史，伤后当时清醒，以后昏迷，或出现有中间清醒（好转）期的意识障碍过程，结合X线平片显示骨折线经过脑膜中动脉或静脉窦沟，一般可以早期诊断。

CT扫描示颅骨内板与硬脑膜之间的双凸镜形或弓形高密度影，常伴有颅骨骨折和颅内积气。

（五）常见并发症

1. 颅内压增高　是最常见的并发症。由于疾病使颅腔内容物体积增加，导致颅内压持续在2.0kPa（200mmH$_2$O）以上，颅内压增高会引发脑疝危象。

2. 脑疝　是最危急的并发症。是颅内压升高到一定程度，部分脑组织发生移位，挤入硬脑膜的裂孔或枕骨大孔，压迫附近的神经、血管和脑干，产生一系列生命体征变化，随时危及生命。

3. 癫痫发作　颅脑损伤后容易继发癫痫。

4. 其他并发症　如应激性溃疡、坠积性肺炎、泌尿系感染、压疮等。

（六）治疗原则

1. 手术治疗

（1）手术适应证：①有明显颅内压增高症状和体征；②CT扫描提示明显脑受压的颅内血肿；③幕上血肿量＞40mL、颞区血肿量＞20mL、幕下血肿量＞10mL。

（2）手术方法：可根据CT扫描所见采用骨瓣或骨窗开颅，清除血肿，妥善止血。血肿清除后，如硬脑膜张力高或疑有硬脑膜下血肿时，应切开硬脑膜探查。对少数病情危急，来不及做CT扫描等检查者，应直接手术钻孔探查，再扩大成骨窗清除血肿。钻孔顺序可根据损伤方式和机制、瞳孔散大侧别、头部着力点、颅骨骨折部位等来确定，一般先在瞳孔散大侧部骨折线处钻孔，可发现60%～70%的硬脑膜外血肿。

2. 非手术治疗　凡伤后无明显意识障碍，病情稳定，CT扫描所示幕上血肿量＜40mL，幕下血肿量＜10mL，中线结构移位＜1.0cm者，可在密切观察病情的前提下，采用非手术治疗。

（七）护理评估

1. 按中医整体观念，运用望、闻、问、切的方法评估病证、舌象、脉象及情志状态。

2. 观察患者意识、瞳孔、生命体征及神经系体征。

3. 有无呼吸道梗阻。

4. 详细了解既往史，有无心血管、周围血管疾病及糖尿病等。

5. 通过CT扫描片、MRI检查，判断出血部位及范围。

6. 了解病人家庭情况

（八）一般护理

1. 按外科及本系统疾病一般护理常规执行。

2. 保持病室环境干净、舒适、整洁、安静、温湿度适宜。

3. 疼痛明显者遵医嘱适当给予镇静、镇痛药物，以保证病人充足的睡眠。

4. 饮食宜清淡，营养丰富，禁忌肥甘甜腻、辛辣食物，以高蛋白质、低脂、低盐为原则。

5. 密切观察其意识瞳孔、生命体征及神经系统体征。

6. 急诊入院诊断明确有手术指征者，应立即做好急诊术前准备。

7. 术前护理

（1）绝对卧床休息，取头高位，减少不必要的搬动。

（2）昏迷病人应禁食，保持呼吸道通畅，给予氧气吸入。

（3）密切观察生命体征、意识、瞳孔变化，发现异常，立即通知医师。当患者出现头痛剧烈、呕吐加剧、躁动不安等典型症状时立即通知医生并迅速输入20%甘露醇250mL，同时做好术前准备工作。

（4）定时翻身拍背，保持皮肤清洁干燥；尿潴留者应留置导尿管；便秘者，协助排便。

8. 术后护理

（1）取平卧位，头部路抬高，偏向一侧。

（2）清醒病人，鼓励进食，注意防止呛咳；昏迷无消化道出血者尽早行鼻饲饮食或肠内营养支持。

（3）病情观察：①观察生命体征、意识、瞳孔变化。②对术后置引流管的病人应注意观察引流量、色、性质的变化。③遵医嘱给予脱水药物，降低颅内压；观察尿量，防止发生水电解质紊乱，遵医嘱补液；按时给予降压药物，保持血压稳定并观察药物疗效。④观察有无恶心、呕吐、剧烈头痛等颅内再次出血征象，及消化道出血的表现。⑤定时翻身拍背，保持皮肤清洁干燥，预防坠积性肺炎及压疮的发生。留置导尿管的病人定期做膀胱功能训练，做好会阴部护理。

（4）对症护理：高热患者行药物及物理降温，必要时给予亚低温治疗；眼睑闭合不全者注意保护眼睛，如涂眼药膏等，防止角膜溃疡。

（5）康复：根据患者情况，制定语言、运动、智力等康复训练。

## （九）健康教育

1. 向病人讲解疾病的相关知识。

2. 加强营养，增强体质。

3. 嘱病人保证充足睡眠，避免过度劳累。

4. 按医嘱服药，不得擅自停药，出院后1个月门诊随访。

5. 指导家属协助患者进行瘫痪肢体的功能锻炼。

6. 颅骨缺损的患者要戴好帽子外出，并有家属陪护，防止发生意外，告知其颅骨修补一般需在术后的半年后。

## 二、硬脑膜下血肿

### （一）概述

硬脑膜下血肿是指出血积聚在硬膜下腔，它是最常见的颅内血肿，占颅内血肿的40%左右。其中急性硬脑膜下血肿发生率最高，其次慢性型，亚急性次之。

### （二）病因和病机

急性和亚急性硬脑膜下血肿的出血来源主要是脑皮质血管，大多由对冲性脑挫裂伤所致，好发于额极、颞极及其底面，可视为脑挫裂伤的一种并发症，称为复合型硬脑膜下血肿。另一种较少见的血肿是由于大脑表面回流到静脉窦的桥静脉或静脉窦本身撕裂所致，范围较广，可不伴有脑挫裂伤，称为单纯性硬脑膜下血肿。

慢性硬脑膜下血肿的出血来源和发病机制尚不完全清楚。好发于老年人，多有轻微头部外伤史。部分病人无外伤，可能与营养不良、维生素C缺乏、硬脑膜出血性或血管性疾病等相关。此类血肿常有厚薄不一的包膜。

### （三）临床表现

急性和亚急性硬脑膜下血肿主要表现如下。

1. 意识障碍　伴有脑挫裂伤的急性复合型血肿病人多表现为持续昏迷或昏迷进行性加重，亚急性或单纯型血肿则多有中间清醒期。

2. 颅内压增高　血肿及脑挫裂伤继发的脑水肿均可造成颅内压增高，导致头痛、恶心、呕吐及生命体征改变。

3. 瞳孔改变　复合型血肿病情进展迅速，容易引起脑疝而出现瞳孔改变，单纯型或亚急性血肿瞳孔变化出现较晚。

4. 神经系统体征　伤后立即出现的偏瘫等征象，因脑挫裂伤所致。逐渐出现的体征，则是血肿压迫功能区或脑疝的表现。

慢性硬脑膜下血肿进展缓慢，病程较长，可为数月甚至数年。临床表现差异很大，大致可归纳为如下三种类型：

（1）以颅内压增高症状为主，缺乏定位症状。

（2）以病灶症状为主，如偏瘫、失语、局限性癫痫等。

（3）以智力和精神症状为主，表现为头昏、耳鸣、记忆力减退、精神迟钝或失常。

第（1）（2）种类型易与颅内肿瘤混淆，第（3）种类型易误诊为神经症或精神病。

（四）诊断

根据有较重的头部外伤史，伤后即有意识障碍并逐渐加重，或出现中间清醒期，伴有颅内压增高症状，多表明有急性或亚急性硬脑膜下血肿。CT扫描可以确诊，急性或亚急性硬脑膜下血肿表现为脑表面新月形高密度、混杂密度或等密度影，多伴有脑挫裂伤和脑受压。

慢性硬脑膜下血肿容易误诊、漏诊，应引起注意。凡老年人出现慢性颅内压增高症状，智力和精神异常或病灶症状，特别是曾经有过轻度头部受伤史者，应想到慢性硬脑膜下血肿的可能，及时施行CT或MRI检查，当可确诊。CT显示脑表面新月形或半月形低密度或等密度影，MRI则为短$T_1$、长$T_2$信号影。

（五）常见并发症

1. 血肿复发

（1）年龄大，脑萎缩严重，术后脑组织膨胀不满意，难以有效地消除无效腔，易于复发。

（2）有凝血机制障碍者，术后易于复发。

（3）血肿的密度与术后复发率密切相关。

2. 脑脊液漏　是指外伤后脑脊液从外耳道、鼻腔或开放创口流出，是颅脑损伤严重的并发症。

3. 颅骨缺损　是手术中去骨瓣减压所致。

（六）治疗原则

1. 急性或亚急性硬脑膜下血肿 由于病情发展急重，一旦确诊，应立即手术治疗。

2. 慢性硬膜下血肿 保守治疗，一旦出现颅内压增高症状，应立即行手术治疗。

3. 手术治疗 可有以下几种方法：①钻孔引流术；②骨窗或骨瓣开颅术；③肌下减压或去骨片减压术。

急性和亚急性硬脑膜下血肿的治疗原则与硬脑膜外血肿相仿。需要强调的是，硬脑膜外血肿多见于着力部位，而硬脑膜下血肿既可见于着力部位，也可见于对冲部位。所以，如果因病情危急或条件所限，术前未做CT确定血肿部位而只能施行探查时，着力部位和对冲部位均应钻孔，尤其是额、颞极及其底部，是硬脑膜下血肿的最常见部位。此外，此类血肿大多伴有脑挫裂伤，术后应加强相应的处理。

慢性硬脑膜下血肿病人凡有明显症状者，即应手术治疗，且首选钻孔置管引流术：血肿较小者顶结节处一孔即可，较大者在额部再钻一孔，切开硬脑膜和血肿的壁层包膜，经骨孔置入导管于血肿腔内，用生理盐水反复冲洗直至流出液清亮为止。保留顶结节钻孔处的导管，引流2~3天，多可治愈。

（七）护理评估

1. 按中医整体观念，运用望、闻、问、切的方法评估病证、舌象、脉象及情志状态。

2. 详细了解受伤过程，如暴力大小、方向、性质、速度。

3. 评估有无意识障碍，是否出现头痛、恶心、呕吐、呼吸困难等情况。

4. 了解病人既往健康状况。

5. 了解病人及家属的心理反应。

（八）一般护理

1. 按外科及本系统疾病一般护理常规执行。

2. 保持病室环境安静、温湿度适宜，急性期卧床休息，取头高足低位，躁动者加床栏。

3. 安慰病人，保持情绪安定，避免焦躁、恐惧等不良情绪。

4. 饮食宜清淡，营养丰富，术后暂禁食，在神志清楚、咽功能恢复后可进流质，并逐渐改为半流质及普通饮食。

5. 密切观察其意识、瞳孔、生命体征及神经系统体征，预防脑疝及血肿复发。

6. 躁动患者及癫痫发作患者应注意安全防护，遵医嘱给予抗癫痫药物，防止因癫痫发作引起血肿增大。

7. 慢性硬脑膜下血肿行硬脑膜下钻孔引流术后去枕卧位或头低脚高，直到拔出引流管，有利于瘀血引出。

8. 保持呼吸道通畅，昏迷患者头偏向一侧，及时吸痰，必要时尽早行气管切开术。

9. 对症护理

（1）有脑脊液漏者绝对平卧，严禁填塞耳鼻，勿用力排便、咳嗽、打喷嚏，合并有高热昏迷、颅内压增高、脑疝等护理参照相应内容。

（2）加强基础护理，注意口腔、皮肤、会阴部清洁。

（3）保持良好肢体的功能位置，鼓励主动运动，预防肌肉萎缩。

（九）健康教育

1. 向病人及家属讲解疾病的相关知识。

2. 心理指导　清醒脑损伤病人应尽早自理生活。对恢复过程中出现头痛、耳鸣、记忆力减退的病人，给予适当解释和宽慰，使其树立信心。

3. 控制外伤性癫痫　坚持服用抗癫痫药物至症状完全控制后1～2年，逐步减量后才能停药，不可突然中断服药。癫痫病人不能单独外出、登高、游泳等，以防意外。

4. 康复训练　脑损伤后遗留语言、运动或智力障碍，在伤后1～2年内有部分恢复的可能。提高病人自信心，协助病人制订康复计划，进行语言、运动、记忆力等方面的训练，以提高生活自理能力及社会适应能力。

5. 嘱定期来医院复查。

6. 去骨瓣术后颅骨缺损的病人告知其行修补术的时间。

## 三、脑内血肿

（一）概述

脑内血肿分为两种类型。

1. 浅部血肿　出血均来自脑挫裂伤灶，多伴有颅骨凹陷性骨折或严重的脑裂伤，好发于额叶和颞叶，常与硬脑膜下和硬膜外血肿并存。

2. 深部血肿　多见于老年人，血肿位于白质深处，脑表面可无明显挫伤。

（二）病因和病机

急性或亚急性脑内血肿常见于对冲性脑挫裂伤，其次为直接打击的冲击伤或凹陷性骨折引起。迟发性外伤性脑内血肿多见于中、老年患者，发病高峰常在脑挫裂伤后3天内或清除其他脑内血肿突然减压后。血肿初期仅为一血凝块，4～5天后血肿开始液化，变为棕褐色陈旧血液，至2～3周后，血肿表面开始有包膜形成。

（三）临床表现

脑内血肿与伴有脑挫裂伤的复合性硬脑膜下血肿的症状很相似，而且事实上两者常同时存在。主要表现为颅内压增高，以进行性加重的意识障碍为主，若血肿累及重要脑功能区可出现偏瘫、失语、癫痫等局部症状。

（四）诊断

CT检查在挫裂伤灶附近或脑深部白质内见到圆形或不规则高密度血肿影，周围有低密度水肿区。

（五）常见并发症

1. 外伤性癫痫　是指继发于颅脑损伤后的癫痫性发作，可发生在伤后的任何时间，早者于伤后即刻出现，晚者可在头伤痊愈后多年开始突然发作。

2. 脑外伤后综合征　颅脑损伤后神经、精神障碍。

3. 其他并发症　压疮、肺部感染、泌尿系统感染、暴露性角膜炎、关节挛缩等。

（六）治疗原则

脑内血肿的治疗与硬脑膜下血肿相同，多采用骨瓣或骨窗开颅，在清除硬脑膜下血肿和明显挫碎糜烂的脑组织后，大多数脑内血肿即已显露，将之一并清除。对少数脑部血肿，如颅内压增高显著，病情进行性加重，也应考虑手术，根据具体情况选用开颅血肿清除或钻孔引流术。

（七）护理评估

1. 按中医整体观念，运用望、闻、问、切的方法评估病证、舌象、脉象及情志状态。

2. 密切观察生命体征、意识状态及瞳孔的变化。

3. 神经功能缺损的程度及脑疝的前驱症状。

4. 有无呼吸道梗阻。

5. 有无焦虑等不良情绪。

6. 自理能力及生活习惯。

（八）一般护理

1. 急诊手术按急诊患者术前护理，术前及术后护理按神经外科围术期护理常规。

2. 病情观察　严密观察意识、瞳孔、生命体征，如有异常及时通知医生。脑内血肿位于后凹者，因后颅窝空隙较小，少量血肿即可引起猝死，应严密观察呼吸变化及是否出现颈强直症状。继发性颅脑损伤者不可轻易使用止痛剂、降压药、止吐药等，以免掩盖病情变化。

3. 躁动患者及痫发作患者应注意安全防护，遵医嘱给予抗癫痫药物，防止因癫痫发作引起血肿增大。

4. 保持呼吸道通畅，昏迷患者头偏向一侧，及时吸痰，必要时尽早行气管切开术。

5. 昏迷及瘫痪患者保持肢体功能位，加强口腔护理、皮肤护理、翻身等，预防肺部感染及压疮的发生。

6. 高热患者行药物及物理降温，必要时给予亚低温治疗。

7. 眼睑闭合不全者注意保护眼睛，如涂眼药膏等，防止角膜溃疡。

8. 根据患者情况，制定语言、运动、智力等康复训练。

## （九）健康教育

1. 向病人及家属讲解疾病的相关知识。

2. 饮食宜清淡而营养丰富，避免过度劳累。

3. 指导家属协助病人做好各项基础护理，普及健康知识。

4. 告知长期卧床病人并发症的预防措施。

5. 告知其来医院复查的时间。

# 第七节　开放性颅脑损伤

## 一、概述

开放性颅脑损伤是指由锐器或严重钝器打击或由火器穿透造成头皮、颅骨、硬脑膜和脑组织直接或间接与外界相通的创伤，并使颅腔与外界直接沟通。它的主要特点为有以下几点。

1. 伤口内有脑组织碎块或脑脊液流出。

2. 颅内有异物留存，包括帽片、头发、皮肤、颅骨碎片、枪弹或弹片，其他致伤凶器等。

按致伤物的不同分为：非火器伤与火器伤。两者均易造成内感染和出血、急性脑水肿、颅内压增高及较晚发生的癫痫等。

虽然它们的损伤机制、病理改变均有不同，但治疗原则都为尽早做清创手术，关闭颅腔，变开放伤为闭合伤。

火器性颅脑开放损伤是指由锐器或钝器严重打击造成的开放性颅脑损伤。常见的锐器为刀、斧、锥、剪、钉或匕首。火器性颅脑损伤在战时常见，平时亦有发生，仅次于四肢伤，但死亡率居首位。损伤后的脑组织功能障碍、颅内血肿、合并伤及继发的颅内感染是死亡的主要原因。

## 二、病因和病机

非火器性颅脑开放伤致伤物可分为两类。一类是锐器，如刀、斧、钉、锥、针等；另一类为钝器，如铁棍、石块、树枝等。

（1）锐器前端尖锐锋利，容易切过或穿透头皮、颅骨和硬脑膜，进入组织。有尖端的锐器常引起穿刺伤，伤口形态与致伤物的横截面相似。

（2）钝器的致伤机制可因致伤物的种类而不同，如铁棍、树枝等穿入颅内，脑损伤情况类似锐器伤，而石块等击中头部造成的开放伤，其损伤机制则类似闭合性颅脑损伤中的加速伤。

火器伤所致的开放性颅脑损伤的致伤物以枪弹和弹片多见。致伤物由颅骨或颜面射入，停留于颅腔内成为非贯通伤（盲管伤）；致伤物贯通颅腔，有入口和出口，入口脑组织内有许多碎骨片，出口骨缺损较大称为贯通伤；致伤物与颅骨和脑呈切线性擦过，脑内无致伤物称为切线。现代枪弹速度快，穿透力强，易造成贯通伤；弹片不规则，穿透力弱，易造成非贯通伤。

### 三、临床表现

1. 头部伤口　非火器所致的开放性颅脑损伤，伤口往往掺杂有大量异物，如头发、布片、泥沙和碎骨片等，有脑脊液和脑组织从伤口溢出，或脑组织由硬脑膜和颅骨缺损处向外膨出。火器所致开放性脑损伤可见弹片或弹头所形成的伤道。

2. 脑损伤症状　与闭合性脑损伤区别不大，病人出现意识障碍、生命体征改变。伤及皮质功能区或其临近部位时，局灶症状和体征明显，如瘫痪、感觉障碍、失语、偏盲等，外伤性癫痫发生率较高。

3. 颅内压增高与脑疝　开放性脑损伤在一定程度上缓解了颅内压增高，但大部分合并存在凹陷性骨折，骨折片相嵌重叠和硬脑膜裂口较小时，仍然会出现明显内压增高甚至脑疝。

4. 失血性休克　伤口大量出血者，可出现休克征象。

### 四、诊断

开放性损伤的诊断比较容易，根据受伤情况，体检可做出判断。但对于颅骨骨折、脑组织损伤、颅内异物的诊断还需依靠X线和CT检查。

1. 一般摄颅骨正位和侧位X线平片，必要时摄切线位片，可以了解颅骨骨折的类型和范围，明确异物的种类、数目、大小和位置，颅内是否有骨碎片。如有异物嵌入颅腔内，可根据其进入的深度和位置，推测可能损伤的结构，作为手术的参考。

2. CT可以确定脑损伤的部位和范围及是否继发内血肿、脑水肿或脑肿胀，对存留的骨折片或异物做出精确的定位。

### 五、常见并发症

1. 外伤性颅内动脉海绵窦瘘　典型症状为搏动性突眼、眼球运动障碍、球结膜充血水肿。

2. 外伤性动脉性鼻出血　颅底骨折伤及颈内动脉，蝶腭动脉或筛动脉可引起难以制止的动脉性鼻出血

3. 脑膨出　一般可分早期脑膨出（1周内）和晚期脑膨出（1周以上）。

4. 脑脓肿　是脑穿透伤常见的并发症和后期死亡原因之一。早期彻底清创是预防脓肿发生的关键措施。

5. 外伤性癫痫　多见于颅脑穿透伤后，任何时期均可发生，但以伤后3~6个月发病率最高。早期发作与脑挫伤、脑水肿、血肿及凹陷骨折有关。晚期发作多因脑脓肿、脑疤痕和脑萎缩等引起。临床以局限性发作为主，亦可呈大发作。

6. 颅骨缺损　开放性颅脑伤清创术后可遗留有颅骨缺损。一般伤口愈合后3个月可修补，感染过的伤口需延至伤后半年以上。

7. 颅脑伤后综合征　颅脑损伤后，不少病人可留有某些神经方面或精神方面的障碍表现统称为颅脑伤后综合征。病人主诉经常有头晕、头痛、恶心、厌食、疲劳、易激动、耳鸣、多汗、心悸、记忆力减退、精神萎靡、失眠、性功能减退、月经失调等。症状时轻时重，与精神、情绪状态有一定关系，病人主诉常多于神经系统阳性体征。

## 六、治疗原则

1. 现场紧急救治，积极抢救病人生命。
（1）保持呼吸道通畅。
（2）保持循环稳定，积极防治休克。
（3）妥善保护伤口或膨出脑组织。

2. 争取在6~8小时内施行清创术，在无明显污染并应用抗生素的前提下，早期清创的时限可延长到72小时。彻底清除异物，硬脑膜应严密缝合，如有困难，可取自体帽状膜或肌筋膜修补。

3. 积极预防感染，应用抗生素及TAT预防感染。

## 七、护理评估

1. 按中医整体观念，运用望、闻、问、切的方法评估病证、舌象、脉象及情志状态。

2. 评估创伤局部情况　伤口的部位、大小、数目、性质，伤口是否整齐或参差不齐，是否存在静脉窦破裂引起大量出血，穿通路径是否横过重要结构，有无脑脊液外漏，有无头发、泥沙及其他污物，有无骨折片外露，有无致伤物嵌顿于骨折处或颅内。

3. 意识评估　评估有无意识障碍及其程度、持续时间。如病人受伤当时无昏迷随后转入昏迷，或意识障碍呈进行性加重，在急性期可能为血肿或脑肿胀，慢性期可能为脑脓肿。

4. 评估生命体征　生命体征是否平稳，重伤者多数伤后立即出现呼吸、脉搏、血压的变化，大量失血可导致休克发生。

5. 颅内压评估　评估有无头痛、恶心、呕吐及脑膨出等颅内压增高症状，早期常因颅内血肿、急性脑水肿和脑内感染引起，晚期主要由于脑脓肿所致。

6. 评估颅内感染情况　观察有无头痛、呕吐、颈项强直、高热及脉速等内感染的毒性反应。

7. 脑损伤症状评估　评估有无偏瘫、失语、偏身感觉障碍及视野缺损等症状，当损伤位于脑功能区累及脑神经时，可引起不同程度的神经损害。

## 八、一般护理

### （一）术前护理

1. 按外科及本系统疾病一般护理常规执行。
2. 保持病室环境干净、舒适、整洁、安静、温湿度适宜。
3. 饮食护理　急行手术者应即刻禁饮、禁食，择期手术者术前8小时禁食、禁饮。
4. 病情观察　严密观察病人意识状态、生命体征、瞳孔、神经系统病证等，结合其他临床表现评估颅内血肿或脑水肿的进展情况。
5. 完善术前准备　交叉配血或自体采血，进行抗生素皮试，备术中、术后用药。遵医嘱术前用药，带入术中用药。剃头、备皮、剪指甲、更换清洁病员服。
6. 心理护理　针对个体情况进行针对性心理护理，对清醒患者解释手术的必要性、手术方式、注意事项，教会患者自我放松的方法。

### （二）术后护理

1. 按外科及本系统疾病一般护理常规执行。
2. 体位　全麻清醒前取去枕平卧位，头偏向一侧；全麻清醒后手术当日取半靠卧位，床头抬高15°～30°。烦躁患者床旁加床档，适当约束防止患者受伤。
3. 饮食护理　术后6小时内禁食、禁饮，恢复期多食高蛋白食物。
4. 术后送ICU病房严密观察病情变化，如有异常及时报告医师处理。
5. 保持呼吸道通畅，充分给予营养。防止肺部感染，定时翻身、拍背、吸痰。
6. 继续实施降低颅内压措施，遵医嘱及时应用抗癫痫药，做好安全护理，防止发作时受伤。
7. 做好创口及引流管的护理，注意有无颅内再出血和感染迹象。
8. 加强基础护理。

### （三）急救护理

1. 紧急救治　首先争分夺秒地抢救心跳呼吸骤停、开放性气胸、大出血等危及病人生命的伤情。无外出血表现而有休克征象者，应查明有无头部以外部位损伤，如合并内脏破裂等，应及时补充血容量。
2. 保持呼吸道通畅　及时清除口、鼻腔分泌物。禁用吗啡止痛，以防抑制呼吸。
3. 伤口处理　有脑组织从伤口膨出时，外露的脑组织周围用消纱布卷保护，再用纱布架空包扎，避免脑组织受压。对插入颅腔的致伤物不可贸然撼动或拔出，以免引起颅内大出血。遵医嘱使用抗生素和TAT。

4. 病情观察　密切观察病情变化，及时发现和处理并发症。如病人意识障碍进行性加重，出现喷射性呕吐、瞳孔散大，应警惕脑疝可能。

### 九、健康教育

1. 向病人讲解疾病的相关知识

2. 加强营养，进食高热量、高蛋白、富含纤维素、维生素的饮食。发热时多饮水。

3. 神经功能缺损者应继续坚持功能锻炼，进行辅助治疗（高压氧、针灸、理疗、按摩、中医药、助听器等）。

4. 避免挠抓伤口，可用75％乙醇消毒伤口周围，待伤口痊愈后方可洗头。颅骨缺损者注意保护骨窗局部，外出戴防护帽，尽量少去公共场所。

5. 指导患者3～6个月门诊复查，如出现原有症状加重，头痛、呕吐、抽搐、不明原因发热、手术部位发红、积液、渗液等应及时就诊。一般术后半年可行颅骨修补。

# 第八节　颅内肿瘤

## 一、概述

颅内肿瘤（intracranial tumors）又称脑瘤，包括原发性和继发性两大类。原发性颅内肿瘤发生于脑组织，如脑膜、脑神经、垂体、血管及残余胚胎组织等；继发性肿瘤是身体其他部位恶性肿瘤转移到颅内的肿瘤。常见的类型有：神经胶质瘤、脑膜瘤、垂体腺瘤、听神经瘤、颅咽管瘤、转移性肿瘤。可发生于任何年龄，以20～50岁为多见。

### （一）神经胶质瘤

来源于神经上皮，是颅内最常见的恶性肿瘤，约占颅内肿瘤40％～50％。其中，多形性胶质母细胞瘤恶性程度最高，病情进展快，对放、化疗均不敏感。母细胞瘤也为高度恶性，好发于2～10岁儿童，多位于后颅窝中线部位，因阻塞第四脑室及导水管而引发脑积水，对放射治疗敏感。少突胶质细胞瘤占胶质瘤的7％，生长较慢，分界较清，可手术切除，但术后易复发，需术后放疗及化疗。室管膜瘤约占12％，肿瘤与周围脑组织分界尚清楚，有种植性转移倾向，术后需放疗和化疗；星形细胞瘤是胶质瘤中最常见的，约占40％，恶性程度较低，生长缓慢，呈实质性者与周围组织分界不清，常不能彻底切除，术后易复发，囊性者常分界清楚，若切除彻底可望根治。

### （二）脑膜瘤

约占颅内肿瘤的20％，良性居多，生长缓慢，多位于大脑半球矢状窦旁，邻近的颅骨有增生或被侵蚀的迹象。脑膜瘤有完整的包膜，彻底切除可预防复发。

### （三）垂体腺瘤

来源于腺垂体的良性肿瘤。按细胞的分泌功能可分为催乳素腺瘤（PRL瘤）、生长激素腺瘤（GH瘤）、促肾上腺皮质激素腺瘤（ACTH瘤）及混合性腺瘤。PRL瘤主要表现为女性闭经、泌乳、不育等；男性性欲减退、阳痿、体重增加、毛发稀少等。GH瘤在青春期前发病者为巨人症，成年后发病表现为肢端肥大症。ACTH瘤主要表现为库欣综合征，如满月脸、水牛背、腹壁及大腿皮肤紫纹、肥胖、高血压及性功能减退等。手术摘除是首选的治疗方法。若瘤体较小可经蝶窦在显微镜下手术，瘤体较大需开颅手术，术后放疗。

### （四）听神经瘤

发生于第Ⅷ脑神经前庭支的良性肿瘤，约占颅内肿瘤10%。位于小脑脑桥角内，可出现患侧神经性耳聋、耳鸣、前庭功能障碍、同侧三叉神经及面神经受累及小脑功能受损症状。治疗以手术切除为主，直径小于3cm者可用γ-刀治疗。

### （五）颅咽管瘤

颅咽管瘤为良性肿瘤，大多为囊性，多位于鞍上区，约占颅内肿瘤的5%，多见于儿童及青少年，男性多于女性。主要表现为视力障碍、视野缺损、尿崩、肥胖和发育迟缓等。以手术切除为主。

### （六）转移性肿瘤

多来自肺、乳腺、甲状腺、消化道等部位的恶性肿瘤，多位于幕上脑组织内，可单发或多发，男性多于女性。有时脑部症状出现在前，原发灶反而难以发现。

## 二、病因和病机

颅内肿瘤的病因至今尚不明确。大量研究表明，细胞染色体上存在瘤基因，加上各种后天诱因可使其发生。可能诱发脑瘤的因素有：遗传综合病证或特定基因多态性、电磁辐射、神经系统致癌物、过敏性疾病和病毒感染。颅内肿瘤发病部位以大脑半球最多，其次为蝶鞍、鞍区周围、小脑脑桥角、小脑、脑室及脑干。一般不向颅外转移，但可在颅内直接向邻近正常脑组织浸润扩散，也可随脑脊液的循环通道转移。脑瘤的预后与病理类型、病期及生长部位有密切关系。良性肿瘤单纯外科治疗有可能治愈，交界性肿瘤单纯外科治疗后易复发，恶性肿瘤一旦确诊，需要外科治疗辅助放疗和（或）化疗。

## 三、临床表现

因肿瘤的组织生物学特性、原发部位不同而异，以颅内压增高和神经功能定位症状为其共性。

（一）颅内压增高

1. 头痛，晨醒、咳嗽和大便时加重，呕吐后可暂时缓解。

2. 呕吐见于颅后窝肿瘤，多清晨呈喷射状发作。

3. 视神经盘水肿，颅内压增高晚期病人视力减退、视野向心性缩小，最终可失明。瘤内出血可表现为急性颅内压增高，甚至发生脑疝。

（二）癫痫

大脑半球肿瘤可表现为癫痫，发作类型与肿瘤部位有关，额叶肿瘤多为癫痫大发作，中央区及顶叶多为局灶性发作，颞叶肿瘤表现为伴有幻嗅的精神运动性发作。脑电图局灶性慢波具有诊断价值。

（三）破坏性症状

1. 中央前后回肿瘤可发生一侧肢体运动和感觉障碍。

2. 额叶肿瘤常有精神障碍。

3. 枕叶肿瘤可引起视野障碍。

4. 顶叶下部角回和缘上回可导致失算、失读、失用及命名性失语。

5. 语言运动中枢受损可出现运动性失语。

6. 肿瘤侵及下丘脑时表现为内分泌障碍。

7. 四叠体肿瘤出现瞳孔不等大、眼球上视障碍。

8. 小脑半球肿瘤出现同侧肢体共济失调。

9. 脑干肿瘤表现为交叉性麻痹。

（四）压迫症状

1. 鞍区肿瘤可引起视力、视野障碍。

2. 海绵窦区肿瘤压迫 III、IV、VI 和 V 对脑神经，病人出现眼睑下垂、眼球运动障碍、面部感觉减退等海绵窦合征。病人早期出现脑神经症状有定位价值。

## 四、诊断

颅内肿瘤诊断包括定位诊断：肿瘤部位和周围结构关系；定性诊断：肿瘤性质及其生物学特性。需要与脑部炎症、变性或血管等病变鉴别。

1. 颅骨X线平片　可见垂体腺瘤蝶鞍扩大，听神经瘤侧内听道扩大、骨质破坏。颅咽管瘤鞍上斑点状或蛋壳形钙化。颅骨破坏或骨质增生多见于脑膜瘤、脊索瘤和颅骨骨帽。儿童颅内压增高颅缝分离、脑回压迹增多。

2. 头部CT和MRI扫描　CT和MRI是诊断颅内肿瘤的首选方法。结合二者检查结果，不仅能明确诊断，而且能确定肿瘤的位置、大小及瘤周组织情况。

3. 正电子发射体层摄影术（positron emission tomography，PET）　利用能发射正电子核素，如11碳（$^{11}$C）、13氮（$^{13}$N）、15氧（$^{15}$O）和18氟（$^{18}$F）等，测量组织代谢活

性蛋白质的合成率、受体的密度和分布等，反映人体代谢和功能，可早期发现肿瘤，判断脑肿瘤恶性程度。

4. 活检　立体定向或神经导航技术获取标本，行组织学检在，确定肿瘤性质，选择治疗方法。

## 五、常见并发症

1. 颅内压增高及脑疝　由于肿瘤体积超过颅内压调节代偿能力，而产生头疼、呕吐、视神经盘水肿的颅内压增高征，它也是颅内肿瘤的主要临床症状。更为严重的是当脑瘤体积增大，脑组织从高压力区向低压力区移位导致脑组织、神经和血管等重要结构受压和移位，从而发生脑疝。

2. 脑出血　部分颅内肿瘤可以引起颅内出血，以胶质母细胞瘤多见。放射治疗、手术操作等均可引起颅内肿瘤性出血。

3. 脑脊液漏及颅内感染　颅内肿瘤致脑脊液漏多为手术引发，如垂体瘤经鼻蝶入路手术或颅内肿瘤术后硬脑膜修复欠妥或因创口感染愈合不良而引起，反复脑脊液漏有导致颅内感染风险。

## 六、治疗原则

### （一）内科治疗

1. 降低颅内压。

2. 术前有癫痫病史或者术后出现癫痫，应连续服用抗癫痫药物，癫痫发作停止后可缓慢停药。

### （二）外科治疗

切除肿瘤，降低颅内压和解除对脑神经压迫。小骨窗入路，神经导航等微创神经外科技术，在保障病人脑功能不受损伤前提下切除肿瘤。

### （三）放射治疗

1. 放射治疗　作为恶性脑瘤部分切除后辅助治疗。生殖细胞瘤和淋巴瘤对放射线高度敏感，经活检证实后可首选放射治疗；中度敏感肿瘤有髓母细胞瘤、室管膜瘤、多形性胶质母细胞瘤、生长激素垂体腺瘤和转移瘤；其他垂体腺瘤、颅咽管瘤、脊索瘤、星形细胞瘤和少枝胶质细胞瘤对放射线低度敏感。对容易种植的髓母细胞瘤、生殖细胞瘤、中枢神经系统恶性淋巴瘤和室管膜母细胞瘤，还应行全脑和第2骶椎以上全脊髓照射。

2. 瘤内放射治疗　将放射范围小的液体核素（32P、198Au等）注入瘤腔，或将颗粒状核素植入瘤体内，依靠 γ 或 β 射线电离辐射作用杀伤肿瘤细胞，适用于涎腺腺样囊性癌和星形细胞瘤。

3. 立体定向放射治疗（γ刀，X刀）。

4. 化学药物治疗　采用丙卡巴肼、卡莫司汀和环己亚硝脲；或VP26，VP16及顺铂等。替莫唑胺（Temozolomide）用于治疗低级别星形细胞瘤、复发的间变形星形细胞瘤和胶质母细胞瘤。如病人体质好可与放射治疗同时进行。

5. 应用免疫、基因、光疗及中药等方法治疗颅内肿瘤均在探索中。

## 七、护理评估

1. 按中医整体观念，运用望、闻、问、切的方法评估病证、舌象、脉象及情志状态。

2. 详细询问病人既往史，发病时间，全身营养状况。

3. 观察生命体征、舌苔、意识及神志、瞳孔变化，有无颅内高压表现、视力视野障碍及癫痫、麻痹，有无精神异常及肿瘤相关症状。

4. 通过CT扫描或MRI片判断肿瘤大小及部位。

5. 根据手术难易程度、手术部位及范围等评估术后可能发生的风险及并发症，给予预防处理。

6. 了解心理、社会因素，病人家庭情况。

## 八、一般护理

1. 按外科及本系统疾病一般护理常规执行。

2. 保持病房安静、整齐，室内禁止大声喧哗，空气要新鲜，每日开窗通风2次。

3. 术前护理

（1）解除心理负担，给予病人及家属心理支持。

（2）加强生活护理，观察生命体征变化。特别是视听觉障碍、面瘫、偏瘫的病人，预防意外损伤，一旦出现异常，及时通知医师处理。

（3）吸氧，保持呼吸道通畅。

（4）遵医嘱使用脱水剂，观察用药后疗效。

（5）做好术前特殊检查。术前1日剃头，并将头部洗净。口鼻蝶窦入路手术的病人，术前需剃胡须、剪鼻毛。脑膜瘤病人术前备血1000～2000mL。

4. 术后护理

（1）保持口腔清洁，防止细菌感染。经口鼻蝶窦入路手术的病人，术后应加强口腔护理。做好皮肤及管道护理，防止并发症发生。

（2）体位护理：全麻术后未醒时，平卧，头偏向健侧；清醒后血压正常者抬高床头15°～30°；幕上开颅术后病人应卧向健侧，避免切口受压。幕下开颅术后早期宜取去枕侧卧或侧俯卧位；经口鼻蝶窦入路术后取半卧位，以利于伤口引流。后组颅神经受损、吞咽功能障碍者只能取侧卧位，以免口咽部分泌物误入气管。体积较大的肿瘤切除后，因颅腔留有较大空隙，24～48小时内手术区应保持高位，以免突然翻动时脑和脑干移位，引起大脑上静脉撕裂、硬脑膜下出血或脑干功能衰竭。搬动病人或为其翻身时，应有人扶持头部使头颈部成一直线，防止头颈部过度扭曲或震动。

（3）饮食护理：维持病人营养，保持出入量及水、电解质平衡。术后次日可进流食，以后从半流食逐渐过渡到普食。颅后窝手术或听神经瘤手术后，因舌咽、迷走神经功能障碍而发生吞咽困难、饮水呛咳者，应严格禁食、禁饮，采用鼻饲供给营养，待吞咽功能恢复后逐渐练习进食。昏迷时间较长者亦可用鼻饲。

（4）病情观察：①密切观察生命体征、意识、瞳孔和肢体活动情况，手术后必要时对血压和血氧饱和度进行动态监测。如病人出现意识障碍、瞳孔不等大、缓脉、血压升高或出现颅内压增高等症状时，应立即通知医师处理。②观察脱水药、激素、抗癫痫药、冬眠药的药物反应。

（5）呼吸道护理：保持呼吸道通畅，及时吸氧，必要时吸痰或给予气管插管或气管切开。定时翻身、拍背，防止肺部并发症发生。

（6）中枢性高热：按高热常规处理，首先考虑物理降温，如冰敷、酒精擦浴等，必要时给予冬眠疗法。

# 第九节　椎管内肿瘤

## 一、概述

椎管内肿瘤也称脊髓肿瘤，是指脊髓、神经根、脊膜和椎管壁组织的原发性和继发性肿瘤，约占原发性中枢神经系统肿瘤的15%。肿瘤发生于胸段者最多，其次为颈段、腰骶段及马尾。

根据肿瘤与脊髓、硬脊膜的关系分为髓内肿、髓外硬脊膜下肿瘤和硬脊膜外肿。髓内肿瘤占24%，星形细胞瘤和室管膜瘤各占1/3，其他为海绵状血管畸形、皮样和表皮样囊肿、脂肪瘤、畸胎瘤等。髓外硬脊膜下肿瘤占51%，绝大部分为良性肿瘤，最常见为脊膜瘤，神经鞘瘤、神经纤维瘤，少见为皮样囊肿、表皮样囊肿、畸胎瘤和由髓外向髓内侵入的脂肪瘤。硬脊膜外肿瘤占25%，多为恶性肿瘤，起源于椎体或硬脊膜外组织，包括肉帽、转移瘤、侵入瘤和脂肪瘤，其他还有软骨瘤和椎体血管瘤。

## 二、病因和病机

1. 椎管内肿瘤可发生于任何年龄，发病高峰年龄20~50岁，除脊膜瘤外，椎管内肿瘤男性较女性发病率璐高。

2. 椎管内肿瘤的来源

（1）可由椎管周围组织直接侵入椎管，如淋巴肉瘤。

（2）可源于脊髓外胚叶的室管膜和胶质细胞，如神经胶质瘤、神经纤维瘤。

（3）可原发于脊髓的中胚叶间质，如脊膜瘤。

（4）来自身体其他部位恶性肿瘤的转移，如肺癌、鼻咽癌、乳腺癌甲状腺癌等。

## 三、临床表现

椎管内肿瘤的病程可分为根性痛期、脊髓半侧损害期、不全截瘫期和截瘫期四个期临床表现与肿瘤所在脊节段，肿瘤位于髓内或髓外，以及肿瘤性质相关。

1. 根性痛　脊髓肿瘤早期最常见症状，疼痛部位与肿瘤所在平面的神经分布一致，对定位诊断有重要意义。神经根痛常为髓外占位病变的首发症状，其中颈段和马尾部肿瘤更多见。硬脊膜外转移瘤疼痛最严重。

2. 感觉障碍　感觉纤维受压时表现为感觉减退和感觉错乱，被破坏后则感觉丧失

3. 肢体运动障碍及反射异常　肿瘤压迫神经前根或脊前角，出现支配区肌群下位运动元瘫痪，即肌张力低，腱反射减弱或消失，肌萎缩，病理征阴性。肿瘤压迫脊髓，使肿增平面以下的锥体术向下传导受阻，表现为上位运动神经元雄痪，即肌张力高，腱反射亢进，无肌萎缩，病理征阳性。圆锥及马尾部肿瘤因只压迫神经根，故也出现下位运动神经元瘫痪。

4. 自主神经功能障碍　最常见膀和直肠功能障碍，表现为括约肌功能损害，便秘、小便急促甚至大小便失禁。

5. 其他　髓外硬脊膜下肿瘤出血导致脊髓蛛网膜下隙出血。高颈段或腰骶段以下肿瘤，阻碍脑脊液循环和吸收，导致颅内压增高。

## 四、诊断

（一）诊断

详尽询问病史，全身和神经系统查体，初步定位椎管内肿瘤所在脊髓节段，选择必要的影像学检查，做出定位和定性诊断。

1. MRI　可清楚地显示肿瘤、脑脊液和神经组织，但对脊柱骨质显示不如CT和X线平片。

2. CT　扫描见病变部位椎管扩大，椎体后缘受压破坏，椎管内软组织填充。

3. X线　一半病例椎管内肿的脊柱X线平片可见椎弓根变薄、距离增宽，斜位片椎间孔扩大。

4. 脊髓血管造影　可排除脊髓动静脉情形。

（二）鉴别诊断

椎管内肿瘤需要与颈椎病、腰椎间盘突出症、脊艏空洞症和脊柱结核等疾病鉴别，MRI对鉴别上述疾病有帮助。

## 五、常见并发症

1. 斜颈和脊柱侧弯　某些椎管内肿瘤可以出现剧烈疼痛，伴有代偿性脊椎骨骼的

变形。髓内肿瘤可以合并肌肉的萎缩。

2. 脊柱或中线部位皮肤异常　某些先天性椎管内肿瘤容易合并脊柱或中线部位皮肤异常，如皮毛窦、色素沉着等。

3. 肿瘤的远位转移　原发于椎管内的恶性肿瘤可发生肿瘤的远位转移。

## 六、治疗原则

1. 手术治疗　椎管内肿瘤尤其是髓外硬膜内肿瘤属良性，一旦定位诊断明确，应尽早手术切除，多能恢复健康。

2. 放射治疗　凡属恶性肿瘤在术后均可进行放疗，多能提高治疗效果。

3. 化学治疗　胶质细胞瘤用脂溶性烷化剂如卡莫司汀治疗有一定的疗效。转移癌（腮腺、上皮癌）应用环醚酰胺、氨甲蝶呤等。

4. 预后　脊髓的预后取决于以下诸因素：

（1）肿瘤的性质和部位。

（2）治疗时间迟早和方法的选择。

（3）患者的全身状况。

（4）术后护理及功能锻炼，术后并发症的防治对康复十分重要。

## 七、护理评估

1. 按中医整体观念，运用望、闻、问、切的方法评估病证、舌象、脉象及情志状态。

2. 详细询问患者既往史，健康状况及发病时间。

3. 观察生命体征及神志瞳孔变化，评估肌力、肢体感觉有无疼痛。

4. 观察感觉平面，有无肢体活动和感觉障碍及大小便失禁。

5. 通过CT扫描或MRI片判断肿瘤大小及部位。

6. 评估心理和社会支持状况。

## 八、一般护理

### （一）术前护理

1. 术前准备　按神经外科术前护理常规。

2. 心理护理　此类患者普遍有焦虑，恐惧及担心疾病预后的顺虑。对医院陌生环境感到不安，对医务人的责任心和技术表示怀疑。护理人员应针对患者及家属的心理特点进行心理护理。

3. 术前宣教　以通俗易懂的语言向患者及家属讲解疾病病因、征象，术前有关检查项目及注意事项、麻醉知识、术后并发症的预防等，临床上有的患者疼痛难忍：有的感觉下肢麻木，有蚁走感：还有的感觉下肢冰冷，这些征象都是肿瘤压迫脊神经根所致。

# 第五章　整形外科疾病临床诊疗

## 第一节　乳房重建

乳房切除术（同时进行腋淋巴结清扫或不进行腋淋巴结清扫）术后即可进行乳房重建与延迟重建一样常见。近年来整形技术的应用使乳房大块组织切除术后的美容效果最优化。

### 一、认知

通常情况是联合诊所的普外科医师或乳腺外科医师先进行肿瘤的切除，然后由他们转诊过来再考虑行即时或延期重建手术。重建的类型和范围取决于对肿瘤的治疗效果（特别是辅助治疗，比如放疗）、患者的选择或是期望值，以及重建团队的经验和能力。

### 二、病史采集

（一）总体情况

总体情况包括年龄、职业、最近妊娠/分娩/家庭完整性等。详细的既往就医史（比如并发症将明显影响对重建的选择）、社会背景、用药史及吸烟史。

（二）乳腺癌的特殊情况

1. 乳腺癌家族史。

2. 任何基因的高风险，也就是乳腺癌易感蛋白1或2（BRCA1、BRCA2）。

3. 个人史：既往和（或）目前存在的包块、乳头溢液、皮肤凹陷，以及乳头内陷。

4. 之前的乳房体检情况及其结果。

5. 任何术前计划的治疗，也就是化疗。

6. 由乳腺外科总住院医师制订的手术操作方案。

7. 手术后的康复治疗方案，也就是放疗或化疗（一定要清楚其精确的时间选择）。

（三）风险因素

1. 肿瘤的级别、范围、所处的阶段。

2. 年龄：可影响对重建的选择。

3. 多种并发症。

4. 全身性肥胖：将导致并发症明显增多。

5. 乳腺癌家族史（如上所述）。

6. 吸烟史：常伴有伤口愈合问题；在游离皮瓣还伴有血管质量差、血流差问题，以及增加麻醉相关并发症，如胸部感染、深静脉栓塞（DVT）、肺栓塞（PE）等。

7. 用药史［阿司匹林、非甾体抗炎药（NSAID）、血药］。

8. 出血倾向。

9. 高血压。

10. 糖尿病。

11. BMI>30。

### （四）乳房重建史

1. 目前乳房大小和形态。

2. 患者渴望手术后获得的乳房大小和形态。

3. 患者对重建手术及对特定的重建的特殊要求的认知度。

4. 患者要求与对侧对称的渴望程度。

5. 既往手术史，特别是腹部手术史（一定要使患者清醒地认识将使他花费更多，常常被认为是相对禁忌证或被认为比绝对禁忌还要复杂）。

6. 患者体重稳定（因为在进行DIEP／TRAM重建手术时，将同时来体重的变化）。

7. 患者的职业、业余爱好、运动。

8. 可接受的供区并发症及结果。

### （五）目标：询问病史结束时你应该了解

1. 患者对治疗结果的期望值。

2. 可能影响重建类型的肿瘤相关因素。

3. 可能影响重建类型的患者相关因素。

4. 患者对特殊重建方式的选择和要求。

5. 患者对重建路径、风险性／并发症、持续时间等的认知度。

6. 重建手术满足患者目标的可能性。

## 三、体格检查

### （一）视诊

1. 首先是癌症检查：对即时再造的病例，乳腺外科总住院医师不但要很详尽地记录医疗病历，而且还要由他们帮助设计好皮瓣或重建乳房的大小、形状及皮瓣插入的位置。

2. 对延迟再造的病例，不但要确认未受累侧存在的未知问题，还要帮助设计皮瓣或重建乳房的大小、形状及皮瓣插入的位置。

（1）搜寻对称性（即时再造病例）、包块、皮肤凹陷、乳头内陷及乳头溢液。

（2）站立或坐位检查：首先双上肢置于两侧髋部，弯曲胸大肌，然后双上肢抱头。

（3）检查双侧乳房不正常的包块（乳头乳晕区4个象限及乳腺腋尾部），检查时让患者躺下，双臂抱头。

（4）检查双侧腋淋巴结。

（三）美容学方面的检查

1. 检查时患者直立、向前直视、双手置于髋部两侧。

2. 在延迟重建的病例，检查时要让患者戴上乳罩，因为这样可估量需要再造的乳房的容积或大小（特别是那些不希望在手术后出现与正常侧存在任何对称问题的患者）。

3. 在延迟重建的病例，需要评估所需组织的容积和皮肤的量及所需与对侧相匹配的下垂度。

4. 评估适合于对侧随后进行的乳房固定术／乳房缩小术。

5. 测量正常侧胸骨上凹到乳头的距离和乳头到乳房下皱襞线（IMF）的距离，同时在重建侧找出与之相协调的理想的（重建）位置。

6. 皮肤的质量（特别是之前进行过放疗及之前吸烟或有其他并发症）。

7. 任何瘢痕的存在。

（四）腹部（DIEP／TRAM供区）

1. 腹部血管翳可利用的范围。

2. 腹直肌分叉的存在或任何疝的存在。

3. 腹部的任何瘢痕，如阑尾炎手术、腹腔镜检查、腹腔镜手、剖宫产／普芬南施蒂尔切口（下腹横切口）、子宫切除术等同时注意乳房重建史——现在考虑更复杂的病例或者考虑相对禁证而不考虑绝对禁忌证的患者。

（五）背部（背阔肌供区）

1. 存在背阔肌缺如的情况（注意：Poland综合征）。

2. 脂肪组织的容积。

3. 额外皮肤的量。

4. 先前瘢痕的存在。

（六）股部（TMG供区）和臀部（SGAP／IGAP供区）

1. 脂肪组织的容积。

2. 额外皮肤的量。

3. 先前瘢痕的存在。

（七）目标：到检查结束时

1. 能找出用于重建乳房的最适宜的供区。

2. 有后备的供瓣区以防第一个供区出现问题。

3. 对于患者希望指出的任何问题区域都应有所了解与应对措施。

4. 能清楚了解患者对手术效果及重建路径的期待程度。

5. 患者可以接受的停工期及继之而来的重建乳房的对称调整期。

## 四、辅助检查

血常规、尿常规、凝血检查、交叉配血、CT血管造影（在每个单位并非都是常规，但在术前计划行DIEP重建时常增加此项检查）。影像学、细胞学、组织学检查仅在临床怀疑时进行。

1. 影像学：乳房超声检查（如果<35岁）。

2. 乳房X线片（如果>35岁，并且怀疑有包块，或者>50岁，距上次摄片超过1年）。

3. 腋窝超声（如腋窝触及淋巴结）。

4. 细胞学／组织学检查：也就是细针抽吸活检（FNA）或者对可疑的包块或淋巴结进行的回顾性活组织检查。

## 五、治疗与手术操作

治疗方案取决于是即时重建还是延迟重建，手术前的治疗，手术后的放、化疗。此外，检查所见能够为最佳重建效果提供最适宜的供区及患者的期待值。肿瘤的最终治疗及患者的生存是最重要的，所以任何形式的重建手术都不应对患者生存产生干扰。记住：低等级导管癌（DCIS）患者可以生存很长时间，较高级别的肿瘤常常限制了诊断（所以应优先考虑选择更为简单、复杂程度较低的重建手术）。

综上所述，严格的重建规则并不适用（除了避免基于重建的假体置入外，术后是否放疗也应给予计划）。因此，任何形式的重建都可能是下述之一种形式或是这些形式的结合。

注意：自体重建可能包括扩大的背阔肌皮瓣、DIEP／TRAM、SGAP／IGAP、TMG。

## 六、风险与并发症

（一）全身性风险与并发症

1. 全身麻醉的风险，包括深静脉血栓（DVT）、肺栓塞（PE）、胸腔感染等。

2. 出血。

3. 引流。

（二）特殊的风险与并发症

1. 皮瓣问题

（1）皮瓣坏死。

（2）部分皮瓣坏死／脂肪液化（坏死）。

（3）伤口延迟愈合／伤口裂开（可能延迟辅助治疗的开始时间）。

2. 供区问题

（1）血肿。

（2）疝／肠管损伤（采用DIFP／TRAM皮瓣——但随着当代技术的进步，其发生的风险概率较低）。

（3）伤口延迟愈合／伤口裂开（可能延迟辅助治疗的开始时间）。

3. 假体／扩张器问题

（1）出血。

（2）感染。

（3）假体／扩张器外露。

（4）伤口延迟愈合与伤口裂开。

（5）包膜挛缩和疼痛。

## 七、术后处理

术后处理取决于：

1. 所完成的重建类型。

2. 术后即时并发症。

3. 为重建皮瓣术后护理及其出院后制订的方案。

4. 各种计划好的辅助治疗方案的时间确定。

# 第二节　巨乳症、缩乳术

双侧乳房肥大／增生，双侧常不对称，也可能伴有明显的乳房下垂。因此，应清楚偏小乳房的折叠方法与技巧，以及乳房固定术方法与技巧。

## 一、认知

巨乳症不仅可出现在青春期后任何年龄，而且常发生在青年女鞋，既可发生在20岁左右的单身少女，也可发生在已组建家庭的40岁左右的妇女。通常认为（巨乳症）存在多余的乳房组织，伴有或不伴有皮肤过多及乳房下垂，同时结合症状。

## 二、病史采集

### （一）概述

年龄、症状及其持续时间、职业。注意生活方式的干扰、亲属关系、衣着和职业。颈肩部疼痛（注意：要告诉患者颈肩部疼痛可能是由于其他原因引起的，手术可能无法解除）、糖尿病、甲状腺功能减退。

### （二）乳房局部特征

1. 乳沟。

2. 摩擦疹，湿疹。

3. 夜晚睡觉也需要戴乳罩。

4. 心理影响。

5. 疼痛（一定使患者戴矫正乳罩，此为乳房疼痛最常见的原因）。

6. 乳腺癌的家族史。

7. 先前的，现在的包块、乳头溢液、皮肤退缩（橘皮样变）及乳头内陷的个人史。

8. 之前进行的乳房检查及其结果：细针抽吸活检（FNA）、活组织检查、超声检查、乳房X线检查。

### （三）危险因素

1. 乳腺癌的家族史。

2. 全身性肥胖：在年轻妇女伴有雌激素引起的腺体组织厚度的增加，而在老年妇女则伴有乳房脂肪含量的增加。

3. 吸烟史。

4. 用药史。

5. 出血倾向。

6. 高血压。

7. 糖尿病。

8. BMI>30〔常伴有并发症的增加——所以需采用国家医疗服务体系（NHS）使治疗合理化〕。

### （四）完整的就医及用药史

1. 在分析风险／获益时必须将并发症考虑进去。

2. 家庭的完整性，或者说是否打算进一步生育（指的是母乳喂养）。

3. 任何心理方面的问题（也就是患者要求手术的真正原因）。

4. 任何药物过敏史。

5. 用药史（如上所述）。

6. BMI（体重必须稳定）。

7. 吸烟史（常会使伤口裂开，伤口延迟愈合的风险增加）。

（五）目标

1. 患者的症状。

2. 对于乳房本身的包块，问题需要的额外检查及治疗。

3. 患者对手术风险及并发症的认知度。

4. 患者所希望得到的是什么。

5. 手术能否满足患者的期望。

## 三、体格检查

（一）视诊

查找全身肥胖的证据，其他明显的并发症的显著体征。

（二）首先进行乳房检查

1. 寻找对称性、包块、皮肤退缩、乳头内陷、乳头溢液。

2. 取直立位或坐姿检查，先是双上肢放于两侧，然后双手抱头。

3. 检查双乳寻找不正常的包块（乳头乳晕区、4个象限及乳腺尾部），检查时患者仰卧，双上肢向上置于头的两侧。

4. 检查双侧腋窝，寻找有无肿大淋巴结。

（三）乳房美容方面检查

1. 最初的检查要配戴乳罩：确定是否能纠正其大小及乳房疼痛可能的原因（特别是疼痛，是患者要求缩乳术的主要原因）。

2. 检查时患者取直立位、直视前方、双手置于髋部两侧。

3. 评估恰当的测量杯体积及对称性。

（四）在乳房下皱襞线水平（IMF水平）测量胸围

假如是平胸：其尺寸，+4in（1in=2.54cm），这样给出了乳罩的体积。

假如是老年人：其尺寸，+5in，也就是34in或36in等。

在乳房最突出的部分测量胸围：

假如与IMF测量值相等-AA杯。

假如>2cm（约1in）-A杯。

假如>4cm（约2in）-B杯等。

1. 乳房下垂度（参见乳房固定术一章）。

2. 测量胸骨上凹到乳头的距离。

3. 测量乳头到乳房下皱襞线的距离。

4. 观察延长线。

5. 观察皮肤的质量。

6. 任何瘢痕的存在，注意以前切除乳房包块下的较宽的切口（将需要考虑改变皮肤切口位置可能包括原有瘢痕）；先前针对良性乳头溢液进行的导管切除术（将出现在部分乳晕周围，但是，如果蒂部基于同一部位，将增加乳头生存能力的风险，因此需要改变真皮腺体蒂的位置）。

（五）目的：到检查结束时

1. 确定先前未知的乳房病理学检查。

2. 对患者希望处理的任何问题区域都应有清楚的认识。

3. 制订出最适当的技术操作方案。

4. 清楚了解患者的期望值。

5. 患者接受的停工期及瘢痕成熟期的意愿。

## 四、辅助检查

1. 常规血液检验：血常规、尿常规、凝血检查。

2. 细胞学，病理学：也就是细针抽吸活检（FNA），或对可疑包块或淋巴结进行的回顾性活检。

3. 在临床怀疑时要进行额外的影像学／细胞学／组织学检查。

（1）影像学：乳房超声检查（如果<35岁）。

（2）乳房X线检查（如果>35岁或高度怀疑包块，或者>50岁，距上次摄片超过1年）。

（3）腋窝超声检查（触及腋淋巴结时）。

## 五、治疗与手术操作

（一）治疗

取决于医师检查所见及患者对手术效果的期望值，以及接受风险与并发症的程度。

1. 从每侧乳房切除预计组织量。

2. 胸围32~34in–1罩杯的大小=100g。

3. 胸围36in或>1罩杯的大小=180~200g。

4. 皮肤的质量及多余皮肤的量。

5. 下垂的程度。

6. 乳头到乳房下皱襞线（IMF）的距离。

7. 患者的年龄：年轻女性皮肤更富弹性（垂直瘢痕切口手术效果比老年人好）。

8. 吸烟戒烟，不吸烟。

（二）手术技巧

全部基于真皮腺体蒂：可以是下蒂、内上蒂、中央型上蒂，取决于手术医师的偏好及经验。

（三）总的指导原则

1. 非常小的缩乳术仅采用吸脂即可，对年龄较大、萎缩明显、腺体较少的乳房更容易。

2. 10有下垂乳房固定术（参见乳房固定术一章）。

3. 胸骨上凹到乳头的距离

（1）<30cm：垂直瘢痕技术（仅限于年轻患者，皮肤质量及弹性好、不吸烟者）。

（2）30cm：Wise型技术。

（3）40cm：告诫存在乳头游离移植的风险。

## 六、风险与并发症

**（一）全身性风险及并发症**

1. 凝血方面的风险，包括深静脉栓塞（DVI'）、肺栓塞（PE）、胸腔感染等。

2. 出血。

**（二）特殊的风险及并发症**

1. 乳头风险

（1）乳头坏死（部分或完全坏死）。

（2）感觉迟钝。

（3）乳头乳晕区（NAC）色素脱失。

2. 伤口

（1）延迟愈合。

（2）T结合处裂开。

3. 瘢痕

（1）增生性瘢痕（特别是内、外侧延伸切口部位）。

（2）瘢痕疙瘩（在术前对高风险患者充分地提出忠告是非常重要的）。

（3）猫耳（特别是在外侧——这种情况常常是术前画线不充分引起的）。

4. 腺体

（1）哺乳功能的丧失（术前一定要明确是否结婚生子，然而术后仍有70%存在泌乳功能）。

（2）残乳的不对称。

## 七、术后处理

1. 预期的住院时间（1~3天，但取决于引流——许多手术医师不常规放置引流，所以术后第1天即能离院）。

2. 误工期：在术后2周内即能从事坐位的职业。

3. 避免开车（术后2周内）。

4. 昼夜（24小时）穿戴运动乳罩6周。

5. 一旦伤口愈合（通常是2周）即可开始按摩或滋润切口瘢痕。

6. 与患者探讨术后12~18个月为瘢痕成熟期的问题。

# 第三节　乳房下垂、乳房固定术

真正的乳房下垂涉及乳头乳晕区（NAC）下垂及乳房组织低于乳房下皱襞线之下（参见下述分级）。通常是不对称的，常常合并腺体组织肥大与增生。因此，一定要清楚乳房固定术，其方法与技术与缩乳术方法及技术（某种程度上）是有重叠的。

## 一、认知

患者通常表现有以往妊娠生产后更年期变化，乳房容积减少、出现条纹等（注意：这些患者常需要隆乳+乳房固定术等技术，手术前的评估需认真进行）。但是，40岁或年龄更大的女性常伴有中度下垂与额外的腺体组织及不对称。因此，在手术前要对各方面进行详尽的评估，也就是对皮肤、乳头、乳晕及患者对手术效果的期望值进行评估，后者更为重要。

## 二、病史采集

（一）全身情况

年龄、出现问题和症状时间、职业、最近妊娠与生育史、家庭完整性、生活方式的干扰、亲属关系、衣着与职业、糖尿病、甲状腺功能减退（颈部及肩部疼痛对真正乳房下垂患者通常不是主要问题，除非合并有明显乳房肥大与增生）。

（二）乳房局部

1. 近期乳罩大小的改变（原因在于乳房体积的变化）。

2. 之前所做的任何乳房美容手术（这些患者通常抱有较高的美容期望值——必须知道具体的手术细节）。

3. 发育沟。

4. 糜烂与湿疹。

5. 睡觉时需要戴乳罩。

6. 心理影响。

7. 疼痛（必须清楚患者是否穿戴正确的乳罩——这也是引起乳房疼痛最常见的原因）。

8. 乳腺癌的家族史。

9. 之前及目前包块、溢液、皮肤凹陷及乳头内陷的个人史。

10. 之前任何一次乳房检查及其结果：细针抽吸活检（FNA）、组织学检查、超声检查、乳房X线检查。

（三）危险因素

1. 之前的多次妊娠（因此可造成明显的更年期乳房体积丧失、条纹和较差的皮肤质量）。

2. 之前的乳房美容手术。

3. 年轻妇女全身性肥胖，有较厚的乳房，因此仅进行单纯的乳房固定术即可获得较好的手术效果，但常可能出现垂直切口瘢痕。

4. 年龄较大的全身性肥胖者，乳房有更多的脂肪，更不容易获得良好前凸，因此常需要隆乳+乳房固定术。

5. 乳腺癌的家族史。

6. 吸烟史。

7. 用药史。

8. 出血倾向。

9. 高血压。

10. 糖尿病。

11. BMI>30（已知常伴并发症的增高——因此采用英国国民健康保险制度使得治疗更趋合理）。

（四）全身性危险因素：全部的医疗和用药史

1. 最需考虑的是与操作风险相关的并发症（作为基本的美容操作程序）。

2. 家庭的完整性，或者说是否计划进一步生育（指的是母乳喂养和产后乳房形状／体积的改变）。

3. 任何心理问题（也就是患者要求手术的真正目的，如前所述）。

4. 假如需要采用隆乳—乳房固定术，患者希望一期手术，还是更希望分两期进行〔指的是手术费用（如果自费），还有请假时间〕，还应清楚未来与术后相关的植入体问题。

5. 任何药物过敏史。

6. 用药史。

7. 体重指数（BMI）：体重必须稳定。

8. 吸烟史（常会使伤口裂开和延迟愈合的问题增加）。

（五）目标：到病史询问结束时应该了解

1. 患者的症状范围。

2. 需要对乳房本身的包块及问题进行进一步的辅助检查。

3. 患者对手术风险和并发症的认知程度。

4. 患者希望得到的是什么。

5. 一期手术还是两期手术，是医师希望的还是患者希望的。

6. 手术能否满足这些目标。

## 三、体格检查

### （一）视诊

查找全身肥胖的证据，其他任何明显的显著并发症。

### （二）乳房：首先乳腺癌检查

1. 观察乳房对称程度、包块、皮肤凹陷、乳头内陷和乳头溢液。

2. 站立位或坐位检查：首先双上肢置于身体两侧，然后双臂置于头上。

3. 检查双侧乳房不正常包块（乳头乳晕区、4个象限及乳腺尾部），患者仰卧，双上肢置于头部两侧。

4. 检查双侧腋窝，寻找有无肿大的淋巴结。

### （三）美容方面的检查

1. 开始时戴乳罩检查：判断乳房大小、可能引起乳房疼痛的原因。

2. 进行检查时，患者站立、向前直视、双手置于髋部两侧。

3. 特别重要的是评估乳房容积的上极-Pinch检查（提起试验）。如果>2in，乳房组织上极可通过腺体下上提；如果<2in，乳房组织上极必须通过腺体下上提。

4. 评估下垂的程度

（1）正常乳房：乳头乳晕（NAC）在乳房下皱襞线（IMF）之上，或乳房组织在IMF之上。

（2）I级：乳头在IMF上，大部分乳腺组织在IMF上。

（3）II级：NAC的上极在IMF上或大部分乳腺组织在IMF上。

（4）III级：NAC在IMF之下，同时大部分乳腺组织在IMF下。

（5）假性下垂：NAC在IMF之上，但是乳腺组织在IMF之下（通常过去做过缩乳术）。

5. 测量胸骨上凹到乳头的距离。

6. 测量乳头到乳房下皱襞线距离。

7. 申展痕迹／皱纹。

8. 皮肤质量（特别是以前吸烟或有其他并发症）。

9. 任何瘢痕的存在。

### （四）目标：到检查结束时了解以下几点

1. 识别出以往任何未知的病理或怀疑的癌症，后者需要进一步辅助检查或治疗。

2. 决定最适当的操作或联合操作。

3. 假如需要采用隆乳—乳房固定术，是一期还是两期（是医师喜欢还是患者喜欢）。

4. 对患者希望处理的任何问题部位都要有明确的想法。

5. 清楚患者对手术效果的期望值。

## 四、辅助检查

1. 常规检查：血常规、尿常规。
2. 额外的放疗学、组织学检查，患者的进一步辅助检查是在临床怀疑时进行的。

## 五、治疗与手术操作

（一）取决于检查所见、患者对手术效果的期望值、休假时间及可接受风险或并发症的程度

1. 假如单纯进行乳房固定术：该皮肤切除技术将获得最好的效果，用专业术语讲即乳腺组织将重新塑形。此外，最适当的皮肤切除将产生最佳的凸度及形态。
2. 如果采用隆乳+乳房固定术：是一期完成还是分两期完成。如何处理患者对手术效果及停工时间的期望值的关系，特别是在采用两期完成的操作时更应加以注意。

（二）操作技术

正如以上所述，可以是单纯的乳房固定术，或是采用隆乳+乳房固定术。隆乳+乳房固定术可能是一期完成或分两期完成（如果分两期，首先行隆乳术，然后最少在3个月后再行乳房固定术）。

（三）单纯的乳房固定术操作技术

全部基于与缩乳术病例所采用的相同的技术操作。

（四）皮肤切除

1. 乳晕周围切口　但是一定要注意这些切口瘢痕可以明显拉展，并常常留下白色瘢痕。
2. 垂直瘢痕采用拇指折叠原则，仅用于年轻的、皮肤弹性良好、不吸烟及仅需要升高乳头少于10cm的患者，最适用于下垂程度Ⅰ级、Ⅱ级病例。
3. Wioe型切口　倾向于多数病例，首选的患者多是老年人、皮肤质量差、常有吸烟或戒烟史、下垂程度Ⅲ级的病例。

（五）乳房组织形态重塑形

采用其皮瓣组织蒂（就像缩乳术的病例），蒂可以是下蒂、内上蒂或者是中央上极蒂，取决于手术医师的偏好及经验，而不切除组织（除非必要），只是简单再定位或者重整形态即可得到理想的凸度和外形。

（六）隆乳+乳房固定术操作

正如以上所述，可以是一期或是分两期完成。

1. 如果采用一期完成

（1）一定要先隆乳（既可在腺体下也可在肌肉下，参见"查体"部分）。
（2）然后行乳房固定术：应用最适当的皮肤切除与乳房再塑形态相结合的操作技术，如上所述。

2. 假如分两期采用与一期相同的操作。此外，两期间隔3个月，3个月后允许相继行乳房固定术将会更有效（必须细心处理患者的期望值）。

## 六、风险与并发症

（一）全身性风险与并发症

1. 全身麻醉的风险：深静脉栓塞（DVT）、肺栓塞（PE）、胸部感染等。

2. 出血。

3. 引流（对单纯乳房固定术患者常常不使用）。

（二）特殊的风险与并发症

1. 乳头

（1）乳头缺失或坏死（部分坏死或能较缩乳术要少）。

（2）感觉减退或感觉过敏。

（3）乳头乳晕区色素脱失。

2. 伤口

（1）延迟愈合。

（2）T结合处裂开。

3. 瘢痕

（1）增生性瘢痕（特别是在切口内、外侧延伸线上）。

（2）瘢痕瘤（对于敏感患者一定要告知其存在瘢痕瘤的潜在危险）。

（3）猫耳（特别是两侧）。

4. 腺体

（1）缺乏突度。

（2）上极容积不够。

（3）哺乳功能的丧失对于有生育需求的患者，在术前一定要告知这一点——仅约70%的患者术后能够哺乳。

（4）存在不对称性。

## 七、术后处理

1. 预计的住院时间为2~3天，但取决于引流量。许多手术医师并不常规使用引流，所以常可以在术后1天出院。

2. 停工期：在术后2周内可以从事坐位为主的工作。

3. 术后2周内避免开车。

4. 昼夜（24小时）佩戴运动乳罩6周。

5. 一旦创口愈合（通常在2周内）即可以开始按摩及涂湿润膏于瘢痕上。

6. 如果隆乳+乳房固定术分两期进行，要告知患者，在进行第一次手术后需要等待3个月，才能开始二期手术。

7. 要明确告知患者瘢痕的成熟期需持续12～18个月。

# 第四节　男性乳房发育症

男性乳房发育症是指男性乳房非正常性发育，伴有导管组织及间质的增多。

## 一、认知

可以发生于任何年龄：新生儿、青春期或老年男性乳房发育症（见下面病史）。可通过对乳房组织的评估，伴或不伴有多余的皮肤（通常主要是位于乳晕下的多余皮肤）来确诊。

## 二、病史采集

### （一）一般病史

年龄、发病时间、持续时间、进展情况、职业、对生活方式及职业的影响。

### （二）特殊病史

下述问题取决于患者的年龄（因此很可能就是病因）。

1. 发病年龄（注意：如果是青春期，则有>75%的青春期男性受累，而受累者的75%在2年内可自行恢复）。

2. 单侧还是双侧。

3. 受累区域——以乳晕为中心的乳晕区域还是整个乳房弥漫性增大。

4. 多余组织是坚硬（腺体）还是柔软（脂肪）。

5. 任何既往的治疗或手术。

6. 患者对治疗效果的期望值及对治疗和风险性的认知程度。

### （三）风险因素

1. 吸烟（大麻）。

2. 药物（螺内酯、西咪替丁、地高辛、甲氧氯普胺、抗抑郁药、甲基多巴、雄性激素阻滞药如诺雷德及雌激素）。

3. 饮酒量（肝硬化的风险——雌激素代谢失衡）。

4. 体重增加或肥胖（导致雌激素在脂肪组织中增加）。

5. 既往存在的肾疾病（引起黄体生成素和雌激素的增加）。

6. 既往存在的全身乏力症状（干扰垂体-下丘脑轴功能，如烧伤）。

### （四）一般情况

全部的就医及用药史。

1. 垂体功能紊乱（引起促性腺释放激素和黄体生成素的减少）。

2. 甲状腺疾病的症状或体征（甲状腺功能亢进引起血清黏蛋白增多和游离雄激素减少，因此雌激素／雄激素比例失衡）。

3. 男性乳腺癌（家族史，特别是乳房肿块）。

4. 肝疾病（肝硬化）。

5. 肾疾病（黄体生成素和雌激素增多）。

6. 检验（精原细胞瘤、畸胎瘤和绒毛膜癌引起的人绒毛膜促性腺激素增高，睾丸基质、睾丸支持细胞、粒层膜细胞引起雌激素的升高）。

（五）目标：透过病史应了解

1. 可能的致病原因是生理的、病理的或是药物性的。

2. 对于病理的原因引起的需要进行额外检查或治疗。

3. 确定治疗方案或日期。

4. 患者的期望情况。

5. 手术的改变能否满足这些目标。

## 二、体格检查

（一）望诊

查找全身性肥胖的证据，任何明显的甲状腺功能亢进、肝硬化、肾疾病、双侧包块的体征。

1. 甲状腺对肿物进行检查——分散的或局部的增大。

2. 乳房检查双侧乳房及腋窝

（1）双侧的一侧。

（2）乳头乳晕深部或是分散性肿大（分级见下表）。

（3）特殊的乳房肿块和任何腋淋巴结。

3. 肝检查肝硬化的证据和任何其他肝病的症状。

4. 肾检查肾的包块。

5. 检验检查双睾丸及腹股沟包块。

（二）目标：到检查结束时应该了解

1. 明确任何非乳房病理情况，这可能需要进一步检查或治疗。

2. 明白了男性乳房女性化的级别及范围。

3. 制订出合适的治疗计划。

## 四、辅助检查

1. 常规血液化验全血计数、尿素和电解质、肝功能检查、球蛋白。

2. 特殊血液化验（仅在临床怀疑时）促甲状腺素、甲状腺素、甲胎蛋白、睾丸激素。

3. 超声检查（仅在临床怀疑时）甲状腺、乳腺、肝、睾丸（取决于病史及检查）。

## 五、治疗

取决于分级和患者可接受的瘢痕程度、停工期等，不同的治疗选择见表6-1。

**表6-1 男性乳房增大分级及术式选择**

| 级别 | 临床表现 | 手术治疗的选择 |
|------|----------|----------------|
| Ⅰ级 | 轻度增大（乳晕下的），无多余皮肤 | 仅行脂肪抽吸+，–经乳晕切除乳晕下多余的乳晕下组织 |
| Ⅱa级 | 中等程度增大，无多余皮肤 | 仅行脂肪抽吸+，–环乳晕切除乳晕下多余组织=Webster切口 |
| Ⅱb级 | 中等程度增大，中等皮肤多余 | 通过环形乳房固定术切除多余组织+，–脂肪抽吸削薄边Ⅲ级 |
| Ⅲ级 | 明显增大伴明显多余皮肤 | 规范的乳房缩小术技术（其类型取决于皮肤多余程度，也就是Wise型或垂直瘢痕型术式） |

# 第五节　烧伤瘢痕挛缩

预防要好于治疗，特别是烧伤患儿更应给予定期随访，以便尽早辨认出问题瘢痕。

## 一、认知

烧伤瘢痕挛缩既可以引起功能障碍也可引起美容方面的问题，治疗的目的首先是改善功能，特别是重要部位，如眶周、手部及口周等。

## 二、病史采集

### （一）一般情况

年龄、职业、用手习惯、对生活方式的影响、亲属关系、吸烟史。

### （二）特殊的烧伤病史

1. 烧伤机制。
2. 烧伤发生在多久以前。
3. 最初的治疗。

4. 创面愈合时间超过3—较高。

5. 有无感染并发症。

6. 住院时间长短：可提示烧伤复杂程度。

（三）问题的界定

1. 患者对存在的问题是什么。

2. 不稳定的皮肤溃烂和出血。

3. 面部：对称性、瘢痕的增生。

4. 眶周瘢痕：眼的睁闭功能。

5. 口周瘢痕：小口畸形等。

6. 颈部：颈部运动受限撕拉口唇或是口唇变形。

7. 乳房：不正常的乳房烧伤。

8. 关节部位。

（1）腋窝挛缩：上肢及肩部运动的受限程度，询问有无穿衣困难（戴乳罩、系扣子等），个人护理，也就是梳头是否存在问题。

（2）腘窝部瘢痕：下肢伸展的范围，行连的困难程度。

（3）双足：足趾有无伸展过度，穿鞋的困难程度。

（4）双手：腕部是否受影响，常见手指伸展受限，瘢痕是否阻止或限制粗糙的或是精细的握拳动作。

（四）目的：到询问病史结束时–应该做到

1. 对烧伤的病史、其烧伤原因及原始的治疗有了完整的了解。

2. 了解了不同烧伤部位从发生到愈合的日寸间及其发生的任何并发症。

3. 对患者功能水平有完全的了解。

4. 了解患者希望通过进一步治疗获得什么。

5. 了解可能影响治疗、并发症、职业等的因素。

## 三、体格检查

（一）望诊

1. 评估患者从头到脚皮肤的质量，然后集中在问题区域（部）。

2. 找出问题部位都在哪里。

3. 找出问题部位是否跨过关节或跨美容部位。

4. 休息时是否存在变形。

5. 烧伤的形态学是什么，是线性瘢痕还起大面积瘢痕。

6. 瘢痕是成熟的还是不成熟的，是瘢痕疙瘩还是增生性瘢痕。

7. 烧伤组织及其周围组织是什么样的质趣。

（二）运动

1. 让患者进行一定范围的运动，特别是烧伤部位。

2. 注意当患者在一定范围进行运动时的任何受限及邻近组织的变形。

3. 让患者完成一些简单的能够表明运动受限程度的动作——把下颌置于胸前；向上看天花板；向左、右侧看肩部；闭眼；微笑一下；闭上嘴（有或无颈部伸展）；把手放在头后或背后；上举上肢超过头顶；伸展上肢；把手平放在桌面上；握拳。

4. 让患者行走以观察步态是否正常。

5. 检查邻近组织，评估其在重建时存在的潜在问题。

（三）目标：到检查结束时应做到

1. 清楚烧伤对功能及美容的影响。

2. 完成对用于局部治疗目的的周围组织的评估。

3. 完成用于潜在供区的较运动部位的评估。

4. 制订治疗计划。

## 四、辅助检查

1. 血、尿、便常规检验，凝血检查。

2. 依据并发症，也可能需要X线、心电图检查。

3. 如果关节受累，进行相关的X线检查。

## 五、治疗

（一）早期治疗

1. 压力疗法：需与理疗师（功能治疗）密切配合，理疗师要确保压力服适合患者，必要时调整压力以便于其生长发育。

2. 夹板固定：休息或夜间时采用夹板固定可预防/减轻畸形。

3. 物理疗法：尽可能保持较大范围的运动。

4. 手术指征少，但为保护眼睛可能需要手术。手术治疗通常在瘢痕成熟后才考虑。

（二）局部皮瓣

当周围皮肤及软组织有充分的松弛度时才需要使用局部皮瓣。

1. Z-整形。

2. Y-V皮瓣。

（三）组织扩张技术

1. 需进行二期皮瓣手术（推进、旋转、转移）。

2. 要清楚下肢部位扩张时常遇到诸多困难。

（四）消灭创面

1. 全厚植皮要比断层植皮好，因为前者较少挛缩且肤色匹配较好，可用于颈部烧伤挛缩。关节周围挛缩效果不好，它需要耐用的组织。

2. 远位皮瓣，包括筋膜瓣和肌皮瓣，也就是背阔肌皮瓣，用于腋窝瘢痕的松解，TFL皮瓣用于腹股沟。

3. 游离皮瓣。

4. 皮肤代用品。

# 第六节　唇裂及腭裂

唇裂是一种先天畸形，如果软腭也受累，则被称为唇腭裂。其在新生儿中的发病率为1：750。

## 一、认知

唇腭裂通常在多学科合作时见于新生儿。

## 二、病史采集

### （一）病史

1. 什么时候曾诊断为唇腭裂。

2. 妊娠时什么地方曾出过问题。

3. 该儿童是否存在喂养或呼吸困难。

4. 目前是否存在其他（种类）的先天畸形。

5. 是否存在唇腭裂家族史。

### （二）目标：结束病史询问时应该了解到

1. 能知晓该患儿全身健康状况及呼吸和喂养方面的特殊问题。

2. 了解唇腭裂的范围和累及的结构。

3. 辨别出将需要注意的社会的／家庭的因素。

4. 评估患儿父母对患儿现状的了解程度。

## 三、体格检查

### （一）特异性

1. 唇腭裂的类型：是单侧的还是双侧的，是完全性的还是不完全性的，是原发的还是继发的，是缩微型还是顿挫型。

2. 是否存在继发性腭裂。

3. 鼻子是不是歪了。

4. 齿槽弓是否明显增宽（这样的孩子可能需要手术前整形）。

（二）整体性

1. 全身的整体状况：与患者年龄相符合的正常体重。

2. 除外其他先天性畸形的存在（其他先天性畸形的存在可能是唇腭裂综合征的一种指征）。

（三）目标：到体格检查结束时应该做到

1. 评估并文字记录了唇裂的类型及程度。

2. 辨认出有无其他畸形。

3. 评估并确定该患儿是否适合手术。

4. 为治疗制订出方案及时间表。

5. 辨认出一些可能在手术前需要治疗和调查的因素。

## 四、辅助检查

血、尿、便常规，分组与存档，喂养的评估，听力的评估。

## 五、治疗

最好由一个多学科团队进行，治疗需手术的和非手术的技巧。

（一）非手术治疗

1. 基因学专家在受累家庭内筛查可能存在的基因状况。

2. 临床护理专家对存在喂食及呼吸困难的患儿父母提出忠告。

3. 心理学专家准备为年龄较大的患儿及家庭提供心理治疗。

4. 听力学家评估患儿的听力。

（二）手术治疗

一个多学科团队（NDT）包括整形外科医师、颌面外科医师、耳鼻喉科（ENT）医师、牙科医师。

唇裂通常是在3月龄时进行手术（或者根据"三个10"原则：10kg；血红蛋白10g／kg；10周龄），此时麻醉的风险明显（极大地）减小。最初的鼻整形也是在此时进行的。

1. 唇裂修复方法

（1）Millard旋转推进法。

（2）Tennison-Randall法。

2. 腭裂修复方法腭裂通常在6个月时修复，要评估患儿此时是否需要加垫圈，有无其他畸形存在。

（1）对于较窄的裂隙直接闭合。

（2）Von Langenheck技术。

（3）FuHow的双对偶Z-整形。

（4）Veau-Wardill-Kilner技术。

（5）腭帆内侧瓣腭成形术。

（6）犁骨瓣。

## 六、修复的并发症

感染、裂开、失血、瘢痕、唇口哨畸形、呼吸困难、腭瘘形成、腭咽闭合困难、中面部生长受限。

## 七、唇腭裂修复术后处理要点

唇腭裂治疗在各医疗单位之间差异很大，唇腭裂修复术后的处理要点包括如下内容。

1. 语言评估需要持续4～5年。

2. 齿槽骨移植在9～10岁进行（在混合齿裂时期）。

3. 正畸评估和手术在11～18岁进行。

4. 继发鼻畸形整形应在颅骨发育完成后进行（也可在生长过程中进行）。

## 八、继发鼻畸形整形

唇腭裂患者在最初鼻整形之后通常仍然残余中面部畸形，为了功能和美容的原因需要给予治疗。治疗最好是在正畸治疗一结束，患者通常是在16～19岁。

一些导致这些缺损的因素包括：①鼻部固有的因素。畸形及凹陷降低了侧翼软骨；鼻中隔偏曲；鼻尖不对称；鼻小柱偏曲；鼻骨不对称和鼻金三角不对称。②外在骨因素。上颌骨发育不全；上颌骨裂（如果仍未矫正），鼻基底缺少骨性支撑。

在开始继发性鼻畸形整形之前，有必要对唇腭裂畸形进行广泛的、系统性评估。评估包括对鼻进行外部的和内部的检查。

（一）鼻外部的检查

1. 骨性的基底支撑

（1）鼻基底位置（除外后移）。

（2）参鼻基底大小及对称性。

（3）鼻小柱的高度、形状及位置。

（4）鼻孔的大小及形状。

2. 鼻背部

（1）鼻背凸出的程度。

（2）鼻三角的不对称程度。

（3）鼻背三角的偏离程度。

（4）鼻的宽度与长度。

3. 鼻尖和鼻翼

（1）鼻尖突出的程度。

（2）患侧鼻翼的扁平度。

4. 鼻部的皮肤：任何瘢痕的位置。

## （二）鼻内部的检查

1. 鼻中隔软骨的偏曲程度。

2. 鼻翼软骨外侧脚（降低的）位置。

3. 下鼻甲的大小。

4. 鼻中隔尾部是否附着在鼻前部鼻脊上。

5. 鼻前庭内有无任何瘢痕。

在继发性鼻畸形整形过程中需要进行的操作包括上颌骨缺损的骨移植、鼻骨截骨术、黏膜下软骨切除术及鼻中隔矫正术，采用各种软骨移植方法为鼻小柱提供支撑及增高较低的鼻侧软骨，或者延误移植矫正收拢的鼻内瓣，采用各种缝合技术调整各种软骨的位置，以及采用皮瓣延长小柱的长度。

## 九、手术效果

采用上文所述多学科团队已证明了的技术，一定会获得极好的美容效果。语言质量受修复后腭发育的影响，需要接受语言治疗师的训练，很有可能实现清楚地讲话。

## 十、腭咽闭合功能障碍

腭咽是一个长方形结构，在讲话或吞咽时起到分隔鼻腔与口腔的瓣的作用。

1. 腭咽闭合功能障碍的原因可分为结构性的或称神经性的，以及机械性障碍。在腭成形术后约有20%患者可能见到。

2. 结构性损害可由黏膜下腭裂修补术未修补的腭裂，或腭裂修补术后短腭畸形、腭瘘及组织缺损等引起的功能障碍。

3. 神经性损害可能是神经功能紊乱所引起，神经功能紊乱可损害括约肌的功能。

4. 机械性干扰可由扁桃体肥大引起。

### （一）评估与诊断

1. 对于腭咽闭合功能障碍的完整评估包括对腭咽复合体的有知觉的语言、解剖、生理学方面的（全面）评估。

2. 对知觉语言的评估是通过观察鼻音鼻气流及补偿的清晰度来评估的。

3. 对腭咽的解剖学评估是通过使用鼻镜和电视透视镜进行的。

4. 腭咽复合体的生理学评估是采用鼻音测量法完成的。

### （二）治疗

可分手术治疗和非手术治疗。

1. 非手术治疗包括单纯的语音疗法。

2. 手术治疗包括腭瓣及腭成形术、腭后壁增高法、腭部再造法、软腭肌重建、intravelar腭成形术或Furlow腭整形。

### 十一、腭咽闭合功能障碍手术矫正的并发症

包括术后失血、呼吸道梗阻、梗阻性睡眠呼吸暂停及可能出现的面部生长发育首先受限。

## 第七节　面神经麻痹

面神经麻痹是第Ⅳ对脑神经（面神经）麻痹，可以是单侧也可以是双侧。由多种病因引起。

### 一、认知

患者（成年人或儿童）表现为面瘫并且不对称。

### 二、病史采集

1. 最初是何时开始注意到面部畸形或面瘫的。
2. 是否存在诱因。
3. 有无与其相关的创伤史。
4. 患者曾接受过何种治疗。
5. 患者目前存在什么样的问题。
6. 患者是否有眼睛疼痛。
7. 患者是否经历过听力障碍。
8. 患者是否经历过任何语言和进食困难。

### 三、体格检查

（一）面神经麻痹症的特殊检查

1. 望诊

（1）发际线及其位置。

（2）前额额纹。

（3）眉的位置。

（4）是否存在伴有外鼻塌陷的鼻偏曲（斜）症状。

（5）颧部扁平及下垂。

（6）上唇长度增加。

（7）口唇不对称。

2. 触诊

沿着三叉神经的眼支、上颌支、下颌支的感觉检查；②触诊颞肌区域，检查的同

时要求患者用力咬牙。

3. 运动功能检查

（1）要求患者上抬额部及眉部。

（2）要求患者闭眼睛。

（3）要求患者吹口哨。

（4）检查Cottle征（以排除内瓣造成盼塌陷）。

（5）要求患者示齿。

（6）要求患者收缩颈部的肌肉。

（二）一般查体

完整地进行综合体格检查。

## 四、辅助检查

辅助检查通常针对病因（如果已知），其概括性地分为病因学、预后学、地形学。

（一）病因学

1. 血液检查

（1）血清学研究：梅毒、糖尿病、甲状腺功能亢进及甲状腺功能减退。

（2）病毒滴度：疱疹、水痘带状疱疹、埃博拉病毒。

2. 影像学检查

（1）乳突部X线片。

（2）CT扫描可发现颅内、颧骨内、周围面神经肿瘤。

（3）MRI扫描：采用增强MRI扫描可描绘出面神经的走行。

（二）预后学

可用于判定面神经是否已开始再生。

1. 神经兴奋试验采用神经刺激器完成，面部两侧之间出现3毫安的差别视为异常结果。

2. 最大激发试验同样采用神经刺激器来完成。异常结果为面部两侧之间任何面部运动出现差别。

3. 脑（神经）电图学 电流传导至茎乳孔，是以激起面部肌肉的最大反应，当在面部两侧之间激起复杂的潜在肌肉活动，其出现95%差别就足以表明神经再生后面部功能恢复不理想。

4. 肌电图学 仅在发病3周后临床上仍未见到明显恢复时考虑应用。用于判定面神经功能的早期恢复。

（三）地形学

CT和MRI扫描有利于确定损害的部位。

### 五、治疗

治疗大概分为期待疗法、药物治疗、手术治疗。

**（一）期待疗法**

适用于面神经瘫痪较轻的患者，80%的患者可采用此方式，于疾病的前3周内恢复。

**（二）药物治疗**

类固醇类药物存有争议，但患者为House- Brackmann 1。2级时用该类药物治疗通常可恢复面部运动。

**（三）手术治疗**

1. 直接神经修复或神经移植：主要的神经修复（颅内、颞骨内、周围）；关节成形术神经移植（最常见于腓肠神经移植）；跨面神经移植（腓肠神经）；舌下神经面神经移植；舌下神经面神经桥接移植（腓肠神经）。

2. 游离肌瓣移植（伴跨面神经移植）：游离肌瓣（股薄肌、背阔肌、胸小肌、前锯肌）伴跨面部腓肠神经移植。

3. 局部肌瓣移植：颞肌瓣移植、咬肌瓣移植、二腹肌瓣移植。

4. 静态的面部支撑：眉上提术；睑整形术；上睑金片植入术；下睑重塑支持术；唇颊部支撑［阔筋膜，聚四氟乙烯（PTFE）］。

# 第八节　颌面外伤

所有病例都应按照《高级创伤生命支持》指南进行处理。面部骨折的处理原则是在临床检查及放射学检查基础上准确做出诊断，继而早期行手术治疗，并不再是常规实践中等待水肿消退后再进行手术治疗。

### 一、认知

颌面外伤可能涉及骨损伤、软组织损伤或者两者兼有。虽然面部损伤通常本身并不威胁生命，但可出现三种威胁生命的紧急状况：呼吸道梗阻、误吸和大出血。10%伴有面部骨折的患者合并颈椎损伤，10%合并有眼部损伤。早期CT扫描是辨别骨损伤的形态和计划手术干预的基础。

### 二、病史采集

**（一）一般病史**

1. 明确受伤机制——高能量还是低能量，钝性伤还是锐器伤，如汽车挡风玻璃或是尖的物体所伤。

2. 意识的丧失。

3. 颈部疼痛（10%有颈椎损伤）。

4. 饮酒（可掩盖头颅损伤）。

5. 全身健康状况。

6. 过敏史／用药史。

7. 吸烟史。

8. 最后一次经口进食的时间。

（二）专科病史

1. 上1／3面部

（1）窦及颅前窝：询问有无疼痛，有无脑脊液鼻漏。

（2）视力的改变：询问有无视力丧失、模糊和复视（眶底、颧弓骨折）。

2. 中1／3面部①眶：面部骨折的患者中100%存在有眶部损伤。

（1）颧骨：通常肿胀明显。

（2）上颌骨：询问患者牙列情况（丢失与松动）。

（3）鼻部：畸形／偏曲（除外既往骨折病史）。

3. 下1／3面部

（1）下颌骨：牙列。

（2）牙关禁闭症：下颌运动时牙齿是否疼痛，颧弓骨折（侵犯喙突）、下颌骨折累及喙突。

（3）咬合：咬合是否正常，询问患者受伤前后咬合时牙齿是否对合正常。

4. 感觉

（1）前额麻木（注意滑车上神经和眶上神经）。

（2）上唇麻木及牙齿痛（眶下神经）。

（3）下唇麻木及牙齿痛（颏神经）。

5. 面部裂伤　询问有无面部异常活动。裂伤位置将指导你关注面神经某一特殊分支。颊部裂伤时可能损伤腮腺导管。

6. 其他损伤　此点在高能量面部损伤中特别重要，要考虑胸部、腹部及长骨损伤。上述合并伤中都可能成为显著大失血的原因。

（三）目标：通过病史应该了解

1. 辨别损伤的症状及其并发症。

2. 理解损伤的确切机制及预测可能的损伤。

3. 系统地考虑不同的损伤平面。

### 三、体格检查

#### （一）初步评估

如果看到一位面部严重损伤的患者照片（如枪伤、爆炸伤），要被严重的面部损伤搞得惊慌失措、心烦意乱。按照《高级创伤命支持》指南处理损伤。

1. 气道（结合颈椎固定）呼吸道梗阻：血液、呕吐物或异物（包括牙齿）都能够阻塞气道，应该尽快清除。如果伴有连枷碎片下颌骨骨折，可形成舌后坠造成气道梗阻。

应尽可能快地确保气道通畅。对严重颌面外伤患者气管内管可能极其困难。对可能有筛板骨折的患者都应避免经鼻气管内管。

2. 呼吸（采用导管给予100%氧气）不能维持氧饱和度的患者要插管和机械通气。由于中毒或脑外伤引起意识水平降低，也可减弱呼吸功能。出现呼气音的患者具有较高的风险性，可能需要气支持。插管失败者需要环甲膜切开通气，这只是暂时措施，直实施确切的手术开放气道，通气才能得到保证。

3. 循环（带有静脉通道）通过两个大口径套管获得静脉通，并且抽取血液送检。控制危及生命的大失血可能包括：

（1）骨折手法复位（暂时性措）。

（2）鼻腔和口腔填塞。

（3）福雷导管控制鼻咽部的出血。

（4）面部带包扎（目前不常用）。

源于动脉的大出血可能需要栓塞或结扎。如果不可能实施栓塞，经窦的内部上颌动脉结扎颌面动脉结扎可有助于控制大失血。颈外动脉结扎用作最后的手段。

4. 伤残格拉斯哥昏迷指数（CCS）／颅脑损伤的意识状态和生命体征评分（AVPU）／瞳孔反应。

5. 暴露对于除外合并伤的检查应尽可能缩短检查时间。

#### （二）进一步调查

患者病情稳定并且完成了初步评估，对颌面区域应该进行更详尽的检查。一定要系统地进行：从上到下依次进行。

1. 望诊检查患者时应从前面、头顶（俯视），继而从下方观察（仰视）。

（1）面部：①撕裂伤及软组织损伤；②面部肿胀、不对称或畸形；③面部延长——中面部骨折；④颧弓部突出部位消失——从上方观察最易辨认，见于颧弓骨折。

（2）眶部：①眶周淤血（双侧或"熊猫眼"，见颅底骨折）；②眼球内陷——可能从上方更易观察到；③眶部异位——眼球垂直高度差别，眶部粉碎性骨折（眶底及薄弱的周缘）；④结膜下出血（可见后缘出血，如果不是，就应考虑颅前窝或眶部骨折）。

（3）鼻部：①鼻畸形；②膈膜血肿；③脑脊液鼻漏（颅骨骨折）。

（4）耳部：①血肿（需要引流，以免菜花样耳畸形）；②乳突部瘀斑（Battle征），伴有颅底骨折，通常出现在数天后；③脑脊液鼻漏（颅底骨折）。

（5）口腔：不要遗漏查看口内，因为：①张口程度，张口受限见于牙关紧闭症、颞下颌关节脱位或骨折；②牙齿缺失、松动、咬合不正；③腭部血肿（上颌骨骨折）或唇颊侧前庭沟血肿（颧骨骨折）；④口腔内裂伤；⑤腮腺管损伤（Stenson导管内，可见到血液），正对着上颌第二磨牙。

2. 触诊　从头颅开始病系统地进行，触摸皮肤软硬度、面部轮廓、捻发音（鼻窦骨折）或在缝线上出现不正常的运动。

中面部骨折Le Fort分类（可见到不对称）。

（1）I型：仅上颌骨骨折—触诊时浮动。

（2）Ⅱ型：锥体型骨折。

（3）Ⅲ型：颅面分离。

3. 神经学检查

（1）运动神经：检查面神经每个分支。

（2）感觉神经：①前额（滑车上神经和眶上神经）；②面颊、上唇和上（列）牙齿（眶下神经）；③下唇和下牙齿（颏神经）。

（3）视力：①相对性传入性瞳孔障碍（RAPD）；②视敏度（HESS表）（郝斯图表）；③Snellen视力检查表，手指计数，光感；④视野；⑤外眼运动；⑥向上运动受限伴复视，建议检查下斜肌（眶底骨折）。

## 四、辅助检查

一旦威胁生命的外伤得到处理并且患者病情稳定，就应进行进一步检查。

1. X线片　由临床症状指导，从不同的平面观察面部骨架。流泪：拍摄眼眶和上颌骨的斜位片。曲面断层X线片：下颌骨，正位全景体层摄影照片。

2. CT　多数医疗单位处理颌面创伤目前采用CT扫描（＋／－三维重建），以准确描述复杂的面部骨折并帮助制订治疗计划。

## 五、治疗

### （一）药物治疗

广谱抗生素的应用（口腔开放性骨折、狗或人咬伤）同时应用破伤风。

### （二）手术治疗

1. 软组织损伤伤口清创（包括毛刷擦洗），小的伤口切除伤缘组织，大量液体冲洗及逐层对合修复。

2. 泪腺导管应由有经验的眼整形医师完成，修复时需扩张导管（3个月后取出）。

3. 面神经修复面神经分支在眼外眦角垂线外侧容易得到辨认，并且应在放大镜（小型放大镜或显微镜）下直接修复，超过此限制外，没有手术修复的指征（除前支和下颌支外较小的神经分支相互间可能有充分的交叉）。

4. 腮腺管裂伤 选择应用支架修复（2～3周后去除），结扎或再植入颊黏膜内部分。

5. 颌面部骨折特殊类型骨折此处不再详细介绍。以下是处理骨折的基本原则。

（1）通过彻底的体格检查及X线片报告给予准确的诊断。

（2）早期1期手术：骨断端的充分暴露；坚固的固定，必要时立即进行骨移植；最后重建软组织。

充分的暴露：利用任何已存在的裂口伤，它可能对接近骨折部位非常有用，但是，显露、去除或固定骨折时可能需要延伸切口。

固定方法：①颌间固定。需要将骨折断端的两侧上、下颌骨的齿侧固定。当远位骨折愈合时，对于维持上、下颌骨相对位置关系，也可起到夹板作用。②骨内金属丝固定。虽然不坚固，但可用于Z骨折线及眶下支。③钢板固定：新型钢板目前已逐渐提倡用于多数上颌骨骨折。

6. 骨移植如果骨间隙>5mm，通常存在骨移植指征。眶底骨折也常常需要骨移植以重建骨性眼眶、使眼球复位并给予支撑。供区：颅骨外板（薄片状骨，适合修复眶底）、肋骨、髂嵴。

7. 软组织覆盖与重建软组织覆盖可减少面部水肿，预防软组织挛缩，因此降低术后不对称的风险。软组织缺损的重建提供骨愈合的理想环境。

8. 下颌骨髁突骨折的治疗存在争议

（1）非手术疗法：无错位骨折。软食。

（2）颌间固定：需要足够的牙齿。

（3）切开复位内固定术：指征为伴有颞下颌关节脱位、明显移位或双侧骨折伴既往闭口困难。


# 第九节　面部老化：除皱术


面部除皱术成功的关键是使患者看起来年轻的同时保持面部的协调性，并使患者看起来正常而不是扭曲失真。

## 一、认知

本病好发于中年妇女和少数男性，但年长和年轻的患者也呈现增长趋势。

## 二、病史采集

### （一）一般情况

年龄、职业、嗜好、吸烟史、阳光暴露史。

### （二）专科情况

1. 以开放式问题开始："需要帮助吗？"让患者说出自己所关心的部位。
2. 患者考虑做面部除皱术的时间是多久。
3. 15个部位特别困扰患者。
4. 患者想要怎样的外貌，是想显得精神焕发，还是特别年轻。
5. 患者以前是否做过除皱术。
6. 患者是否有认识的人做过此类手术。
7. 患者对此所设想的时间是多长，比如对术后停工时间多长是可以接受的。
8. 家中都有谁，患者打算在哪里进行康复。
9. 是否有一个患者看起来能接受的截止日期或时间节点。

### （三）风险因素

1. 吸烟。
2. 药物（阿司匹林、非甾体抗炎药、中药、抗凝血药等均可增加出血风险）。
3. 出血倾向。
4. 高血压。
5. 面部手术史。

### （四）一般情况

1. 填写健康调查表，包括心脏病史、呼吸道疾病病史。
2. 药物过敏史。
3. 既往手术史、全身麻醉病史。
4. 必要时做麻醉评估。

### （五）目的：通过询问病史了解以下情况

1. 了解患者苦恼的部分及患者的意愿。
2. 了解患者愿意接受的休息时间是多久。
3. 评估治疗过程中药物的应用。
4. 辨别任何不切实际的要求——危险信号。

## 三、体格检查

### （一）视诊

常能观察到患者苦恼的地方，随着年龄的增长，面部出现的典型变化是眉下垂、眼部明显的变化、面中部下垂（骨表面无组织、正常的纹路加深、皮肤松弛、侧面下垂、正常面部的纹路下降）及颈部松弛。下颌部的改变可导致面部由年轻的圆脸向略方的脸型改变，这个改变可使男士更具吸引力，但却使女性看起来略显忧郁。人们所说的"s"线，即在侧面观看时面部呈现的整个立体形态，但会随着年龄的增长而消失。下颌下垂也可增加面部年老的状态，同时增加颈部皮肤松弛及褶皱（雄火鸡颈），此外，从侧面观颈颏角也会消失。

最好的方法是对患者的皮肤、毛发及一般外观做出最快的整体评估，对发现的任何不对称的部位做特殊标记，并指示给患者。

下一步工作是在面部区域设计可实施的方案（如果患者需要），并依据手术花费及患者可接受的费用指导设计手术方案。

（二）普通评估

1. 皮肤的评估是否存在阳光损害、较多的皱纹，是细纹还是深皱纹，患者是否需要除皱术、面部填充、注射肉毒素等。

2. 毛发的评估稀疏、浓密、脱发，即是否可以轻易地在头发下隐藏瘢痕，是否可以移动发际线。

3. 脸型的评估患者是否需要脂肪的填充，特别注意嘴唇、正常皮肤纹路、颧骨、下颌，在填充后这些区域要看起来协调。

（三）特殊评估

是否1/3的人认为面部是假的，认为是需要解决的部位：上面部——眉；中面部——眼、鼻，还包括面颊、鼻唇区及面颊（此处可选用中面部提拉术）；中，下面部——唇、口周、下颌、颈部。

1. 上面部

（1）患者是否有用帽子遮挡或表情沉重的对待外侧眉下垂，这类患者可能需要行眉上提术（通常为内镜眉提升术，但趋向于对女性效果显著），注意眉的位置。

（2）患者是否有显著的眉间线，可通过注射肉毒素纠正。

2. 中面部

（1）患者是否需要对眼睛进行整形，判断患者是需要高点的眼睑固定，还是低点的眼睑固定。

（2）中面部下垂的程度，检查该处的骨突出量（特别是沿眼眶下缘），由于脸颊的悬垂鼻唇沟的深度，多少突出；可通过中面部提拉术得到改善。

（3）鼻——患者是否关注自己的鼻子，是否需要鼻成形术，鼻成形术不能使患者看起来年轻，但可提升面部的整体美观，这些除非患者提及否则不必做常规询问。

3. 重要，下面部

（1）患者的嘴唇是否薄，是否需要加大填充物或脂肪移植术或真皮脂肪移植。

（2）患者是否存在口周皱纹（被称作口红线，就像涂抹的口红向外扩散一样），是否存在木偶线（唇两侧的垂直纹），这些问题是否可通过填充或重塑解决。

（3）患者是否存在下颌下垂或下颌松弛，是否可通过填充解决。

（4）是否存在颈部松弛、皮肤过多，是否有颈阔肌带（颈阔肌的前面边界的中线多变——可通过侧面颈阔肌成形术改善，但可能需要直接去除颈阔肌带），颈颏角是否消失。可通过吸脂术及颈阔肌成形术解决。下颌吸脂术、颈阔肌成形术可使颈部皮肤紧致，形成清晰的下颌轮廓，重新形成颈颏角。

最后，评估患者是否可以通过大量的填充来改善（如脂肪移植），特别注意嘴唇、鼻唇沟、颧骨及下颌。

一定要检查耳前及耳后的既往手术瘢痕，患者往往会忘记自己曾做过的某些手术。

4. 感觉／移动：这一阶段是通过"魔法手指"移动软组织以确定手术能获得什么样效果，试着使用与手术姿势相同的操作，但是向患者解释手术不会和手指操作完全一样。重置演示内镜眉提升术、中面部提升术及颈部提升术。以便向患者展示可能达到的预期效果，评估患者是需要填充还是提拉术。

5. 最后，检查脑神经V和Ⅶ的功能。

（四）目的：通过检查了解以下几点

1. 了解患者的想法。

2. 了解是否能解决及怎样解决出现的问题。

## 四、辅助检查

红细胞计数（FBC）、尿素和电解质（U+E）、照片。

## 五、治疗与手术操作

面部提升术是非常复杂的美容手术，因此有很多不同的术语，所以回顾基础知识很重要。面部提拉术的目的是重置任何下垂的软组织（如脂肪袋）和使面部失去弹性的皮肤得到紧致。

使脂肪紧缩是不可能的，所以面部除皱术的实现是通过筋膜拉紧，使包括脂肪在内的组织拉回到原来的位置。

面部组织重置中有3个层次可以移动，即皮肤层、SMAS筋膜层（表浅肌肉筋膜系统）和骨膜层。

所有的面部除皱术都会用到这三层中的一个、两个或全部。其中最常用到的一层是SMAS筋膜层（表浅肌肉筋膜系统），该层次有多种紧固方式。

（一）叉拉紧皮肤层

目前较少用此层，单用皮肤层来解决皱纹问题主要用于19世纪80年代以前，现在的面部除皱术更多选用SMAS筋膜层（表浅肌肉筋膜系统）。

（二）表浅肌肉筋膜系统（SMAS）

SMAS筋膜层是现代的面部除皱技术，通过推动SMAS层的位置，使颧骨脂肪垫得以重置，减少鼻唇沟的悬吊，以矫正下颌及颈部外观。

SMAS筋膜层还可以用于：①通过缝合拉紧及固定于原处（皱纹）；②沿斜线将多余的SMAS切除，将SMAS筋膜缝合固定于其附着处（SMAS切除术）；③SMAS可作为筋膜瓣提升及用于组织修整（SMAS瓣）。

### （三）骨膜层

1. 是将软组织移动到骨性结构上的有效方法，它在行二次面部提升术的患者中显示明显的优势，同样在矫正眼睑下垂或侧面眼角下垂显示出其优势。

2. 可有多种不同的切口选择：冠状口、眼睑下缘切口、口腔内切口等。

3. 骨膜下提升术是通过冠状途径单纯的应用骨膜位置来实现面部立体感。

4. 缺点是手术的侵入性及术后恢复时间长。

### （四）联合除皱术

1. 皮肤及SMAS联合切开。

2. 皮瓣很少坏死。

3. 应用广泛。

### （五）颈部除皱术

颈部除皱术包括紧缩颈阔肌成形术、颏下切开及颈阔肌成形术、颈阔肌皮瓣成形术、吸脂术等。

面部除皱术的辅助操作技术有以下几种。

1. 眉提升术　常用于女性患者，不仅仅是眉的位置，还包括前额及颞部。常在内镜下操作，但是患者一定是短额（7cm），发际线不过度弯曲。

通常描述了3~5个切口技术，有多种固定方法。

眉提升术的优势在于它能使眼睛显露，特别是眼睛的侧面。

2. 脂肪移植术　面部年轻化、轮廓及面部饱满感的填充。

3. 填充剂　填充口周细纹，从而重新定义唇线。

4. 复平术　用于处理细纹，同时也可提升皮肤的紧致感，有效的方法有化学剥脱法、激光嫩肤和磨削术。每个术者都有自己偏爱的一种术式，目前没有资料显示哪种方案最好。

5. A型肉毒素　可用于处理眉间皱纹、鱼尾纹、单侧下颌及麻痹引起的对侧非对称状态。

## 六、术后处理

1. 术后24小时取端坐位，睡觉时采用头高45°位。

2. 引流（既可用于复杂的除皱术，也可用于简单的手术），可减轻挫伤和肿胀但不能避免血肿。

3. 24小时内用纱布、绉纱等敷料覆盖，之后则应暴露。

4. 出院前去除敷料，清洗头发。

5. 活动要轻微，避免弯曲或拉伸至少1周。

6. 皮肤缝合线拆除时间：蛋白线5天拆除，采用U形钉缝合的，10天拆除。

7. 6周内避免阳光照射（光暴露），若为换肤术时则需避光的时间更长。

8. 6周（伤口）、3个月及之后6个月复查。

9. 在恢复之前需休息，避免劳累（取决于附着位置）。SMAS操作需要休息3~4周；骨膜手术操作需6~8周。

## 七、风险与并发症

1. 血肿。

2. 神经损伤。

3. 伤口愈合情况，如皮肤坏死、感染等。

4. 整形失败，如精灵耳、发际改变等。

5. 瘢痕。

## 八、结果

患者趋于满意，小的问题常可解决，修整或重整至少需要9个月。

## 九、术语

### （一）除皱术的类型

1. 复合术面部浅表肌肉腱膜系统（SMAS）与皮肤层联合应用（对吸烟者有好处）。

2. 深层除皱SMAS深层组织。

3. h1平面SMAS上层及下层，可在不同的向量内移动。

4. 扩大术切开SMAS通过颧大肌。

5. SMAS切除术 去除部分SMAS。

6. 填充术常通过小的皮肤切口用Coleman脂肪填充。

### （二）小切口术

1. MACS小切口颅部悬吊术，包括耳后、耳上切口，改良的 S-除皱及其他减少瘢痕的术式。

2. 线雕术（穿线术） 利用有倒钩缝合线进行悬吊，目前已不再提倡。

# 第十节　先天性手畸形

对于一个患先天性手畸形的孩子来讲，并没有什么，不应限制他（她）们去做什么，这些畸形对他（她）们而言是正常的。

## 一、认知

罹患颅面综合征的儿童常伴有手畸形——要努力辨认这些综合征以确定可能的手畸形。此类儿童可患有单纯的肢体缺陷，也可患有多个肢体缺陷。

## 二、病史采集

### （一）儿科病史

年龄、是否知道用手习惯、孕育史、生长及发育状况、辅助的医疗问题及计划、兄弟姐妹和家族史。

### （二）特殊的病史（根据患者年龄进行相应的调整）

1. 什么时候注意到的。

2. 进展与恶化。

3. 手功能现状。

4. 能否完成任务。

5. 上学状况。

6. 日常生活及活动。

7. 父母及患儿的目标。

### （三）危险因素

致畸剂、双胞胎、巨大的患儿、羊水过少、家族史。

### （四）目标：透过病史应对下述内容有所了解

1. 手畸形对儿童的影响。

2. 到目前为止（父母为患儿）做了什么，结果如何。

3. 患儿及父母追求的目标。

## 三、体格检查

### （一）望诊

①颅面综合征；②Apert复杂的并指畸形；③Grouzon综合征；④Carpenter综合征；⑤Pfeiffer宽大脚趾，拇指。

1. 单个肢体还是多个肢体

（1）对称性的手／足劈裂——典型的劈裂。

（2）不同水平高度的缺如——环形压束综合征。

2. 姿势　正常组成部分的不正常姿势——大脑性麻痹（脑性瘫痪）（CP）、臂丛神经损伤（BPI）。

上肢正常姿势

（1）全部成分存在

发育不全——Poland综合征，检查乳头乳晕悯大肌，指蹼畸形。

增生性——偏侧肥大。

（2）部分缺如

手存在夹层。

手缺失，完全没有。

手缺失，有残留、指蹼畸形。

（3）手存在

腕部偏曲／前臂纵向短缩畸形，检查拇指判定是桡偏还是尺侧偏曲。

（4）手掌存在

掌裂、手裂。

（5）手指存在

全部短小畸形——指蹼畸形。

部分短小畸形——短指（趾）畸形。

桡侧偏曲——小指先天性指侧弯。

近端指间关节弯曲——先天性指弯曲。

指融合——并指。

位置不正常——关节挛缩。

僵硬——指关节粘连。

增生——巨指。

数量增多——桡侧／尺侧多指畸形，镜像手。

数量减少——指蹼畸形。

（6）拇指

变小／缺如——发育不全。

弯曲——钩指畸形，扳机指。

**（二）感觉与运动**

检查特殊关节活动范围及其稳定性，需要考虑以下内容。

1. 关节的稳定性／强度——自肩部开始向下检查。

2. 长度的差异——弯曲肘部观察前臂是否偏外，向上或向下对比进行。

3. 任何偏差的可修正陛将直接影响手术操作的类型及成功可能性。

4. 功胄邑任务：握笔／写作、拿水杯（对宽度的控制力）、递玩具。

**（三）目标：通过检查应能了解**

1. 特殊的功能限制。

2. 选择权，假如有的话。

3. 为各个年龄段儿童制订出干预时间。

## 四、辅助检查

6月龄后检查X线平片。

## 五、治疗

### （一）治疗原则

1. 改善／保存手的总体功能，而不是单个的关节运动。

2. 美观不能以损害功能为代价来获得。

3. 对于儿童来讲手是正常的，他们如何能接受超出预期的治疗。

4. 治疗时间对疗效起决定性作用，因为太早的治疗干预可能导致复发，而治疗太晚可能不能完全矫正存在的问题。

### （二）治疗方式

1. 松解开不正常的联合结构（如并指）。

2. 连接上不正常分裂的结构（如手裂）。

3. 纠正偏曲畸形（纵向不足）。

4. 预防进一步偏曲（先天性指侧弯）。

5. 重建缺失的部分。

6. 去除额外的／多余的部分。

### （三）对治疗的选择

1. 非手术疗法

（1）物理疗法：①可能对僵硬／弯曲／不稳定有帮助；②使用夹对于调查某些状况可能是有用的（纵向不足）。

（2）肉毒素：对关节挛缩患者平衡收缩肌与拮抗肌方面可能到一定作用。

2. 大体的手术时间　手术操作取决于被治疗者的状况及预期得的效果。

（1）<1岁：并指畸形，局部生长发育可能会受到影响。

（2）>1岁：其他并指畸形。

（3）>2岁：微血管（直径<0.3mm）。

（4）2~4岁：指侧弯——自然分解。

### （四）特殊操作

1. 并指分指术假如1个手指双侧都受累：有多种术式——主要用相互交叉的三角瓣并联合应用某种形式的背侧瓣。Buck-Gramcko沟瓣，常需要某种形式的皮肤移植——倾向于全厚皮片移植。

（1）首先是蹼状粘连的松解。

（2）看看是否合并钩状指／发育不全，是皮肤还是内收肌问，先用夹板。

（3）如果非常紧，可能需要手术：皮肤问题——整形；收肌问题——松解。

2. 先天性指侧弯　如果>45°或进展期手术治疗：①F{然分——如果仍进展（最好

2～4岁时做），然后根据手指情况和矫正程度再行决定；②截骨术——如果不再生长或自然分离没奏效。

3. 扳机指　常常没有得到早期诊断（新生儿的手常被紧紧缠绕），触摸Notta结节可能造成伸展与屈曲功能障碍。在2岁前可能得到缓解，否则需要手术，松解桡侧部分以避免损伤倾斜的滑车。

4. 钩状指如果皮肤缺损可能需要从食指桡侧转移皮瓣。

5. 拇指发育不全最重要的是腕掌关节（CMCJ）的稳定性。如果稳定，那么目标就是重建腕掌关节（CMCJ）周围（如改善内收肌的功能）；如果不稳定或缺如，可能行拇指化手术更好。

6. 拇指在双拇指中选择较好的那个用于基础成形，作为整形的基础。可能需要重建指间关节或掌指关节的稳定性、指长屈肌、拇长伸肌及修复指神经（可能需要神经元解剖）。

7. 桡侧纵向皮肤缺如治疗的目标是改善腕或手的位置和尽可能增加尺骨生长的同时重建拇指。这种做法可能常常是相互矛盾和冲突的。选择将豌豆骨置放在桡骨末端可能损害尺骨后继生长和影响发育。

（五）选择

1. 集中。

2. 桡骨化（Buck-Gramcko手术）。

3. 血管化移植（2期用作游离皮瓣转移）（Vilkki法）。

4. 仅仅是控制（Ezaki法）。

## 六、风险与并发症

将取决于所进行的手术及时机。旧问题的解决又常常是某些新问题产生的条件。

## 七、病因学

上肢和手是妊娠第4周和12周受成纤维细胞因子作用而发育的。其发育是沿三个轴向发生，最末端（外胚层脊状突项上层）和背侧、腹侧（没有翼的基因编码）。细胞凋亡在分指方面负有责任。

## 八、分类

1. IFSSH斯旺森分类法。

2. Blauth指发育不全并指畸形。

3. Bayne桡-尺侧发育不良。

## 九、存在的争议

1. 治疗的时机。

2. 并指患者设计的接缝处皮瓣。

3. 全厚皮片移植、皮片移植及开放性手指技术三者在并指中的应用。

# 第十一节　掌腱膜挛缩症

掌腱膜挛缩症是指病因不明的良性纤维增生性疾病。重要的是要识别患者具有对本病的易感性。患者必须认识到，任何干预都不能治愈此病，患者花钱仅能解决不发病的时间间隔。

## 一、认知

50岁以上男性尺侧手指挛缩。常为双侧，要注意该疾病为发病早、反复发作及常见于手掌的疾病。

鉴别包括尺神经损害、关节挛缩、瘢痕挛缩。

## 二、病史采集

（一）用手情况

年龄、职业、用手习惯、业余爱好、乐器及对乐器的干扰。

（二）疾病的特殊性

1. 患者存在的特殊问题，他们不能做什么，他们想要得到什么。

2. 患病多久了，疾病进展情况，现在为何要寻求医疗。

3. 有无任何疼痛／麻木／刺痛的感觉。

4. 是否做过治疗或手术，在什么时间、进行了什么治疗或什么手术。

5. 是否对其他部位有影响［特别是阴茎纤维性海绵体炎（佩罗尼病，阴茎海绵体硬结，产生纤维性痛性阴茎勃起）］。

（三）危险因素

1. 家族史——什么人，在什么年龄，进展／治疗情况。

2. 吸烟史——每日多少，吸了多少年。

3. 饮酒——多少量，多少年。

4.1型糖尿病。

5. 癫痫病——用药史。

6. 身体素质——进取心／年龄／家族史／异常的性格。

（四）一般病史

以往的用药史，特别是抗凝血药、阿司匹林等。社会状况、家庭条件、支撑机制。

（五）目标：透过询问病史应了解到

1. 确定疾病的严重性（影响手术的类型及效果）。

2. 评估患者的主诉是什么，他们想要做的是什么。

3. 评估出手术对患者的适用性及所适合的手术。

## 三、体格检查

全身检查：患者坐在桌子对面，双肘以下暴露，同时检查双手。

### （一）望诊

1. 掌面受累的手指，既往的瘢痕（包括前臂），皮肤凹点，明显的结节。

2. 手背面 第一骨间背侧的纤维脂肪结节的任何开裂或萎缩（尺神经损伤）。

3. 桌面试验快速评估疾病或掌指关节挛缩程度。患者掌心向下尽可能平地置于桌面。

### （二）触诊／运动

1. 外观一次检查一只手，将手伸展使手掌出现张力，当张力最明显时触摸所有条索。快速触摸手掌、受累手指、拇指、第一指蹼间隙。检查第一指蹼及手跨度（两侧比较），检查手掌有无结节。

2. 病变范围／外观详细检查每一根受累手指，确定其是否仅为手掌病变还是手指病变。辨认受影响的条索。辨认其是否螺旋形条索，因为螺旋形条索可增加指神经损伤的风险（置换神经血管束）。

3. 测角器测量运动范围 检查移动范围，测量掌指关节范围，弯曲掌指关节（除外本身缩短的影响），同时测量近端指间关节移动范围。注意主动和被动范围。注意观察中央束变细（也就是近端指间关节的被动伸展要大于主动伸展），中央束变细增加了关节挛缩的风险。

（1）评估受累手指的皮肤——是否需要接受皮肤移植。

（2）检查并评价感觉功能。

### （三）目标：通过检查应考虑

1. 病变范围。

2. 所需手术的类型（软组织／关节）。

3. 是否需要全层皮肤移植术。

4. 是否存在螺旋形条纹——潜在神经损伤的风险。

## 四、辅助检查

仅仅是在临床发现和病史的基础上。血液检查基于并发症，神经传导研究只在考虑有手周围神经损害时进行。

## 五、治疗

### （一）选择

1. 临床观察（期待疗法）。

2. 非手术治疗。

3. 手术治疗。

（二）什么时候开始治疗

1. 近端指间关节挛缩——> 30°（McFarlane角）。

2. 掌指关节——没有确切的数据，需要考虑患者个体及疾病进展。

3. 明显影响活动的挛缩。

4. 进展性发病。

（三）非手术治疗

1. 使用夹板——其治疗效果不明确。

2. 激素类（结节型）——没被普遍接受。

3. 胶原酶—未来可能前景不错。FDA已认可的治疗。

（四）手术治疗

1. 挛缩腱膜切开术单纯的条索分离，在局部浸润麻醉下完成，最适合于掌腱筋膜病变。

（1）优点：快速、简便、有效。

（2）缺点：较高的复发率，在手指和拇指存在指神经损伤的风险。

（3）并发症：指神经损伤，松解不完全。

（4）指征：年龄较大的患者、浅肌腱、不适合手术者。

2. 挛缩掌腱膜切除术切除受累组织，未受累组织保留下来。

（1）优点：较挛缩腱膜切开术有较低的复发率。

（2）缺点：需要全身麻醉或区域阻滞；较真皮筋膜切除术复发率高。

（3）并发症：伤口的问题、指神经损伤、复发。

（4）指征：大部分的原发性疾病、非迅速进展的疾病。

3. 真皮筋膜切除术切除受累的皮肤及下面的筋膜。

（1）优点：（若有的话）较少的复发率。

（2）缺点：供皮区存在或需全厚皮片移植术。

（3）并发症：植皮失败、供皮区问题。

（4）指征：复发的病变，年轻患者的侵袭性病变，较大范围皮肤受累。

（五）近端指间关节的处理

侵袭性的手术松解可引起更多瘢痕及活动受限。松解限制性韧带和附属侧副韧带同时结合轻微的被动锻炼。接近一半的矫正通常是在经过6个月后症状消失。假如中央束变薄极易引起复发，纠正薄弱韧带效果不明显。

（六）皮肤切口

1. Bruner切口

（1）优点：自正常组织开始分离。Y–V瓣允许额外的皮肤插入。

（2）缺点：皮瓣尖端易受损害，限制了皮肤的插入，无法重新定向皮肤筋膜。

2. Skoog切口

（1）优点：多Z整形植入皮肤；Z整形术重新排列皮肤筋膜。

（2）缺点：较难再次打开，自病变组织开始解剖。手掌常被打开（MaCash技术）。

（七）手术后处理

1. 筋膜切除术少量敷料包扎；夜晚用夹板固定6个月。

2. 限制性筋膜切除术①手掌：夜晚夹板固定6个月；②手指：日夜夹板固定6周，然后夜晚夹板固定6个月。

3. 皮肤筋膜切除术 日夜夹板固定6周，然后夜晚夹板固定6个月。

## 六、风险与并发症

1. 1%～3%神经损伤，取决于手术操作。

2. 5%延迟愈合。

3. <1%缺血坏死。

## 七、结果

1. 筋膜切开术显效100%，维持时间不详。

2. 筋膜切除术显效45%，维持时间5年。

3. 皮肤筋膜切除术显效30%～35%，维持时间5年。

## 八、历史

于1777年首先由Astley Cooper描述，第一位实施松解手术的是 Baron Cuillaume Dupuytren，是在1831年进行的。Hueston于1961年描述了本病的病因。

## 九、解剖

1. 周围腱鞘周围腱索。

2. 游离韧带游离腱索。

3. 掌浅筋膜中心韧带。

4. 指侧鞘侧索。

5. 螺旋腱索是由周围腱鞘、斜腱鞘或螺旋韧带、指侧韧带、Grayson韧带由近及远形成的。

## 十、病理生理学

可分为三个阶段：繁殖阶段、退化阶段及残余阶段。

1. 繁殖阶段 整个阶段有成纤维细胞增殖积累，形成结节。

2. 退化阶段 在张力存在的情况下，分化的成纤维细胞沿着这些张力线产生纤维细胞的聚合并形成纤维索。肌成纤维细胞产生变异。

3. 残余阶段　纤维条索呈相对的非细胞形态。

# 第十二节　手炎性关节病

一旦药物治疗失败，手术是最终的解决方法，不应该回避。

## 一、认知

典型关节病的手姿势、夹板、步态。明显的滑膜炎、既往手术治疗。瘢痕越过掌指关节、腕掌关节及腕背部。

其他的关节受累情况（颈部、肩部、膝部、髋部）。

## 二、病史采集

（一）一般病史

年龄、用手习惯、职业、业余爱好。

（二）特殊病史

1. 完成什么样的特殊任务时存在问题，如"我不能打开罐子"。

2. 患者的手存在的特殊问题，如"我不能伸直我的手指"。

3. 目前的药物治疗，治疗了多长时间，是谁在治疗患者的关节病（管理团队与风湿病学医师）。

4. 患者是否有疼痛症状。

5. 患者是否存在任何麻木感（隐藏的神经压迫）。

6. 患者的手对正常生活存在多少影响，是否逐渐加重。

（三）风险因素

1. 类风湿病。

2. 血清阴性关节病。

3. 银屑病。

（四）用药史

1. 目前应用的镇痛药及抗炎药。

2. 目前或既往用药：免疫抑制药（如类固醇类），缓解病情药物（如氨甲蝶呤、柳氮磺吡啶），生物制剂（TNF-a阻滞药，如英利昔单抗）。

（五）社会学

患者的支持情况及社会保障。手术后他们是否可以自我护理。

（六）目标：通过询问病史应该了解到

1. 是否存在手术指征。

2. 患者所要达到的目标效果是什么。

3. 是否存在必须首先处理的其他组织问题（如神经压迫、邻近关节问题）。

4. 确定近期影响手术时间的用药情况，如将计划的外科手术安排在应用生物制剂的中间实施。

### 三、体格检查

为了提高效率，检查分为视诊、触诊和运动功能检查，但是可将这三项结合起来检查上肢。在检查开始之前记得询问患者是否存在任何关节的疼痛。

（一）颈部

使颈部前曲和后伸（屈曲／外展）；将头转向左、右（旋转）。

（二）肩部

将手置于头后方（检查肩关节的外旋和外展功能）；将手置于身后，使脊柱尽力伸展（检查肩关节的内旋和内收功能）。

（三）肘部

弯曲肘部——对结节进行视诊及触诊；伸直前臂；肘部固定于身体两侧——将手掌上下翻转。

（四）腕部

1. 视诊背侧、掌侧滑膜炎。典型的手腕畸形分为四类。

（1）腕旋后畸形（即尺侧腕下降）。

（2）手掌的易位畸形（腕骨错位）。

（3）尺侧易位畸形（腕骨下降由桡侧滑向尺侧）。

（4）桡侧回转畸形（尺侧异位畸形的补充——手腕向桡侧倾斜）。

尺骨头：突出的尺骨头——与另一侧对比。

2. 运动／感觉　如祈祷一样将手掌对在一起——使肘部抬高（伸展）；将手背对在一起——使肘部压低（弯曲）；双手伸直，手掌向下——指出向外的部分（尺侧偏差）及向内的部分（桡侧偏差）。

滑膜炎：远端桡尺关节（DRUJ）呈现琴键征——即按压尺侧时下陷，松手时复位。检查腕管综合征。

（五）拇指和手指

1. 视诊掌指关节（MPJ）-尺骨偏差、手掌的半脱位、检查尺骨内部是否拉紧、检查指总伸肌腱以查看是否有半脱位引起的掌间凹陷。

手指——鹅颈样畸形。

拇指——典型的畸形（Nalebuff）。

（1）I型：纽扣畸形，弯曲的掌指关节（MCPJ）。

（2）II型：掌骨与弯曲的掌指关节（MCPJ）内收。

（3）Ⅲ型：Z型拇指／鹅颈样畸形。

（4）Ⅳ型：腕掌关节（CMCJ）半脱位，是由于尺侧副韧带破裂或衰减。

2. 运动／感觉被动关节范围：畸形是否需要矫正。

滑膜炎：检查外在的伸肌／屈肌（特别是拇长伸肌腱）断裂及滑膜炎。

（六）概述

让患者演示一些比较难以完成的特殊任务，可能有益于更清楚地暴露问题和解决问题。

（七）目标：到查体结束时应该了解到

1. 辨别患者想要解决问题的身体原因。

2. 设想手术选择和顺序，计划干预措施（如果有的话）。

3. 掌握手术的禁忌证及先决条件。

4. 评估患者是否适合手术。

## 四、治疗

治疗分为手术与非手术治疗。当选择治疗时，公认的治疗指征有以下几种。

（1）解决痛苦。

（2）改善功能。

（3）预防性手术治疗（如滑膜切除术）。

（4）改善性美容整形手术。

### （一）非手术疗法

1. 药物治疗：有效的改变疾病的药物的出现，使医师在控制关节病的能力中产生了戏剧性的影响。单克隆抗体的治疗已经尤为重要了。在风湿病学专家的指导下患者应该得到综合性治疗。

只有当最全面的药物治疗均无效时，才考虑手术治疗。

2. 夹板固定：当增加药物需要一段时间才能产生效果时应用，可能有利于对邻近关节的支撑。

### （二）手法治疗

这是辅助治疗，是在最大限度地增加手功能的情况下改善手症状及加强手力量。通过全科医师（ADLs）的协助得到评估和建议。

### （三）外科手术治疗

有很多不同的选择，但大致从一个可预测的"赢家"开始；从手的近端到远端，常需排除神经压迫。记住：修正操作方案是较常有的事情。设计相应的切口：

1. 滑膜切除术。

2. 关节融合术。

3. 关节置换术。

4. 筋膜移植术。

5. 肌腱再平衡术。

注意可能引起更加糟糕的事情——一定不要松解滑车环状韧带（A1），因为这将使尺骨无法固定进而使症状恶化。引发关节病的原因只是滑膜炎。

### 五、风险与并发症

1. 组织疏松。

2. 伤口愈合差。

3. 骨愈合情况，更糟糕的是一旦出现骨不愈合需要更加细致地对所有骨头进行处理。

4. 不需要停用类固醇和氨甲蝶呤。

5. 目前尚无证据证明必须停用抗肿瘤坏死因子药物——将手术安排在药物治疗周期内或治疗周期之后。

### 六、术后处理

取决于手术，确保足够的支持是术前的保证。仔细计划手术，必要时允许患者在家继续护理。

### 七、病因学

多病因引起，可能受到的环境因素为独立因素。患者患有人类白细胞抗原、基因DR1和人类白细胞抗原基因DR4可使患病风险增加。激素的影响也很重要。在妊娠期间疾病往往得到改善，而病情加重常于产后时期常见。

### 八、分类

类风湿关节炎依据几种不同的系统分类。

1. 依据不同的阶段分类

（1）第一阶段：增生性关节炎。

（2）第二阶段：破坏性的关节炎。

（3）第三阶段：修复性关节炎。

2. 依据受到影响的关节数量分类

（1）单关节关节病。

（2）小关节关节病。

（3）多关节关节病。

3. 依据临床过程分类

（1）多环型，此类最常见。

（2）爆发型。

（3）进展型。

（4）单环型。

## 九、手术

1. 关节固定术。
2. 肌腱转移／整形的原则。
3. Swanson关节成形术。

## 十、争议

疾病延缓药、免疫抑制药物、生物制剂药物和手术——这些措施是否应该被停止仍存在争议。

# 第十三节　手神经麻痹

集中在选择修复影响特殊功能的神经缺损，不要试图重建全部的神经功能。

## 一、认知

通过手的姿势来判断。

1. 尺神经　小鱼际变平／失用性萎缩；小指和环指呈爪形（掌指关节过伸，伴或不伴有远侧指间关节或近端指间关节屈曲，取决于高张力／低张力）。
2. 正中神经　拇指与手掌在同一平面，手掌扁平或失用性萎缩。
3. 正中神经和尺神经　上述症状均有，手看上去呈扁平状。
4. 桡神经　腕下垂，多指弯曲。

## 二、病史采集

### （一）手的一般病史

年龄、职业、用右手或用左手习惯、生活习惯、乐器及对弹奏乐器的干扰。

### （二）特殊的病史

病因（创伤或周围性神经病）；发病的时间及状况；疾病进展或缓解情况；手术及非手术治疗时间。

目前的问题：

1. 感觉与感觉相关的问题；任何神经性疼痛。
2. 运动特别困难或难以完成的工作。

### （三）一般病史

吸烟、社会组织、经济支撑。

### （四）目标：透过病史应了解

1. 病因是什么。

2. 到目前为止的治疗或进展。

3. 患者希望得到的是什么。

4. 满足这些目标的手术机会。

## 二、体格检查

### （一）望诊

暴露上肢；瘢痕——锁骨上／腋窝／上臂席臂／手——手术或外伤瘢痕。

姿势：

1. 手臂

（1）连枷：全神经丛。

（2）内旋：上根部或神经干部神经丛病变或上运动神经元损害。

2. 肘部

（1）屈曲：无髓鞘指神经，中枢神经，下运动神经元的肱三头肌或神经丛病变的放射神经损害。

（2）连枷：颈5／6神经损害——上躯干或神经根部神经丛病变或肌皮神经损害。

3. 腕部

（1）屈曲：中枢性／上运动神经元。

（2）桡神经的下运动神经元。

4. 拇指浅的正中神经下运动神经元。

5. 手指

（1）全部屈曲：桡神经。

（2）尺骨屈曲／掌指关节过伸（祈祷征）——尺神经麻痹。

（3）小指外展——尺神经损伤所致的Wartenberg征。

### （二）感觉与运动

局部检查：通过测试特定神经所支配的特定肌肉的感觉，完成检查。

1. 正中神经　检查感觉（食指指腹）——如果正中神经掌皮支也被涉及，则损害接近于腕部。

骨间前神经：OK手势——（拇长屈肌就是由前臂骨间神经支配的通向食指的指深屈肌来反映）。骨间前神经（AIN）受损时不会出现感觉受损和拇短展肌未受损。拇短展肌——测试方法为拇指外展，垂直于掌面。

2. 尺神经　尺侧腕屈肌及小指的指深屈肌。

骨间肌（在手指不弯曲的情况下指间夹住纸张，十字交叉手指）。

拇收肌（Froment征——患者能否无须弯曲拇指而与患侧食指捏夹一张纸，患侧因拇内收肌瘫痪，无法完成此动作，而用指间关节屈曲代偿，为典型的Froment征阳性）。

测试小指感觉（尺神经背侧分支）——如果同时被涉及，则损害部位接近腕部。

3. 桡神经／骨间后神经（骨间背侧神经） 桡神经——肱桡肌、桡侧腕长伸肌或短伸肌。

腕伸肌、指伸肌、拇长伸肌。如果发现有神经缺损，确定桡神经或骨间背神经的位置，如果是骨间背神经受损则不会有感觉缺失。如果有感觉缺失则受损处在肘部以上或为桡神经浅支。骨间背神经受损无感觉受损——受损部位在肘部以上。因此在肘部以下其他的神经损伤侧是进入骨间背侧神经之后。

（三）目标：通过检查应该了解到

1. 明确哪支神经受损。

2. 大概了解损伤平面（高位或低位）。

3. 确定哪些肌肉受影响。

4. 明确了影响治疗计划的既往手术史。

## 四、治疗

治疗的主要目标是纠正畸形及恢复特殊活动功能。

1. 正中神经拇指对掌；拇指弯曲（如果高位）；食指或中指的指深屈肌。

2. 尺神经纠正爪形手；小指或环指的指深屈肌（如果是高位损害）；拇指内收肌——中等优先级；食指外展——中等优先级。

3. 桡神经或骨间背侧神经腕关节外展；拇指或手指外展。

（一）时间

1. 非手术治疗 可于任何时间开始。

2. 移植术开始于以下情况

（1）在神经病学上已经恢复。

（2）软组织稳定及柔软。

（3）关节可移动。

（4）患者已经有心理准备。

（二）治疗的选择

1. 非手术治疗

（1）物理疗法：①对于无运动关节，维持被动活动范围；②伸展无神经支配的肌肉；③软化瘢痕或组织，为移植做准备。

（2）夹板固定：①帮助矫正畸形及维持关节——预防夹膜或侧方挛缩；②功能性夹板固定（腕下垂）——维持静止态或功能态。

2. 手术治疗 记住肌腱转移的原则（APOSLE）o根据临床情况可能不能完全坚持所有的原则，但是越多地达到该原则，越能达到好的治疗效果。

296

3. 正中神经麻痹

对掌成形术：

    Hubel-小指外展肌腱移位法。

    Bunnell-环指指浅屈肌腱移位法。

    Camitz-掌长肌腱移位法。

    Burkhaltel-因特网上信息。

指长屈肌功能：肱桡肌。

中指或食指的指深屈肌：环指或小指的指深屈肌联动。

4. 尺神经麻痹爪形手矫正需要评估伸肌功能——如果在检查中爪形得到矫正能够完全伸展，那么静态过程可能就足够了。如果伸展受限，则需要增加动态的移植术。

静态：Zancolli lasso。

动态：桡侧腕长伸肌转移至伸肌原理是应用掌长肌腱作为移植介质——可以作为内旋肌应用。

拇指：内收肌——通过手掌，第四指浅屈肌腱移位法。

指浅屈肌到小指或环指：食指或中指的指浅屈肌腱移位法。

5. 桡侧神经或骨间背侧神经

腕伸肌：掌长肌腱移植为桡侧腕短伸肌腱移位。

指伸肌：桡侧屈腕肌移植为指总伸肌腱。

拇伸肌：掌长肌腱移植为拇长伸肌腱。

## 五、风险与并发症

1. 移植失败。

2. 感染。

3. 不能重新获得功能。

## 六、术后处理

1. 制动4～6周（保护修复）。

2. 治疗机制（先主动后被动）以获得转移功能（让患者尝试及锻炼最初的功能，然后加强／扩大练习范围以增加功能）。

## 七、结果

取决于患者的年龄和积极性，但能得到的合理的功能，不会像原来那样好。伸展是极其重要的。有些移植对于其他人可适当放宽。

# 第六章　肿瘤外科疾病临床诊疗

## 第一节 肺部良性肿瘤

肺部良性肿瘤可起源于肺内的各种不同类型细胞，发生在肺实质内或支气管内两个部位。

按组织来源分类如下：

### 一、上皮来源

1. 乳头状瘤　常发生于喉或支气管，肺内少见。因所在部位和阻塞程度不同，可有咳嗽、喘鸣等症状，严重阻塞气道者出现呼吸困难、发绀，需急诊治疗。对蒂小能活动或基底不宽的小肿瘤可行支气管镜下摘除；对管腔内孤立肿瘤，可采用支气管壁切开肿瘤切除或支气管袖式切除；如肿瘤阻塞导致远端肺不可逆病变时，应做病肺切除。

2. 息肉　少见，发生于气管或主支气管。

3. 肺硬化性血管瘤　1999年WHO对肺和胸膜肿瘤新分类中将其列为混杂性肿瘤，确定其为源于原始呼吸道上皮的真性肿瘤。多见于中年女性，男女比1∶4，多为单发，肺内多发较少见。部分有钙化，文献报道肺硬化性血管瘤X线特征性表现为"空气半月征"，但实际临床上少见。

### 二、间叶组织

1. 肺纤维瘤　非常少见，可发生于支气管，亦可发生于肺实质。肿瘤坚硬，与邻近的血管及支气管不相连。

2. 脂肪瘤　按照发生部位分为两种。

（1）支气管脂肪瘤，常带细蒂。

（2）肺实质、胸膜下脂肪瘤，比支气管腔内的更少见。

3. 平滑肌瘤　虽然罕见，但属于肺软组织肿瘤中最常见者，多见于中、青年，平均发病年龄35岁。分3种临床类型：①肺间质型；②支气管内型；③肺血管内型。

4. 血管外皮瘤　50%可能为恶性。50%病例就诊时无症状，50%有咯血、呼吸困难及胸痛。

5. 粒细胞瘤　过去称粒细胞成肌细胞瘤，但现在则认为称作神经鞘瘤更恰当。可表现为单个肺结节，但更多长在气管、主支气管内。男女发病率相同，平均发病年龄为38岁，无包膜。

6. 黏液瘤　极为罕见，手术治疗效果良好，但若切除不彻底，有复发倾向。

7. 肺软骨瘤　临床少见。可发生于气管、支气管腔内，肺内更为少见。

### 三、起源不明

1. 肺错构瘤　发病率在肺部良性肿瘤中占第1位，乃最常见的肺良性肿瘤，含软骨及纤维组织. 还可能含有脂肪、腺乳头、平滑肌等组织。一般无症状，往往在体检时发现。男性发病率较高，男女比例为2 : 1.3，发病年龄多为30～60岁。大多数发生于肺的周围，表现为孤立性结节，边缘清晰，发生在肺门部罕见，长在支气管内占3%～20%，生长慢，极少恶变。

2. 透明细胞瘤　极少见，无症状。胞片可显示小结节. 常发生于40～60岁，直至现在才被认为属于良性。

3. 畸胎瘤　极少见，大多数发生于左上叶，可有钙化或空洞形成。

### 四、其他

1. 浆细胞肉芽肿　又名组织细胞瘤，大多发生于较年轻病人，女性发病率稍高。肿瘤质硬，黄白色，以成熟浆细胞为主。

2. 黄瘤　具包膜，黄色肺实质性肿物，内含泡沫细胞、梭形细胞及淋巴细胞。

3. 假性淋巴细胞瘤　多年来一直认为属良性，大多数在摄常规胸片时偶尔发现，肿瘤边缘光滑、质软，切面呈灰白色。少数病例可发生恶变，转变为恶性淋巴瘤。

肺部良性肿瘤的临床共同特点是：本病多见于中青年，临床多无症状、体征，往往是在体检X线检查时发现，肿瘤多数位于肺的周边部位，体积较小，绝大多数是单发，呈圆形、椭圆形或结节状，密度均匀，边缘锐利，极个别的有毛刺。肺部良性肿瘤根据其生长部位的不同，其临床症状有所不同，如肿瘤对支气管产生压迫，引起管腔部分或全部阻塞，可产生一系列常见的肺部症状及体征。X线胸片、CT扫描、肺穿刺活检以及纤维支气管镜等检查对于诊断肺部良性肿瘤具有较高的价值，但与早期恶性肿瘤仍不易鉴别，最后确诊依靠病理组织学检查。如病人情况允许，均主张积极手术治疗，原则是切除肿瘤，最大限度地保留正常肺组织，胸腔镜手术具有巨大优势。对疑为肺良性肿瘤患者，术中快速冷冻切片检查应列为常规。

# 第二节 原发性肺癌

肺癌又名支气管肺癌，原发于支气管上皮或腺体，自气管隆嵴、主支气管直至肺泡均可发生。按肿瘤所在部位，可分为中心型及周围型肺癌两大类。近年来肺癌的发病率及病死率均有明显升高，两者均占全部恶性肿瘤的首位。统计表明肺癌发病率占所有恶性肿瘤的12%，病死率达到所有癌症死亡的1／3。

## 一、病因

### （一）吸烟

吸烟是肺癌病死率不断上升的主要原因。烟草内含有400余种化学物质，其中致癌物有40余种。一般吸烟者患肺癌机会比不吸烟者高9～10倍，重度吸烟者可高达10～20倍。美国85%～90%或以上的肺癌是由于主动吸烟或被动吸"二手烟"所致。在中国为87%。戒烟后肺癌的发病率可有所下降。戒烟1～5年，肺癌发病率可降低一半，超过15年，其发病率与不吸烟者相同。

### （二）大气污染

近数十年来，由于多种致癌性工业原料和产品的生产和使用量急剧增加，不仅使直接与其接触的产业工人的肺癌发病人数增多，还污染这些厂矿以外的大气。此外，现代化的生活方式，包括煤、柴油、汽油的大量燃烧，沥青路面的铺设和机动车辆的使用，必然导致有害气体与颗粒的大量排放。肺癌发病在许多国家的城乡差别，令人怀疑与大气污染有关。在我国工业城市的居民肺癌病死率高于其附近农业城市的2～4倍。

### （三）职业性致癌因子

1. 石棉　石棉是含有不同量铝和氧化铁及镁和磷的复杂聚合物。在石棉工人中，每死亡5人就有1人为肺癌。

2. 放射性物质　可能是职业性的，如长期从事铀开采的矿工，其肺癌特别是小细胞肺癌的发病率比一般人高。也有非职业性的，如原子弹受害者易患肺癌，且潜伏期可长达10年以上。

3. 铬　从事含铬铁矿开采和铬化合物生产的工人。肺癌发病率比一般人高4～15倍，潜伏期可长达20年。

4. 镍　炼镍工人肺癌发病率较一般人高3～5倍，鼻咽癌发病率可高达150倍。镍尘可能是致癌物。

5. 砷　无机砷主要用于制造杀虫剂。制造含砷粉剂的工人，因肺癌而死亡为一般居民的7倍。

## （四）遗传因素

虽然环境因素引起肺癌要大于遗传因素，但遗传因素亦有影响。肺癌是多因素引起的，遗传因素可能使患者对环境中致癌原的易感性增强。

## 二、病理及分期

肺癌是以细胞类型及分期作为分类依据。细胞类型对临床过程起主要作用，分期代表疾病被发现时的病变程度。遗憾的是，80%肺癌病人被发现时其病变已属进展期。

### （一）肺癌的病理学类型

1. 鳞状细胞癌（表皮样癌）亚型　梭形（鳞状）细胞癌。

2. 小细胞癌

（1）燕麦细胞癌。

（2）中间型细胞癌。

（3）混合型燕麦细胞癌。

3. 腺癌

（1）腺泡状腺癌。

（2）乳头状腺癌。

（3）细支气管-肺泡癌。

（4）实体癌伴黏液形成。

4. 大细胞（未分化）癌

（1）巨细胞癌。

（2）透明细胞癌。

5. 鳞腺混合癌。

6. 类癌。

7. 支气管腺体的肿瘤。

（1）腺样囊性癌。

（2）黏液表皮癌。

## 三、诊断

### （一）临床表现

90%～95%病人在就诊时已有症状。症状与体征的出现，可由于肿瘤本身及其局部或全身播散，或由于非播散性全身症状所引起。症状、体征可以单个出现，亦可综合出现。有的病人偶尔因体检摄片发现，这类病人的例数在外科临床上已逐渐多见。还有极少数病例痰液查出癌细胞，但胸片等并未显示（隐性肺癌）。

无症状而经痰液检查及X线片查出的肺癌病例属于早期病例。一旦出现症状，可能还是早期，但更多地属于后期。经普查发现而作切除的病例，5年生存率超过30%，因出现症状才发现进行切除者，其5年生存率在15%以下。

1. 病史

（1）详细询问最早出现的症状，有时比病人自诉的最初症状早几周，甚至数月。

（2）个人史：包括出生地、职业、生活环境，有否长期接触有害物质、烟酒嗜好。

（3）家族史：直系亲属中有否恶性肿瘤患者，有否慢性支气管炎、肺结核等呼吸道疾病。

（4）过去史：详细询问有否心、脑血管及肝、肾等重要器官病变，有否定期体检，最后一次摄胸片时间等。

2. 症状

（1）支气管及肺部症状：包括咳嗽、咯血、呼吸道感染及出现胸部钝痛及喘鸣。

（2）肺外胸内症状：可由于肿瘤直接扩展至脏层胸膜外，或由纵隔淋巴结转移、胸膜腔转移出现恶性胸腔积液所致，可出现胸痛、声音嘶哑、上腔静脉阻塞综合征等。气短可由胸腔积液或膈神经麻痹所引起。吞咽困难、上肢痛、Homer综合征可由于食管、臂丛神经、颈及上纵隔交感神经节受压所致。

（3）胸外转移症状：都与肿瘤有远处转移，如肝、脑、对侧肺、肾上腺、骨骼系统、皮下等转移有关。

（4）胸外非转移症状：包括代谢、神经肌肉、骨骼、皮肤、血管、血液方面等变化。大概有2%肺癌患者由于出现这方面的临床症状与体征而就诊，这些临床表现是非特异性的. 在其他恶性肿瘤中亦可能出现。

（二）实验室检查

为非特异性。肝功能不正常，特别有碱性磷酸酶增高时。需怀疑有肝转移，应作肝脏B超或上腹部CT，以进一步肯定或排除。血钙增高可能表示有骨转移，或由于肿瘤分泌的一种甲状旁腺有关蛋白（PTHrP）所引起。

（三）特殊检查

1. X线检查　普通后前位及侧位胸部平片是诊断肺癌的首先步骤，其次才是痰液细胞学检查及纤支镜检。大约有98%病人的胸片显示不正常，这表示此时肺癌已完成其自然病程的3／4。而且X线改变往往要比症状与体征的出现早7个月或更长时间。

肺癌早期X线表现包括小的密度均匀结节。或密度不均匀的云雾状或羽毛状阴影，沿小血管周围浸润，段性肺实变，肺门部不明显肿大，肺段或肺叶不张，肺气肿。一个孤立性病灶一般要长到直径0.7cm时才可看到，但大多数情况下要长到1cm时才会被发现。

常见X线表现可分为肺门、肺实质及肺外胸内3种情况。据早期文献报道，约有41%病例有肺门异常，有41%病例有阻塞性肺炎，42%病例肺实质出现大小不等的肿物，肺外胸内表现有纵隔增宽，胸腔积液占11%。在现时，周围性肺结节为最常见的X线表现。少见的X线表现包括薄壁空洞、周围小结节伴偏心性钙化、二侧性肺小结节，前述表现仅占1%。肿瘤原发灶周围出现卫星灶者仅占1%。

X线改变可提示T状态，尤其对周围型病变的T1T2，可提示得相当正确，但对中央型病变无甚帮助。普通X线片对肿瘤是否已侵及脏层胸膜外（T3或T4）无法提示，但是如有胸腔积液，则往往表示肿瘤已属T4。

肺门阴影增大可表示为N1病变，但有1/3病例可出现判断错误。用普通X线平片来判断有否纵隔淋巴结增大常常是不可靠的，除非有两种情况：①周围型病变，肺门及纵隔阴影无异常，则90%～95%病例不会有N2病变；②当纵隔阴影增大非常明显时，则表示大多数情况已有N2或N3病变。如肺门阴影增大，但纵隔阴影仅疑有增大，或肿瘤本身对上述部位有掩盖时，则应进一步检查。

有膈肌抬高时，需鉴别是由于肺不张引起肺容量丧失所致，还是由于膈肌麻痹引起。此时可作胸透，嘱病人做深呼吸以了解有否一侧膈肌矛盾运动出现。

在有些严重胸痛的病人，有时可查出有肋骨破坏（T3）、椎体破坏或其他骨转移（M1）。

2. CT诊断　CT推荐作为首选的检查方法，对某些胸片不易显示的区域如胸膜下、肺后及纵隔旁区效果最好。纵隔或肺门肿块，有时需要与肿大淋巴结或血管相鉴别时，可加用造影剂增强。

CT对评估上纵隔淋巴结特别有价值。采用增强扫描，对气管旁、右上气管支气管淋巴结、左前纵隔、主动脉弓下及隆突下淋巴结亦可识别，但对主动脉弓下及隆突下淋巴结的判断较差。一般说来，如淋巴结直径<1cm时，转移可能性很小，有报道为7%。淋巴结直径如有1cm或大于1cm时，则转移可能性达55%～65%，其余35%～45%为炎症所致，最好做进一步活检。如淋巴结直径>3cm，往往均为转移所致。

3. 纤维支气管镜检查　几乎所有肺癌病人均应做此项检查，以明确肿瘤分期。它可能查出肿瘤所在、与气管隆突的距离以及有否位于叶支气管开口等。当肿瘤距隆突不到2cm时，说明病变已属于$T_3$。当叶支气管开口有肿瘤时，不论肿瘤大小，均属于$T_2$。当叶支气管开口无肿瘤，肿瘤在更远支气管时，则可根据肿瘤大小，定为$T_1$或$T_2$病变。

气管隆突增宽，主支气管或中间支气管有固定现象时，均提示为N2病变。通过纤支镜检及超声纤支镜穿刺检查，还可对所见病变取活检，以明确细胞类型。

4. 放射性核素显像　当病人有远处转移的症状或体征出现时，应做放射性核素显像或CT，即使只对一个器官有怀疑，还是应该对脑、骨骼及上腹部三个部位一起检查，如扫描有问题时，需做活检以明确组织学诊断。有通气功能不良须作手术的病例，可做核素灌注及通气扫描。

5. 磁共振成像（MRI）　目前MRI提供的信息与CT相仿，但在辨别肿瘤有否侵犯血管或纵隔时优于CT。对CT须作增强，对造影剂过敏的病例更有价值。有时MRI还可显示CT不易确认的胸壁侵犯。为了解有否胸廓外侵犯，可加照矢状面及冠状面图像，对上沟瘤病例，评价有否臂丛神经受侵犯时更有价值。此外，对了解有否椎体及脊髓侵犯亦有帮助。

6. 淋巴结活检　锁骨上淋巴结可触及时，应做穿刺活检，阳性表示N3病变。如淋巴结未触及，而做所谓的前斜角肌淋巴结切除活检，因阳性率太低，大多数医院已不再做这种检查。

上纵隔淋巴结活检. 可采用纵隔镜检或纵隔切开术，后者对主-肺动脉窗淋巴结或前纵隔淋巴结（常为左上叶病变）活检最有用。由于电视胸腔镜手术（VATS）的开展，有时医院已采用该方法对纵隔淋巴结做活检。尤其对奇静脉旁、偏后的隆突下淋巴结及肺韧带淋巴结活检更有用，而以上部位的淋巴结是纵隔镜检或作纵隔切开时不易到达的。

有的医院对X线检查及纤支镜检未怀疑有纵隔病变的患者，不再做纵隔镜检或纵隔探查，而直接剖胸探查；甚至对CT疑有纵隔淋巴结转移的病例。亦不再做其他检查，而直接剖胸。这两类患者中，均有可能属N2病变。一旦为N2，仅一半病例可做切除。但CT及X线片未提示纵隔淋巴结肿大时，则有61%~95%病例可完全切除。

对周围型T1病例，如肺门及纵隔阴影正常时，一般无须再做CT。但实际上，很多医院已将CT检查列为常规。如CT显示纵隔淋巴结<1cm时，如果不是多个小的淋巴结肿大，则术前不再做进一步的检查。当纵隔淋巴结>1cm时，则应加做纵隔镜检、纵隔探查或电视胸腔镜检加活检，此时可能有55%~65%的病例，其淋巴结已有转移。

7. 肺功能测定　当患者患非小细胞肺癌，有可能手术切除时，应仔细测定心血管及呼吸系统的功能，了解有否耐受预期手术的可能。此外，还要根据患者全身功能状态、X线检查结果、有否合并其他疾病、预期肺切除范围的大小及其对生理功能的影响等加以评估。

有人认为，对所有手术病例均应从功能方面做全肺切除的考虑。但实际上，原先不打算做全肺切除的病例，需要做全肺切除的可能性是很小的。

肺功能测定，血气分析或运动时最大氧耗量测定等结果，并不能肯定预期手术切除的危险性究竟有多大。但如果术前FEV1小于正常预期值的40%，或术后预期FEV1<30%，MVV<正常值的45%~50%，$PCO_2$>6.0 kPa（45mmHg），氧耗量峰值（$VO_2peak$）<10ml/（kg·min），常可否定任何手术的考虑。对功能状态不佳的病例. 测定运动时最大氧耗量更有价值。它不但可估计术后病死率的大小，还可对术后并发症发生率的多少加以预测，而这种估计是肺功能测定无法作出的。$VO_2$峰值<10mL/（kg·min），表示手术病死率及并发症发生率会很高。$VO_2$峰值≤15mL/（kg·min），预期手术病死率稍低，但并发症发生率仍高。当$VO_2$峰值≥15ml/（kg·min），尤其是超过20mL/（kg·min），几乎无术后病死率，而且并发症的发生率亦很低。

## 四、鉴别诊断

肺癌的主要诊断方法，目前仍以临床表现、影像学检查及纤支镜检为主。痰脱落细胞学检查及纤支镜刷洗、活检等阳性率不高；而肺穿刺活检、纵隔镜检，目前开展的医院不多。故本病易和其他肺部疾病相混淆，尤其早期病变，因不易及时诊断，影响预后，已成为目前亟待解决的重要问题。

（一）肺结核

肺结核与肺癌不易鉴别，特别对老年人更易混淆。按发病部位，肺结核好发于两上叶尖、后段及下叶背段：癌肿常见于上叶前段、舌叶及中叶、下叶背段。癌肿呈分叶状，胸膜凹陷，边界呈毛刺状较多见。结核瘤有卫星灶占50%，而癌肿仅9%。肺结核空洞多为薄壁、向心型、卵圆形多见；而癌性空洞壁厚，内壁呈不规则锯齿状、偏心型多见。粟粒型肺结核易和弥漫型细支气管肺泡癌相混淆，前者粟粒状阴影分布均匀．大小相等，常伴毒血症；后者粟粒大小不等，上下、左右分布不均匀，有时在一侧有结节或浸润灶。

应当指出，肺癌可以与肺结核合并存在，故在以下任何一种情况下，需考虑与肺癌并存的可能。

1. 在正规抗结核治疗中，肺部出现新病灶。

2. 症状加重，突然出现刺激性干咳、痰中带血、不规则发热、肩背痛、胸痛等情况。

3. 肿块阴影增大。

4. 出现肺不张。

5. 出现肺部块影。

笔者认为对40岁以上病例，如原先无结核史，一旦出现肺部阴影，如未能肯定结核时，不要随便应用抗结核药物而当作结核来治疗。应始终保持警惕，在短期内复查，以免贻误病情。

（二）肺炎

支气管肺炎发病较急，感染症状较明显，常不局限于一个肺段或肺叶，经抗感染治疗后，吸收较快及完全。肺癌引起的阻塞性肺炎可呈段性分布，抗感染治疗后常吸收不全。

（三）肺脓肿

肺脓肿急性期多有明显感染症状，痰量多、脓性。X线片空洞壁较薄，内壁光滑，周围肺组织常有炎症。慢性肺脓肿可无急性发病史，无大量脓痰，病灶已部分机化，仅中心留有小脓腔，不易与中心液化、空洞形成的肺癌相鉴别。对可疑病人，应做纤支镜检等检查，或采取积极治疗（手术探查）。

（四）肺部良性肿瘤或瘤样病变

肺部良性肿瘤或瘤样病变,病程较长，生长缓慢，大多无临床症状。X线片见肿块边缘光滑，少见分叶，密度均匀，可以有钙化点，如呈花瓣状排列，更可排除恶性病变。

（五）支气管类癌、黏表皮样癌和腺样囊性癌

此3类癌均属低至中度恶性肿瘤，生长缓慢，但有逐步发展的特点。发病年龄比肺癌轻．女性发病率稍高。临床表现与肺癌相似，常反复咯血，发生于大支气管多见，应

及早做纤支镜等检查，以资鉴别。

### （六）纵隔恶性淋巴瘤

纵隔恶性淋巴瘤易与中央型肺癌相混淆。淋巴瘤发病年龄较轻，肿瘤生长迅速，两侧气管旁和肺门淋巴结肿大，其他表浅部位淋巴结亦可能肿大，对放射治疗高度敏感。

## 五、治疗

肺癌的治疗应该是多学科综合治疗，包括手术治疗、放射治疗、化学药物、中医中药、免疫及其他方法等。

### （一）手术治疗

外科切除肺癌及其转移淋巴结与受侵犯的邻近组织是目前治疗非小细胞癌的最有效办法。遗憾的是，80%~85%的肺癌患者，在其确诊时病变已属晚期。20余年来，由于麻醉学、病理解剖、病理生理、抗生素应用、重症加强医疗及外科技术的进步。肺癌的手术安全性明显提高，手术切除后疗效也有所提高，术后5年生存率一般为25%~30%（总的5年生存率为7%~13%）。

进一步提高外科治疗效果，主要取决于以下几方面：①通过各种方式、方法，提高肺癌的早期发现率和诊断率，使更多的早期患者有机会得到手术治疗。②对符合手术指征的病例，要做好术前准备、手术、麻醉和术后处理，减少并发症，降低病死率和病残率，使患者能早日康复，并提高长期生存率。③有限度地扩大手术范围，对过去认为"不能手术"或"禁忌手术"的病例，包括高龄、心肺功能减退、部分尚局限的小细胞癌、转移性胸腔积液、隆突部肿瘤，应积极、慎重地创造条件，争取手术，以提高总生存率。④采用多学科治疗，如术后放疗、化疗、免疫及中医中药治疗，可延长生命，提高生存率。

1. 手术适应证

（1）对有手术切除可能的病例，只要无手术禁忌证，其全身情况及生理功能可以忍受预期手术，临床上未见远处转移者，原则上均应及时手术。

（2）对临床上高度怀疑肺癌或不能排除肺癌可能的病例，又不能获得病理或细胞学等肯定诊断，并具有上述条件者，为了不耽误治疗时机，也应争取手术探查，明确诊断及做相应处理。

2. 手术禁忌证

（1）已有远处转移，如肝、肾上腺、骨、中枢神经及锁骨上淋巴结转移。

（2）对侧胸内转移，如对侧肺、纵隔、肺门、气管支气管淋巴结转移。

（3）胸腔积液癌细胞检查阳性。

（4）严重肺功能不良，以及有严重的心脏、血管、肝、肾等疾病，如近期心肌梗死、不稳定型心绞痛，未能控制的心力衰竭与心律失常。

3. 术前准备　积极的术前准备是肺癌手术治疗的一个重要环节，对提高患者心肺储备功能、减少手术并发症和降低手术病死率有重要意义。

肺癌强调及时治疗，但如采用外科治疗，则应同时强调术前的充分准备，除非有紧急情况，如大咯血须急症剖胸外，一般不应在没有充分的术前准备下仓促从事。

4. 手术治疗原则

（1）尽可能完全切除肿瘤及所有局部淋巴结，并尽可能保留健康肺组织。肺切除范围取决于病变部位和大小。对周围型肺癌。一般施行肺叶切除术。对早期小的周围型肺癌亦有提倡做肺段切除或楔形切除，但由于后两种手术方式，其局部复发要稍高于肺叶切除，故仅限用于年长、手术耐受性差的病例。当肿瘤在主支气管、肺门或肿瘤已超越叶裂时，则需做全肺切除；对癌肿位于1个肺叶内，但已侵及局部主支气管或中间支气管，为了保留正常的邻近肺叶，避免全肺切除，可以切除病变肺叶及一段受累支气管，再吻合支气管上、下切缘（袖式肺叶切除）。

（2）手术过程中应避免肿瘤组织外溢，造成局部种植及转移。

（3）整块切除肿瘤和邻近组织以及被侵犯组织，而不要分割切除。

（4）有可能时，应对支气管切缘、血管切缘及任何靠近肿瘤的切缘做快速切片，如发现切缘有癌细胞，应重新切除。

（5）对可以取到的纵隔淋巴结，均应切除送病检，做详细记录，并加标记。

有3组组隔淋巴结需要探查及剥离：①上纵隔或右侧气管旁淋巴结；②主. 肺动脉窗淋巴结；③隆突下及两侧下纵隔淋巴结。

右上纵隔淋巴结，包括气管至上腔静脉、肺动脉上方的纵隔胸膜，需逐步轻柔地将所有淋巴结及脂肪垫从上腔静脉、气管及升主动脉弓剥离。注意保护奇静脉及迷走神经。尽量游离气管两旁，如左气管旁有淋巴结亦应摘除。

前纵隔（上腔静脉前）不做常规剥离，但如触及淋巴结时，应予摘除。

下纵隔区淋巴结可切开自主支气管至下肺韧带的后纵隔胸膜。暴露隆突下、食管旁及下肺韧带淋巴结，剥离至可直接看到气管分叉、对侧主支气管及心包。

左上纵隔及主动脉上的范围很小，内有膈神经及迷走神经. 如有淋巴结触及时才做摘除，不做常规剥离。主–肺动脉窗淋巴结位于左主肺动脉与主动脉弓，以及左喉返神经与膈神经之间。在做左侧肺切除时，应常规清扫隆突下淋巴结及下纵隔淋巴结. 需像右侧病变手术予以剥离。应将纵隔胸膜在降主动脉前，左主支气管下直至下肺韧带予以切开。轻轻牵开降主动脉及食管，剥离隆突下淋巴结、下食管旁淋巴结及下纵隔淋巴结（肺韧带），当无困难。

完全的纵隔淋巴结清扫，不仅可取样活检，还可正确地了解淋巴结受累情况及提高长期生存率。做正规的淋巴结剥离，手术时间需增加15～30分钟，但不影响术后进程，亦不增加术后并发症的发生。

**附：肺癌外科切除的标准**

1. 肺癌完全性切除（同时满足以下所有条件）

（1）所有切缘包括支气管、动脉、静脉、支气管周围组织和肿瘤附近的组织为阴性。

（2）行系统性或叶系统性淋巴结清扫。必须包括6组淋巴结，其中3组来自肺内（叶、叶间或段）和肺门淋巴结，3组来自包括隆突下淋巴结在内的纵隔淋巴结。

（3）分别切除的纵隔淋巴结或切除肺叶的边缘淋巴结不能有结外侵犯。

（4）最高淋巴结必须切除而且是镜下阴性。

2. 肺癌不完全性切除

（1）切缘肿瘤残留。

（2）病理检查纵隔淋巴结或切除肺叶的边缘淋巴结结外侵犯。

（3）淋巴结阳性但不能切除（R2）。

（4）胸膜腔或心包积液癌细胞阳性。

3. 肺癌不确定切除：所有切缘镜下阴性，但出现以下情况之一。

（1）淋巴结清扫没有达到完全性切除。

（2）最高纵隔淋巴结阳性但已切除。

（3）支气管切缘为原位癌。

（4）胸膜腔冲洗液细胞学阳性。

4. 各期非小细胞肺癌的外科治疗原则

（1）隐匿期癌：这类病例极少，有的是在肺癌普查时，在痰液内发现癌细胞，有的因咯血做痰液检查时发现。这类病人X线片上无异常发现，不能说痰内发现癌细胞，就一定是早期肺癌。首先必须排除头、颈部肿瘤。如头、颈部检查阴性，则应做纤支镜检，仔细观察气管、支气管树，一般可观察到亚段支气管，如系中心型肺癌，则可看到；如看不到，应做各部位支气管刷洗及细胞学检查，应注意各部位严格分清，防止取样混淆。

明确部位后，应做肺叶或全肺切除。曾有个别病例，X线片正常，但术中发现有淋巴结转移及壁层胸膜、纵隔受侵。

（2）I期：此期肺癌的确认并不容易，要求在术前、术中仔细检查。对此期病例是否需要常规做脑及骨扫描，意见尚未统一。有人主张做，认为对能切除的肺癌.可能有远处转移的现象不能低估。

此期89%～100%病例需做肺叶或全肺切除，其中全肺切除仅占4%～7%，94%～100%病例需做正规的纵隔淋巴结清扫，手术病死率0～2.3%，5年生存率为75%。有一组589例I期非小细胞癌手术切除后，27%术后复发，其中60%发生于2年内，91%发生于5年内。

（3）Ⅱ期：此期需做肺叶切除，双叶切除或全肺切除及纵隔淋巴结清扫，5年内生存率为43%～49%。有肺门淋巴结转移比只有叶支气管旁淋巴结转移的生存率明显降低。

本期局部及远处复发率为55%，其中21%为局部复发，79%为远处复发。远处复发有一半为脑转移。鳞癌较多为局部复发，腺癌远处复发较多。

术后免疫疗法对生存率无改善，化疗对生存率亦无改善。放射治疗对降低局部复发有利。

（4）Ⅲ期非小细胞肺癌的外科治疗

①Ⅲa期

a. 侵犯胸壁（上沟瘤除外），手术切除应包括：①肺切除（全肺、双叶、肺叶、肺段及楔形切除），需根据肺、支气管受累部位及程度而定。②受累的软组织（壁层胸膜、肋间肌）及骨骼（肋骨）切除，至少超过肿瘤范围数厘米。③纵隔淋巴结清扫。④胸壁重建。　本组总的手术病死率为4%～12%。总的5年生存率为26%～40%。

术后放疗对提高生存率有利，有报道术后放疗5年生存率为56%，未采用未采用放疗生存率为30%。

有3个因素影响长期存活：①切除彻底与否。②有否淋巴结转移。③单纯壁层胸膜受累抑或胸壁受累。

b. 肿瘤距隆突不到2 cm：此类病例需做全肺切除、袖式肺叶切除或袖式全肺切除。其中袖式肺叶切除的手术病死率为0～8%,5年生存率为30%～64%。袖式全肺切除限于侵犯隆突或气管支气管角的肿瘤，手术病死率为27%，5年生存率为16%。

c. 纵隔淋巴结转移（N2病变）：这类病例，其同侧纵隔淋巴结或隆突下淋巴结已有转移。但对侧淋巴结无转移，占45%。有人认为此时局部治疗已无法控制，故主张做术前纵隔镜检，如有：①对侧纵隔淋巴结肿大；②淋巴结已有外侵；③高位气管旁淋巴结转移时；则禁忌手术。

一般认为，术前怀疑有N2病变时，仅18%病例可完全切除，5年生存率为30%。有73%病例术后复发，其中20%为局部。80%为远处转移。80%以上的复发在2年内发生。

术后放射治疗，对减少局部复发有利，但对提高生存率帮助不大。

有人主张. 对这类病人先做术前化疗，再做手术，可提高生存率。

d. 上沟瘤：位于肺尖，虽亦侵犯胸壁，但较早侵犯邻近组织及出现症状。早期侵犯下段臂丛神经，特别是神经根T1，可引起肩痛、上肢痛，并放射至上臂内侧和尺神经支配的4、5指。1／3病例星状神经节被侵犯，最终出现Homer综合征。侵犯肋骨及脊椎常见。

大多数上沟瘤可经透视或CT定位后，作穿刺活检而得到组织学诊断。纤支镜检查对其帮助不大，因肿瘤常为周围型。上沟瘤多为鳞癌或腺癌，但有3%～5%病例为小细胞癌，因此在治疗前最好能取得组织学诊断。

术前放疗总剂量为3000~4000cGy，可分300cGy一次，2周完成，或每周1000cGy，4周完成。放疗范围包括肿瘤、附近纵隔及同侧锁骨上区。如确定无远处转移，放疗结束后，休息2~4周，然后手术。出现Horner综合征及同侧锁骨上淋巴结转移，并非手术禁忌证。

Paulson提出标准的切除方式：切除病变肺叶及胸壁，包括整根第1肋及第2、3肋甚至第4肋的后段，邻近胸椎的横突、脊神经根C及T1~3、臂丛的下干，背侧交感神经链及做纵隔淋巴结清扫，约90%病例可完全切除。如已侵犯锁骨下动脉，椎体或臂丛的大部分时，则表示肿瘤已无法切除。

②Ⅲb期（任何TN3M0或任何T4NM0）T4（纵隔侵犯）：肺癌不论大小，如已侵犯纵隔，包括气管、椎体、隆突、心脏、大血管等，大部分不能手术（如术前已诊断）或无法切除（如术中才发现及诊断）。最常见受累器官为肺动脉、心包、肺静脉、主动脉、上腔静脉。50%病例为多处侵犯。术中能完全切除为22%，部分切除为15%。

（5）Ⅳ期非小细胞肺癌的外科治疗：非小细胞肺癌合并脑转移，据尸检统计占27%~48%。本组能做手术者仅限于单发的脑转移病例。

肺癌合并脑转移如不治疗，平均生存时间仅1~6个月。故有的作者主张对能切除的肺癌，如有局限性脑转移时仍做手术。手术病死率为2%~44%。平均生存时间（开颅探查术后）为3~12个月。如肺癌及脑转移同时被发现，应先开颅探查，然后在短期内剖胸探查。如发生于肺癌切除后，经检查确定即可开颅探查，术后均应常规化疗。

6. 小细胞肺癌的外科治疗　就大多数而言，小细胞肺癌不属于外科疾病，因为胸部摄片大部分已有纵隔淋巴结转移。此类病例做纤支镜或肺穿刺活检后很易确诊。一旦确诊后需进一步检查（包括骨髓穿刺活检），然后采取化疗或放疗。仅有很少病例尚可手术，但大多数还是在术中探查或切除做病理检查后才被发现。

（二）放射治疗

放射治疗（放疗）对治疗肺癌有效，它可以缓解起源于胸部的症状，如疼痛、咯血及支气管阻塞，对于控制骨转移疼痛亦很有效。

放疗目的是尽量消灭肿瘤细胞，并减少残存肿瘤细胞。因此，放疗需分次进行，每一次放疗仅能消灭一部分肿瘤细胞。

放疗可作为手术的辅助治疗。对不能切除或无手术探查指征的病例可以进行姑息性治疗，对亚临床病变可作为预防性治疗，防止其发生及发展。

1. 术前放疗　对能手术切除的病例，分加术前放疗与单纯手术两组进行比较，两组存活时间并无差异。在接受4000~5000cGy后，25%病人的切除标本中已查不到肿瘤。但存活时间并未见延长。有一组病例，术前经4000cGy照射后，其手术并发症如支气管胸膜瘘发生率增加，且手术病死率亦有所增加。尽管如此，目前对肺上沟瘤或术前估计瘤体太大难以切除时，仍主张先放疗，然后在放疗结束后4~6周内进行手术。

2. 术后放疗　对Ⅱ期及Ⅲ期能切除的鳞癌，术后放疗5000cGy，虽然总的存活时间并未延长，但局部无一例复发，而未接受放疗的那组，术后有35%局部复发。故放疗可控制局部复发，但未能显示延长存活时间。

对Ⅰ期非小细胞癌，术中应仔细检查肺内、肺门及同侧纵隔淋巴结，这其中的60%～70%病例有望获得痊愈而无须放疗。

对手术标本中支气管残端有癌细胞者，或术中切除淋巴结，病检阳性；或已侵犯胸壁，虽能切除，但估计局部仍有残留病灶可能时，仍应做术后放疗。

### （三）化学治疗

全身性化学治疗（化疗）对治疗非小细胞肺癌的作用至今尚有争论。有人主张所有非小细胞肺癌均应接受化疗，有人则认为化疗作用不大。非小细胞肺癌对化疗的反应的确不像乳腺癌、睾丸癌、肉瘤那样明显，但现在新的化疗药物联合应用，其反应率已有所提高。自从采用含顺铂的联合化疗以来，其反应率已较前大有提高，最高达60%。

但遗憾的是，到目前为止，手术、化疗、放疗联合应用的效果仍令人失望，这可能由于存在一系列问题，如：

1. 很多治疗观察仅采用单一化疗药物，可能仅有很少疗效，甚至完全无效。

2. 有些化疗药物，用量未达到最大有效量。

3. 很多研究既非随意的，又非有计划的，对很多重要因素如细胞类型、淋巴结受累情况、全身状况、年龄及其他有关预后的重要因素均未详细统计及研究。

4. 很多研究未做术中分期．故对其结果有很大影响。LCSG（lung cancer studying group）成立于1977年，对非小细胞肺癌的术后辅助治疗曾作详细研究，术中对纵隔淋巴结均仔细取样，以争取达到正确分期，它们对Ⅱ、Ⅲ期腺癌及大细胞癌采用CAP联合化疗加BCG（卡介苗）做免疫治疗，发现化疗组局部复发率降低，平均生存时间较对照组延长7个月，2年生存率亦较高，对早期肺癌（T1N1及T2N0）亦作了研究，CAP组较对照组（不加化疗）的平均生存时间及长期生存率均稍高。Ⅲa期肺癌已有巨块纵隔淋巴结转移时．经过MVP化疗3个疗程后，对化疗总的反应率为77%，有65%病例可完全切除．总的生存率3年为28%，5年为17%，平均存活时间19个月。

术前化疗有助于使分期降级，使不能切除的肿瘤变为可能切除。此外．术前化疗还可视做活体化疗敏感试验。对术前化疗有效病例才应进行术后化疗。

### （四）小细胞癌的综合治疗

小细胞癌多年来被认为是手术禁忌证。在英国有一随机研究报道局限性小细胞癌，放疗组的生存率高于手术组，这一报道使人们相信在任何情况下，小细胞癌均不宜手术治疗。这种看法近年来已受到挑战。Shields等于1982年报道132例小细胞癌的外科治疗，总的5年生存率达到23%，其中T1N0的5年生存率为60%，而T3或T2伴N2的5年生存率为3.6%。

近年来，由于化学药物的不断改进，对局限性小细胞癌的化疗或放疗反应率常超过75%，而单独进行化疗或放疗的小细胞癌经单独放疗或单独化疗后，会出现局部复发，其中50％以上病例为原处局部复发。既然局部复发率这么高。故手术作为一种局部控制手段，又被人们重新加以考虑；这时的手术切除是对化学疗法的辅助手段，很多报道均证实了这一点。有一组报道37例局限性小细胞癌，其中20例做了切除，这组病例术前经两个疗程化疗，术后作预防性颅脑放疗及追加化疗，63％病例在2年随访中依然存活。另一组小细胞癌，术前经3个疗程化疗后，84％病例对化疗有良好反应，25例做剖胸探查，4例未能切除。48％病例在术后随访已存活3～5年，所有经切除病例在手术后均追加化疗3个疗程。在经化疗后进行手术的病例中，有的切除标本里已无小细胞癌，而仅有残留的非小细胞癌，有的标本则已无任何活着的肿瘤细胞，后者的长期生存率明显高于前者。

由此可得出以下结论：

1. 术前化疗并不增加手术危险性及并发症的发生。

2. 手术加化疗及放疗，或手术加放疗可增强对局部病变的控制。

3. 在切除标本里，20％～30％病例已无活着的肿瘤组织，或仅有非小细胞癌残留。

4. 前瞻性的评估手术对小细胞癌所起的作用目前正在调查观察中。

有待今后进一步的报道。

小结：

1. Ⅰ期小细胞癌可先做手术，术后再进行化疗及做预防性颅脑放疗。

2. 如做术前化疗至少需要4个疗程，以最大限度地发挥其效果。

3. 对Ⅱ、Ⅲ期小细胞癌是否应该手术尚有争议，有待今后进一步作前瞻性随机研究后再作决定。

## 六、预后

肺癌患者的预后不良。发现肺癌后如不治疗，90％病例在1年内死亡。存活时间的长短，与肿瘤细胞类型、部位、大小以及在发现时是否有远处转移，能接受的治疗方法、方式、宿主与肿瘤间免疫方面的相互作用等因素有关。非小细胞癌由鳞癌、腺癌、大细胞未分化癌3种癌肿组成，占所有肺癌的80％。近20年来，这3种癌肿的发病率已有变化，目前腺癌已跃居首位，占35％；鳞癌占30％；大细胞癌占10％～15％。

据统计，肺癌被发现时，其中55％病例已有远处转移，30％已有局部淋巴结转移，15％病例病变尚局限于肺内，如做切除有望获得痊愈。

那些发现已有胸以外转移，或局部病变广泛已无剖胸探查指征的病例，其预后很差，大部分在半年内死亡。有脑、肝或对侧肺转移时，除极少数外，都在3个月内死亡。有骨转移时，存活时间稍长，但几乎都在1年内死亡。当癌肿播散至胸膜，出现恶性胸腔渗液，仅20％可生存半年。

有胸外非转移症状者，通常预后不良。特别有内分泌功能异常时，几乎除高钙血症与性激素功能异常外。均由小细胞癌引起。有肺性肥大性骨关节病患者，虽有较高的切除率，但同样预后不良，88%病例在术后3年内死亡。

能接受肺切除的患者，其中2/3可生存1年，约1/2可生存2年，1/3以上可生存3年，1/4可生存5年。

## 七、随诊

对局限性非小细胞癌及某些经严格挑选的小细胞癌患者，做手术切除是治疗的最佳选择。但是，尽管作了根治性切除，各期肺癌均有出现复发者。I期病变切除后，有20%～30%病例出现复发，II期病变切除后，50%病例出现复发，N2病变切除术后70%～80%可出现复发。复发病例中，少数是由于出现了第二个原发肺癌。I期肺癌切除后，出现第二个原发癌的概率为11%。

### （一）肿瘤复发

1. 局部复发 完全极有可能获得痊愈的切除，指已切除原发肿瘤及所有可达到的纵隔淋巴结，所有切除边缘经病理切片均未见肿瘤组织。要达到这一目的，对周围型肺癌一般采用肺叶切除，对中心型肺癌则往往采用双叶切除、全肺切除、袖式肺叶切除。当肿瘤不大或周围型，如肺储备功能差，亦可考虑做较小范围的切除，如肺段切除，甚至肺楔形切除。虽然较小范围的肺切除长期存活率高，但局部复发率亦高（10%～15%）。局部复发指在同侧肺或局限于支气管残端的复发，还包括纵隔，即使做过纵隔淋巴结清扫的复发。远处复发指对侧肺或同侧肺以外的任何转移。

有的复发是由于第一次切除不彻底，如支气管残端、胸壁或小于肺叶切除的余肺，这是残留病变，而不是第二个癌。

肺癌的预后取决于分期及切除情况。完全切除的5年生存率。I期为70%，II期为40%，III期为25%～30%。有远处病变时，不可能有长期生存率。对于所有切除病例，在随访时必须注意有否复发或出现新的病灶。

大多数复发出现在最初治疗的2～3年内，很少发生于5年后。但第二个原发肺癌，可发生于术后任何时候。因此，对于所有肺癌手术后病例均应终身进行随访。如果新的病变发生于对侧肺，组织类型又与上次不同，则说明为另一原发病灶。有时新的病灶还可能是一良性病变，因此进行组织学诊断非常必要。

2. 转移病变 不论哪一期病变。有2/3复发病例的首先复发部位发生于远处。按发病多寡分别为脑、骨、肝、肾上腺。孤立性脑转移做手术切除，其5年生存率有望达15%～20%。

### （二）随诊方法

1. 病史及体检 术后第1年，每3个月随诊1次。第2年每4个月1次，以后每年随诊1～2次。5年后复发可能性<5%～15%。新原发灶发生率每年为1%～3%。虽然10年后仍有1%～3%的晚期复发，但1年随诊1次足够。

当发生复发或转移时，至少有50％病例会出现症状。局部复发可出现复发或新的胸痛、持续咳嗽、声嘶（喉返神经麻痹）、上腔静脉阻塞等。非特异性症状，如持续性体重减轻、畏食，通常表示有肝转移。如出现颅内转移（往往是首发转移部位），可有神经症状（视觉障碍、神志改变、语言及步态失常）。无缓解的、新的骨痛，常提示骨转移。

2. X线胸片　胸部后前位及侧位平片，对提示局部复发或第二个原发灶最有用。每一次随诊时要观察病人的全身状况，仔细检查锁骨上淋巴结有否肿大，腹部触诊肝脏有否肿大。每次胸片要与上次的作对比，如胸片无特殊，就不必再做其他检查，如发现胸片异常或有症状、阳性体征时，就应立即做进一步检查。

绝大多数肺癌患者经手术切除后都不再吸烟，如无并发症或复发时，都无咳嗽症状，因此不需做痰液检查。但如原先是由于咯血而就诊，或纤支镜检刷洗查出为鳞癌时，则随诊时还需做痰液细胞学检查。

3. 生化检查　血钙、AST、碱性磷酸酶、LDH是肿瘤复发的非特异性标志物。如术前CEA增高、术后正常，随诊时可加CEA检查比较。

4. 纤支镜检查　如有不能解释的咳嗽发生，即使胸片阴性，仍应做纤支镜检查。此外，如当时肿瘤距支气管切缘很近，或切缘附近支气管有细胞严重发育异常，或有多个支气管上皮性肿瘤等，则术后均应定期做纤支镜检查。其他情况，纤支镜检查不在随诊时作常规应用。

5. CT　胸部及上腹部CT，脑及骨扫描，在随诊时不做常规应用。但如怀疑复发，需进一步肯定时，则应进行。全肺切除术后，由于胸片不易显示患侧及纵隔情况，故如有干咳或患侧胸痛，疑有复发时，应做CT复查。

# 第三节　肺部转移性恶性肿瘤

20％～54％的癌症患者在其自然病程中会发生肺转移。随着生存期延长，肺转移瘤发病率越来越高。肺转移瘤形成机制尚不清楚，80％～90％的肺转移性肿瘤为多发，仅10％～20％为孤立性。但符合一定标准的患者，切除肺转移瘤可显著延长生存期。

## 一、病理

### （一）结肠癌

结肠癌首位转移靶器官是肝，而不是肺，只有2％的患者转移仅至肺部，大部分肺转移同时存在肝转移。肝、肺转移，行转移瘤切除术，可以明显提高5年生存率。日本的研究数据显示，结直肠癌的肝、肺转移只要可切除，5年生存率为40％～50％。可切除或已切除的肝转移瘤对肺转移瘤切除术后患者生存无影响。支持对同时或先后存在的肝、肺转移瘤行扩大的甚至是反复的肺转移瘤切除术，彻底切除是最重要的预后因素，但有肺门淋巴结转移者5年生存率显著下降（6%）。

## （二）软组织肉瘤

除结、直肠癌外，软组织肉瘤（STS）是肺转移瘤的第二大来源。不同于结、直肠癌常伴发肝转移，肺通常是软组织肉瘤转移的唯一器官。STS有50余种病理亚型，彻底切除肺转移瘤患者的总体5年生存率为25%～43%。病理亚型与预后明显相关，其中恶性纤维组织细胞瘤、横纹肌肉瘤、滑膜肉瘤是最好的病理类型，而脂肪肉瘤、周围神经肉瘤预后最差。

## （三）骨肉瘤

肺是骨肉瘤的特异性转移器官，约70%骨肉瘤发生肺转移，其中10%～20%于初诊时已经存在肺转移。其复发也多在肺，胸部转移控制不力是骨肉瘤的主要死亡原因。外科治疗是骨肉瘤肺转移的首选治疗，其生存率优于其他病理类型，包括软组织肉瘤，化疗通常只在无法切除的病例中占主导地位。即使有胸腔积液，如对化疗有反应仍可手术，术中切除病灶（包括肺、部分膈肌及胸膜），胸腔内加用米托蒽醌20 mg／m$^2$，以控制胸腔积液。

## （四）肝细胞癌

肝细胞癌（HCC）通常发生肝内转移，肺是肝外转移最常见的位点。HCC移植后复发多表现为肺转移，目前手术切除是唯一认可的治疗方式。

## （五）肾细胞癌

肾细胞癌（RCC）发生肺转移可达50%，其中不少为孤立性肺转移。RCC肺转移瘤患者术后5年生存率为31%～53%。125例RCC肺转移瘤彻底切除的患者5年肿瘤特异性生存率为73.6%，切除不彻底为19%。

## （六）头、颈部肿瘤

头、颈部肿瘤包括不同的类型，如咽、喉、口腔，鳞癌、腺癌、腺样囊性癌。头、颈部肿瘤通常转移至局部淋巴结，远处转移首选肺。头、颈肿瘤肺转移瘤切除5年生存率为20.9%～59.0%。

## （七）胃癌

胃癌的转移靶点是肝脏或腹腔，16%的胃癌会发生肺转移，首选治疗为全身化疗，其中位生存期为6个月，5年生存率仅为2%。单发彻底切除的患者5年生存率可达33%。

## （八）乳腺癌

肺偶尔是乳腺癌复发的首站，但由于化疗效果好，往往不需要切除。如肺部转移局限，无瘤间歇期长，肿瘤倍增时间长，亦可考虑手术。外科治疗在乳腺癌肺转移中的地位尚不明确，手术治疗5年生存率为30%～45%。现阶段手术对于大部分乳腺癌肺转移的主要价值在于踢确病理、激素受体与Hormer受体的信息，指导进一步化疗、内分泌及靶向治疗。

（九）非精原细胞性胚细胞瘤

非精原细胞性胚细胞瘤易转移至腹膜后及肺。以铂为基础的全身化疗显著地改善这类患者的预后。手术切除肺转移灶，痊愈率可高达65%。

（十）恶性黑色素瘤

恶性黑色素瘤肺转移瘤是所有病理类型中生存最差的，由于大都同时伴随肺外转移，故可接受彻底切除的例数大大下降。恶性黑色素瘤肺转移瘤患者中位生存期为8个月，5年生存率为5%，有条件彻底切除的5年生存率为22%～33%。

## 二、发病机制

肺转移途径有：①血行播散；②支气管腔内转移：③淋巴转移；④经支气管动脉播散；⑤经支气管吸入转移。血行播散最常见，通常由于胸外器官的癌栓脱落，经腔静脉进入肺毛细血管引起。肾细胞癌及乳腺癌常可发生支气管内转移。淋巴转移可能先由血行播散侵犯毛细血管，然后由毛细血管扩散至淋巴管。有时可由腹腔淋巴结转移至肺门或纵隔淋巴结。

## 三、诊断

（一）临床表现

1. 由于肺转移最早出现在脏层胸膜下的肺周围部位，所以大多数患者在有肺转移后，仍有一段时期无任何症状。

2. 31%病例有症状，与原发性肺癌相似，包括咳嗽、痰多、咯血、呼吸困难、喘鸣及疲劳。

3. 少数转移，首先出现在支气管黏膜下层，可较早堵塞支气管，出现咳嗽、咯血。黑素瘤、非精原细胞性胚细胞瘤、肾细胞癌常有这类的转移。

4.. 呼吸困难，可由于支气管阻塞、肺受压、胸腔积液形成或淋巴管受侵引起。急性呼吸困难，可由于病灶内出血、向胸腔出血或气胸引起。气胸可能由于肿瘤坏死，或肿瘤穿破小支气管，或由于大疱形成而破裂等原因引起。

5. 胸痛往往表示出现壁胸膜转移，提示预后不良。

（二）影像学检查

1. X线检查　普通正、侧位胸片是诊断本病的主要方法。典型肺转移灶位于肺野的外1/3，多见于肺底部。表现为边缘清晰的圆形结节，偶尔呈毛刺状或星状，易误诊为炎症。转移灶大小差异很大，与存在时间有关。其他改变有空洞形成、钙化、肺不张、大疱形成。

2. CT　对检查肺转移癌很敏感，对直径大于3 mm结节的检出率可达78%。对良性病变如胸膜下淋巴结亦可测出。

3. MRI　MRI与CT一样，对结节诊断均优于X线平片，对怀疑有肺静脉转移病变，采用MRI更容易显示，但一般说来MRI对诊断本病价值并不比CT优越。

4. PET／CT　PET／CT特异性较高，是排除肺外转移、确定原发灶无复发的理想检查手段。由于肺外转移是肺转移瘤切除术的禁忌证，故条件允许者建议行PET／CT检查。随着胸部CT技术的不断发展，CT发现小结节的敏感性不断提高，故将二者结合是较理想的术前检查选择。薄层多排CT理论上可发现最小直径为1 mm的肺部结节，但实际上存在较高的遗漏率。现有的术前检查手段仍无法与术中手触诊相提并论。

（三）其他检查方法

1.. 痰液细胞学检查及纤支镜检　对检查肺转移癌价值不大，有一组报道其阳性率仅分别为5％及10％。疑有支气管腔内转移时，则支气管镜检对确诊本病及决定有否手术适应证十分重要。

2. 经皮肺穿刺活检　适用于不能耐受手术探查，而必须有组织学诊断的病例。

3. 电视胸腔镜手术活检　对诊断本病已逐渐开展，它具有并发症少、住院时间短、术后康复快等优点。

## 四、治疗

除转移性黑色素瘤外，原则上任何孤立性肺转移瘤均可手术。

（一）适应证

1. 原发病灶已完全切除，局部无复发。

2. 身体其他部位未见明显转移。

3. 出现转移的部位，可彻底切除。

（二）操作要点

1. 单侧手术采取后外侧剖胸切口。两侧单个结节，可同期行胸腔镜双侧手术。

2. 尽少切除肺组织，不仅为了最大限度地保留肺功能，还为了以后可继续切除可能再出现的转移。结节性病灶可做楔形切除及亚段切除，但如果病变部位较深，局部切除易使肿瘤外溢，应选择较广泛性的切除，如肺段或肺叶切除。

3. 多发病灶或病灶较小定位困难者，胸腔镜下切除因不能像剖胸探查那样能对肺脏采取触诊，故可能出现结节漏诊情况。

4. 术中应仔细探查纵隔、淋巴结、胸壁及膈肌，防止病变残留。

# 第七章　外科疾病护理常规

## 第一节　总论

### 一、外科疾病一般护理常规

1. 入院接待　患者入院时护士应热情主动迎接，准备好床单位，做好入院宣教，建立住院病历及一览卡，并通知管床医师。

2. 病情观察　测量体温、脉搏、呼吸、血压及体重。体温正常者每天测量4次，3天后改为每天1次；发热及术后患者每天测量4次，体温正常后改为每天1次；高热者每4小时测量1次。掌握病情，了解诊断和治疗，严密观察患者症状及体征变化。

3. 饮食护理　根据病情做好术前、术后饮食指导及饮食前、后护理。

4. 排便护理　3天未排大便者，按病情给予缓泻药、简易通便或灌肠处理（禁食或无渣饮食者除外）。

5. 预防感染　遵守无菌操作原则，护理操作前后必须洗手（或手消毒），防止交叉感染。

6. 急腹症护理　急诊患者明确诊断前暂禁食及禁用镇痛药物，及时告之医师诊治，做好抢救准备及必要处理。

7. 心理护理　关心、安慰患者，增强患者信心，使其积极配合治疗和护理。

8. 健康指导　根据病情做好疾病相关知识及药物知识宣教，指导患者进行手术前后特殊体位及功能锻炼。

### 二、外科感染

外科感染（surgical infection）是指需要外科手术治疗的感染性疾病和发生在创伤、手术、器械检查或有创性检查、治疗后的感染。按致病菌种类分为非特异性感染和特异性感染两大类。非特异性感染如疖、痈、蜂窝织炎、急性阑尾炎、急性骨髓炎等；特异性感染如破伤风、气性坏疽、结核病等。

1. 体位与休息　适当休息，局部感染患者患肢抬高并制动；全身化脓性感染患者应卧床休息；破伤风患者住单人隔离病房，严格执行接触隔离制度，病室用深色窗帘，避免强光刺激，保持安静，谢绝探视，专人守护；气性坏疽患者执行接触隔离制度，抬

318

高患肢。

2. 饮食与营养　加强营养和支持疗法，给予高蛋白、高热量、丰富维生素饮食，必要时可少量多次输注新鲜血或成分输血，酌情提供肠内或肠外营养支持。

3. 病情观察及药物治疗的护理

（1）局部感染患者观察及护理：观察局部红、肿、热、痛的变化，炎症区域是否扩大，有无全身反应如畏寒、发热等。面部，尤其是"危险三角区"的感染严禁挤压。局部感染早期可采用理疗或外敷药物等，促使炎症消退；脓肿有波动时应及时切开引流，保持引流通畅；按医嘱及时应用抗生素治疗；糖尿病患者应积极治疗，控制好血糖水平；做好降温、镇痛等对症处理，加强生活护理。

（2）全身感染患者观察及护理：严密观察病情变化，定时测量体温、脉搏、呼吸和血压，注意神志变化和有无内脏损害表现，注意有无新的转移性脓肿出现，如有应及时切开引流，警惕发生感染性休克。根据医嘱，及时、准确地应用抗生素；预防并发症；高热患者给予物理降温。

（3）破伤风患者观察及护理：密切观察病情变化及用药效果。频繁抽搐者注意抽搐发作的症状、持续时间和间隔时间等，做详细记录；按医嘱使用镇静和安眠药物；保护患者安全，防止意外损伤；床边常规备急救用物，必要时行气管切开。

（4）气性坏疽患者观察及护理：密切观察血压、脉搏、呼吸和体温变化，警惕感染性休克发生；密切观察伤口疼痛、肿胀情况，是否出现捻发音；伤口分泌物做细菌培养，连续3次阴性者可解除隔离。

4. 心理护理　关心和体贴患者，了解患者情绪变化；消除患者及家属的顾虑，缓解其不良情绪；鼓励患者树立战胜疾病的信心。

5. 健康指导　注意个人卫生和皮肤清洁；积极预防和治疗原发病灶，正确、及时处理伤口；加强自我保护，避免创伤；进行功能锻炼，促进患肢功能尽快恢复。

## 三、手术前后护理常规

1. 外科术前患者一般护理常规

（1）饮食与休息：根据患者手术的种类、方式、部位和范围，给予饮食指导，鼓励摄入营养丰富、易消化的食物。适当活动，保证充足睡眠，减少体力消耗。

（2）心理护理：了解患者心理变化，解除顾虑，取得合作。

（3）常规检查：协助医师做好肝、肾、肺、心脏等重要脏器功能检查，乙型肝炎、输血全套及血型检查，血、尿、粪三大常规检查等。

（4）呼吸系统准备：鼓励患者术前练习有效咳嗽和排痰的方法，吸烟者术前2周停止吸烟，防止呼吸道分泌物过多。已有呼吸道感染者，给予有效治疗。

（5）消化道准备：成年人术前12小时禁食，4～6小时禁水，肠道手术按要求做肠道准备。

（6）皮肤准备：术前1天沐浴、洗头、修剪指甲及更衣，做好手术区皮肤准备。

（7）术前适应性训练：指导患者练习在床上使用便盆，男性患者还应学会在床上使用尿壶；教会患者自行调整体位和床上翻身的方法，以适应术后体位的变化；指导练习手术中所需体位，减轻患者的不适感。

（8）病情观察：观察生命体征及病情变化，详细询问患者有无不宜手术的情况。

（9）健康指导：告知术前准备的重要性，以取得患者的配合；介绍手术室的环境、术中配合注意事项等。

（10）手术日晨护理：

1）测量体温、脉搏和呼吸，详细询问患者有无不宜手术的情况。嘱患者取下活动义齿、戒指、项链、发卡和其他贵重物品。

2）遵医嘱肌内注射麻醉前用药，留置胃管、导尿管等。患者送至手术室前查对姓名、床号、住院病历号、领血单、术中用药，随同患者带入手术室，排尽尿液。

3）患者入手术室后，准备麻醉床，备好床旁用物，根据病情备好急救药品及设备。

2. 外科术后患者一般护理常规

（1）床边交接：向麻醉师详细了解手术经过，观察患者意识恢复和麻醉苏醒情况，做好床边交接班。搬动患者时动作轻稳，注意保暖。检查静脉输液是否通畅。根据患者麻醉种类及手术部位取适当体位。正确连接各种引流装置，并妥善固定引流袋。

（2）饮食护理：全身麻醉后非消化道手术患者术后6小时无恶心、呕吐可进流食，逐渐改为软食、普通饮食；胃肠道手术后需禁食，禁食期间由静脉补充充足的水、电解质和营养素，必要时早期提供肠内和肠外营养支持，根据胃肠功能恢复情况从流质饮食逐步过渡至普食。

（3）病情观察：

1）生命体征：根据病情及医嘱定时测量血压、脉搏、呼吸、体温至生命体征平稳。发现早期休克征象或其他异常情况应立即告知医师，并做好抢救准备。

2）切口观察：观察切口有无渗血、渗液，保持切口敷料清洁、干燥。观察切口有无疼痛及疼痛的时间、部位、性质和规律，并给予相应的处理和护理。

3）引流护理：保持各引流管通畅，防止堵塞或扭曲，观察引流液的量及性状并记录，每天更换引流装置。

4）排尿护理：术后6~8小时未排尿者应检查膀胱是否充盈，可诱导排尿，必要时给予导尿处理。

（4）早期活动：术后1~2天指导患者床上活动，如深呼吸及咳嗽、自行翻身和坐起、四肢主动活动，术后3~4天可试行下床活动，活动程度根据病情循序渐进。

（5）心理护理：加强与患者沟通，了解患者的心理反应，鼓励患者表达自己的感受，给予安慰和解释，消除不良心理。

（6）健康指导：指导患者合理饮食，保证机体足够的能量，有利于康复；鼓励早期下床活动，减少并发症发生；保护切口局部皮肤，伤口未愈合者应定时换药；带引流管出院者防止脱出，观察引流情况，定期更换引流装置；注意休息，劳逸结合，促进机体功能的恢复。

# 第二节　普通外科疾病护理常规

## 一、单纯性甲状腺肿

单纯性甲状腺肿（simplegoiter）又称地方性甲状腺肿（endemicgoiter），主要是由于环境缺碘引起的，初期表现为两侧呈对称性的弥漫性肿大，逐渐可扪及多个或单个结节，较大的甲状腺肿可引起压迫症状，少数结节性甲状腺肿可继发功能亢进或恶变。一般以非手术治疗为主，但对于有明显压迫症状的巨大甲状腺肿、胸骨后甲状腺肿和结节性甲状腺肿宜做甲状腺大部切除术。

### （一）术前护理

1. 按外科术前患者一般护理常规护理。
2. 训练手术体位　术前指导患者训练手术体位（头低、颈过伸位及垫高肩部）。
3. 测定基础代谢率　患者清晨、空腹、安静卧床时测量血压、脉搏，连续3天，计算基础代谢率，排除甲状腺功能亢进。
4. 使用镇静药　术前晚及术晨根据医嘱给予镇静药。
5. 床旁备气管切开用物　床旁备好气管切开包及吸引装置，以备术后抢救使用。

### （二）术后护理

1. 按外科术后患者一般护理常规护理。
2. 体位护理　术后取平卧位，待血压平稳或全身麻醉清醒后改半卧位，利于呼吸和引流。在改变卧位、坐起和咳嗽时可用手固定颈部，以减少震动，保持舒适。
3. 饮食护理　术后清醒患者给予少量温或凉开水，若无呛咳、误咽等不适，可逐步给予微温流质饮食，以后逐步过渡到半流质饮食，避免过热饮食使手术部位血管扩张，加重创口渗血。
4. 病情观察
（1）生命体征：定时测量体温、脉搏、呼吸、血压；注意颈部肿胀、渗血情况，及时更换敷料。

（2）并发症的观察及处理：

1）呼吸困难和窒息：气管塌陷，应立即行气管切开或气管内插管。切口内出血压迫气管所致呼吸困难，颈部明显肿胀，应迅速拆开缝线，敞开切口，清除血肿，结扎出血的血管。喉头水肿者遵医嘱立即应用大剂量激素，如地塞米松30mg静脉滴注，若呼吸困难无好转，可行环甲膜穿刺或气管切开。黏痰堵塞气道者应立即吸痰或行超声雾化吸入。

2）喉返神经损伤：声音嘶哑，为单侧喉返神经受压或损伤所致，经理疗、发声训练等处理后，一般在3~6个月可逐渐恢复；双侧喉返神经损伤可引起失声，严重者发生呼吸困难甚至窒息。如发生窒息，应立即行气管切开，并做好气管切开护理。

3）喉上神经损伤：外支神经损伤可引起声带松弛和声调降低；内支神经损伤可引起进食，特别是饮水时发生误咽或呛咳，告知患者经理疗后可自行恢复，消除其紧张、焦虑情绪。

4）手足抽搐：若术中误切或挫伤甲状旁腺，可引起口唇及四肢发紧、麻木、手足刺痛、抽搐等甲状旁腺功能减退表现。应加强监测血钙浓度动态变化。抽搐发作时立即给予10%葡萄糖酸钙或氯化钙10~20mL缓慢静脉推注。

5. 健康指导

（1）功能锻炼：患者在切口愈合后，可逐步练习颈部活动，促进颈部功能恢复。

（2）防治方法：在流行地区，食用碘化食盐，每10~20kg食盐中均匀加入碘化钾或碘化钠1g。多食含碘丰富的海带、紫菜等，必要时遵医嘱给予药物治疗。

## 二、甲状腺功能亢进症

甲状腺功能亢进症简称甲亢，是由于各种原因致甲状腺素分泌过多而出现全身代谢亢进为特征的内分泌疾病。典型表现为甲状腺呈弥漫性肿大，患者性情急躁、失眠、双手颤动、怕热、多汗、心悸、食欲亢进但消瘦、双侧眼球突出、基础代谢率增高等。

### （一）术前护理

1. 按外科术前患者一般护理常规护理。

2. 环境与休息 创造安静、舒适的病区环境，避免精神刺激或过度兴奋，保证充足的休息和睡眠。

3. 饮食护理 进食高热量、高蛋白质、高维生素饮食，多饮水。忌浓茶、咖啡、烟酒及辛辣刺激性食物。

4. 基础代谢率测定 测量清晨、空腹、静卧时的血压、脉搏，计算基础代谢率。

公式：基础代谢率% =（脉率+脉压）-111

正常值为±10%，+20%~+30%为轻度甲亢，+30%~+60%为中度甲亢，+60%以上为重度甲亢。

5. 常规检查 颈部摄X线片，了解气管有无受压或移位；心脏彩超或心电图检查，了解心脏有无扩大、杂音或心律失常；喉镜检查，确定声带功能；测定血钙、血磷含量，了解甲状旁腺功能状态。

6. 病情观察

（1）观察患者体重、饮食、睡眠、出汗及血压、脉搏等变化，如有异常报告医师并对症处理。

（2）眼部护理：眼睑不能闭合者注意保护角膜和结膜，预防结膜炎和角膜炎。

7. 药物准备　遵医嘱使用碘剂，常用复方碘溶液（卢戈液），每日3次，第1日每次3滴，第2日每次4滴，依此逐日递增至每次16滴止，维持此剂量至手术。可将碘剂滴在饼干或馒头上一同服用，减少其对口腔和胃黏膜的刺激。术前不用阿托品，以免引起心动过速。

8. 适应性训练　训练患者适应头低肩高体位，可用软枕每天练习数次，使其适应术中颈过伸的体位；指导患者深呼吸和有效咳嗽的方法，有助于术后保持呼吸道通畅。

9. 物品准备　患者床旁备吸引装置、无菌手套、气管切开包。

10. 心理护理　消除患者的顾虑、恐惧及紧张心理，避免情绪激动，减少外界的刺激，树立战胜疾病的信心。

（二）术后护理

1. 按外科术后患者一般护理常规护理。

2. 体位与引流　术后取平卧位，待血压平稳或全身麻醉清醒后改半卧位，以利于呼吸和引流。

3. 饮食护理　患者清醒后给予少量温或凉开水，若无呛咳、误咽等不适，可逐步给予微温流质饮食，以后逐步过渡到半流质饮食，避免过热饮食使手术部位血管扩张，加重创口渗血。

4. 病情观察　严密观察病情，监测血压、脉搏、呼吸、体温变化，观察有无切口出血、声音嘶哑、呛咳、误吸等并发症发生。

5. 急救护理　术后12～36小时如出现高热（>39℃）、脉快而弱（>120次／分）、烦躁、大量出汗，甚至谵妄、昏迷并伴呕吐、腹泻等甲状腺危象的表现，应立即告知医师，并配合急救。

（1）立即吸氧，物理降温，建立静脉通道，根据医嘱输入大量葡萄糖溶液。

（2）药物应用：按医嘱口服复方碘化钾溶液3～5mL，紧急时将10%碘化钠5～10mL加入10%葡萄糖溶液500mL中静脉滴注，同时按医嘱应用肾上腺皮质激素、普萘洛尔、镇静药等药物，有心力衰竭者按医嘱给予洋地黄类药物。

6. 特殊药物应用的护理　术后继续服用复方碘化钾溶液，每天3次，从每次16滴开始，逐日每次减少1滴，直至病情平稳。年轻患者术后口服甲状腺素，每天30～60mg，连服6～12个月，以抑制促甲状腺素的分泌和预防复发。

7. 健康指导

（1）心理疏导：引导患者正确面对疾病，积极配合治疗，合理控制情绪，保持精神愉快。

（2）用药指导：告知甲亢术后继续服药的重要性、方法并督促执行。若出现心悸、手足震颤、抽搐等症状时应及时就诊。

## 三、甲状腺肿瘤

甲状腺肿瘤（thyroid tumor）分为良性和恶性两类。良性肿瘤常见于甲状腺腺瘤（thyroid adenoma），原则上应早期切除。恶性肿瘤常见于甲状腺癌（thyroid carcinoma），除未分化癌外（预后差），基本治疗方法是手术切除，并辅助应用口服甲状腺素片、放射性核素治疗及外放射治疗等。

### （一）术前护理

1. 按外科术前患者一般护理常规护理。

2. 训练手术体位　术前指导患者训练手术体位（软枕垫于肩部，保持头低、颈过伸位）。

3. 术前检查　协助医师完成各项化验检查：影像学检查了解有无气管受压或移位；喉镜检查确定声带功能；测定血钙和血磷含量，了解甲状旁腺功能状态。

4. 心理护理　安慰患者，消除患者顾虑和恐惧，必要时按医嘱给予镇静药或安眠药物。

5. 床旁备气管切开用物　床旁备好气管切开包及吸引装置，以备术后抢救使用。

### （二）术后护理

1. 按外科术后患者一般护理常规护理。

2. 体位与引流　术后取平卧位，待血压平稳或全身麻醉清醒后改半卧位，保持呼吸道和引流管通畅。

3. 病情观察　监测血压、脉搏、呼吸、体温变化，观察有无切口出血、声音嘶哑、呛咳、误吸、手足抽搐等并发症发生，发现异常及时报告医师，并协助处理。

4. 饮食护理　麻醉完全清醒或病情稳定后可进少量温或凉流质，以后逐步过渡到半流质及软食，禁忌过热流质，以免加重创口出血。

5. 健康指导

（1）功能锻炼：加强肩关节和颈部功能锻炼，促进颈部的功能恢复。

（2）心理疏导：不同病理类型的甲状腺肿瘤的预后有明显差异，指导患者调整心态，积极配合后续治疗。

（3）服药指导：甲状腺全切除者，根据医嘱早期给予足量甲状腺素制剂口服，抑制促甲状腺激素的分泌，预防肿瘤复发。

（4）定期复诊：指导患者进行颈部自检，出院后定期复诊，若发现结节、肿块等，及时治疗。

## 四、甲状腺癌

甲状腺癌即甲状腺组织的癌变。自20世纪80年代中期苏联切尔诺贝利核电站泄漏事故以后，甲状腺癌是40多年来发病率增长最快的实体恶性肿瘤，年均增长6.2%。目前，已是占女性恶性肿瘤第5位的常见肿瘤。

### （一）病因

甲状腺癌的病因不是十分明确，可能与饮食因素（高碘或缺碘饮食）、放射线接触史、雌激素分泌增加、遗传因素有关，或其他由甲状腺良性疾病，如结节性甲状腺肿、甲亢、甲状腺肿瘤特别是慢性淋巴细胞性甲状腺炎演变而来。

### （二）病理

根据目前的研究，某些基因，如trk、met、ret／PTC基因，ras基因，myc基因，TSH受体及gsp基因，RB基因，p53基因，p16基因，nm23基因，Fas／FasL基因，bcl-2基因，血管生成因子，MMPs和FAK，钠／碘同向转运体，Pax8-PPARrl和端粒酶与甲状腺癌的发生有一定关系。

### （三）分类

甲状腺癌一般分为分化型甲状腺癌［包括甲状腺乳头状（微小）癌和甲状腺滤泡状癌］、低分化型甲状腺癌（如髓样癌）和未分化型甲状腺癌，还有一些少见的恶性肿瘤，如甲状腺淋巴癌、甲状腺转移癌及甲状腺鳞癌等。其中，甲状腺乳头状癌的比例约为90%，甲状腺滤泡状癌的比例约为5%，甲状腺髓样癌的比例约为4%，其余为甲状腺未分化癌等其他恶性肿瘤。

### （四）临床表现

通常分化型甲状腺癌以女性多见，女：男约为3：1，且分化型甲状腺癌的发病率随着年龄的增加而上升，常见年龄30～60岁。症状：分化型甲状腺癌发展缓慢，患者可发现颈部有逐渐增大的无痛性肿块，被自己或体检无意中发现，或在B超等检查时发现。在病变晚期，可出现不同程度的声音嘶哑、发音困难、吞咽困难和呼吸困难。体检癌肿多质硬，表面或可光滑，边界或可清楚。如果癌肿局限在甲状腺腺体内，则可随吞咽上下活动；若已侵犯气管或邻近组织，则较为固定。

### （五）诊断

1. 辅助检查  分化型甲状腺癌患者甲状腺功能检查多正常，但如果是由其他疾病如甲亢或桥本氏甲状腺炎转变而来，则有相应的甲状腺功能异常。

B超对分化型甲状腺癌的诊断非常有帮助。分化型甲状腺癌在B超中大多数为实质性肿块，但部分也可为以实质成分为主的混合性肿块。甲状腺乳头状癌在B超中多呈低或极低回声，实质内多出现微小钙化或沙砾样钙化，其后方不伴声影；肿块的形态可异常呈垂直位或竖立状，肿块周边血供多丰富。甲状腺滤泡状癌在B超中多为非常均质的高回声肿块，血供丰富。而肿块的大小、边界是否清楚、形态是否规则、肿块周边是否有声晕并不是判断肿块是否恶性的重要指标。

目前，比较主张对B超怀疑恶性的肿块在B超定位下行细针穿刺细胞学检查（fine-needle aspiration，FNA）。此方法可进一步明确肿块的性质。这一检查最好在B超定位下进行。

一般分化型甲状腺癌在同位素扫描中多呈冷结节。但现在同位素检查对判断甲状腺肿块的性质意义不大。

如果怀疑分化型甲状腺癌有淋巴结转移或已侵犯周围器官和组织，如气管、食管和神经、血管等，则最好增加CT或磁共振检查来了解淋巴结转移的范围和肿块与气管、食管或神经、血管侵犯的程度，以利于手术方案的制定和判断是否能手术切除。

2. 鉴别诊断　分化型甲状腺癌患者应该和结节性甲状腺肿、亚急性甲状腺炎和慢性淋巴细胞性甲状腺炎和硬化性甲状腺炎进行鉴别诊断。

（六）治疗

甲状腺乳头状（微小）癌是最为典型的亲淋巴型肿瘤，无论单侧还是双侧癌会首先并主要转移至颈部淋巴结。据文献报道有20%～90%的乳头状（微小）癌患者在诊断的同时即发现存在区域淋巴结转移，仅在后期才出现远处血行转移。而甲状腺滤泡状癌则主要通过血行远处转移至肺、骨、脑和肝等器官，但其颈淋巴结转移规律与乳头状癌相似。

颈部淋巴结可分为Ⅰ～Ⅶ区。

Ⅰ区：包括颏下和下颌下区的淋巴结；

Ⅱ区：颈内静脉上组淋巴结；

Ⅲ区：颈内静脉中组淋巴结；

Ⅳ区：颈内静脉下组淋巴结；

Ⅴ区：含锁骨上淋巴结以及颈后区所包括的淋巴结；

Ⅵ区：包括气管食管沟、气管前和喉前淋巴结；

Ⅶ区：位于胸骨上切迹下方的上纵隔淋巴结。

一般Ⅱ～Ⅵ区淋巴结与甲状腺癌转移有关。通常Ⅱ～Ⅴ区淋巴结统称为颈侧区淋巴结，Ⅵ区淋巴结又称为中央区淋巴结。

分化型甲状腺癌的淋巴结转移有一定规律，中央区多为淋巴结转移的第一站。一般分化型甲状腺癌先转移至同侧的中央区淋巴结，但个别也可转移至对侧的中央区淋巴结，随后转移至同侧颈侧区淋巴结；但也有个别癌肿如位于甲状腺上的肿瘤会出现跳跃式转移，即首先转移至同侧颈侧区的淋巴结。这里有必要强调一下位于甲状腺峡部的分化型甲状腺癌，根据我们的临床经验，它会首先转移至双侧的中央区淋巴结。

B超对发现颈部淋巴结是否有转移非常方便也比较敏感。由于中央区淋巴结多位于甲状腺后方且直径很小，一般颈部B超难于发现。但如果B超发现中央区有肿大的淋巴结，排除桥本氏甲状腺炎所致就要考虑转移的可能。而颈侧区淋巴结相对比较表浅，B超检出率较高。如果B超发现颈部淋巴结淋巴门结构消失，且出现钙化或液化，同时淋巴结血供丰富，就要高度怀疑有转移。

由于分化型甲状腺癌预后良好，彻底的手术切除能达到根治的效果。即使分化型甲状腺癌出现身体其他部位的转移，也可通过甲状腺切除后行131I治疗达到缓解疾病的效果，因此，手术是治疗分化型甲状腺癌最重要的手段。

由于甲状腺乳头状（微小）癌有50%以上的中央区淋巴结转移率，因此，最新一期我国分化型甲状腺癌治疗的指南中建议：不管术前是否发现中央区淋巴结有问题，都建议对甲状腺乳头状（微小）癌行中央区的淋巴结清扫；同时，由于颈侧区淋巴结的转移率也达30%，因此，指南建议对于术中冰冻发现有中央区淋巴结转移者，可考虑做功能性颈淋巴结清扫术，且最好能做保留颈丛的功能性颈淋巴结清扫术。对于甲状腺的切除范围，指南对有放射线接触史或身体其他部位有转移或双侧癌或甲状腺癌侵犯至包膜外或肿瘤直径大于4cm或乳头状癌中的高细胞型、柱状细胞型、弥漫硬化型、岛状细胞型等不良病理亚型或双侧颈部淋巴结有转移者，建议施行双侧甲状腺全切除术，对于没有放射线接触史或没有身体其他部位转移或没有侵犯甲状腺包膜或肿瘤直径小于1cm或没有不良病理亚型者，可以施行患癌侧甲状腺腺叶切除+峡部切除。对于甲状腺滤泡状癌，指南建议如果术后证实是广泛浸润型伴全身转移的，施行双侧甲状腺全切除术；对于微小浸润型的，建议施行患癌侧腺叶切除+峡部切除。

对于分化型甲状腺癌都比较倾向于做双侧甲状腺全切除术。这一术式的优点是可以避免术后残留甲状腺复发而施行第二次手术，避免了施行第二次手术的风险；而且，术后可以进一步进行131I治疗，有利于彻底治疗。同时，甲状腺全切除后，可以通过测定血清甲状腺球蛋白（Tg）的水平而及早知晓有无复发。当然，施行甲状腺全切除术会增加喉返神经和甲状旁腺损伤的风险，会给患者的生活和工作造成一定影响。

（七）预防

幼年时应避免颈部多次的放射线接触；同时，目前发现碘特别是高碘饮食和甲状腺癌的发生有一定关系。因此，建议饮食方面碘要适量，既不要缺碘饮食也不要高碘饮食。也就是说，如果平时食用有碘盐，建议适量进食海鲜，但尽量少吃海带、虾皮、紫菜和淡菜等含碘量高的食物。如果食用无碘盐，要每周进食适量海鲜以补充碘。

（八）护理

1. 甲状腺手术患者护理计划

（1）恐惧：

护理诊断相关因素：①对自身疾病认识不够；②害怕检查、治疗；③环境改变；④对手术效果有顾虑。

预期目标：①消除恐惧感；②适应病房环境；③积极配合术前治疗、护理；④对手术树立良好的信心。

护理措施：①与患者亲切交谈，使患者放心，以消除患者的不满和烦躁；②提供安静舒适的环境，避免各种不良刺激；③说明手术的安全性及必要性，帮助患者树立战胜疾病的信心；④过度紧张或失眠者，按医嘱给予镇静剂；⑤指导患者掌握消除恐惧的方法，如听音乐、看书、散步、与室友交心等。

（2）营养失调：

护理诊断相关因素：与甲状腺素分泌过多，高代谢有关。

预期目标：①体重稳定或增加；②血生化检查正常；③伤口按期愈合。

护理措施：①给予高热量、高蛋白、高维生素、清淡、易消化的饮食，宜少量多餐，均衡进食；②术后给予温热或凉的流质、半流质饮食；③按医嘱给予抗甲状腺药物和碘剂，以降低其代谢率，减少消耗。

（3）疼痛：

护理诊断相关因素：①手术切口；②不当的体位改变；③吞咽。

预期目标：①疼痛感减轻或消失；②自行掌握放松技术和自我催眠术。

护理措施：①术后1~2天内给予温流质饮食，以减轻因吞咽引起的疼痛；②指导患者使用放松技术或自我催眠术，以减轻其对疼痛的敏感度；③指导患者取半卧位，正确保护手术切口；④避免颈部弯曲或过伸或快速的头部运动，以防气管压迫或引起伤口牵拉痛；⑤起床时用手支持头部，以免被牵拉。

（4）有窒息的危险：

护理诊断相关因素：①伤口出血；②喉头水肿；③痰液阻塞；④喉返神经损伤。

预期目标：①保持正常的呼吸形态；②呼吸道通畅；③语言清楚。

护理措施：①按需输氧，床旁备气管切开包；②术后取半卧位，利于伤口引流，减少颈部张力，避免剧烈咳嗽、说话过多等，消除出血诱因；③若出现咳嗽、喉部喘鸣、痰多不易排出，行超声雾吸入，必要时行气管切开术；④如声音嘶哑、呼吸不畅时，提示喉返神经损伤，立即通知医师处理。

（5）有出血的危险：

护理诊断相关因素：与术中大血管损伤结扎不紧有关。

护理措施：①严密观察敷料渗出情况及引流量，术后伤口引流量不超过100mL；

328

②严密观察颈部创口有无肿胀，如引流出血液多而快，应通知医师，积极术前准备。

（6）有体温升高的危险：

护理诊断相关因素：与术后感染及出现甲亢危象有关。

预期目标：①患者的体温保持在正常范围内；②患者和家属能说出体温过高的早期表现。

护理措施：①密切观察体温、脉搏、血压的变化，保持环境温度稳定；②如有体温升高的迹象，应迅速进行物理降温、吸氧并报告医师，给予药物激素、碘剂，以免甲亢危象的发生。

2. 甲状腺手术护理

（1）术前准备：

1）按外科一般术前护理常规准备。

2）甲状腺功能亢进者术前准备：

①口服复方碘溶液，从5滴开始，每日增加1滴至15滴，3次／天；或者每日10滴，3次／天，连续服2周。

②口服普萘洛尔10～20mg，每日3次，脉搏小于60次／分钟者，停服1次。

③测定基础代谢率，控制在正常范围。

④保护突眼，白天戴墨镜。

⑤高热量、高维生素饮食。

⑥术前用药禁用阿托品。

3）让患者了解术中体位的需要，睡眠时涂眼药膏。指导患者做颈部固定身体活动练习，以适应术后的需要。

4）准备气管切开包、小沙袋、无菌手套、氧气、吸引器。

（2）术后护理：

1）按外科一般术后护理常规准备。

2）颈丛麻醉或全麻清醒后取半卧位。

3）严密观察血压、脉搏、呼吸、体温的变化，观察有无声音嘶哑、呛咳、呼吸困难等症状。

4）颈两侧置沙袋。

5）手术当日禁食，术后第二天流质，第一次饮白开水，防止呛咳吸入肺。

6）甲亢术后继续服复方碘溶液7天，服15滴者每日减少1滴直至停止。

7）双侧甲状腺次全或全切术后要长期服用甲状腺素片，观察有无甲状腺危象征兆。

8）观察有无手足抽搐，面部、口唇周围和手心足底肌肉强直性抽搐和麻木，若有应给予补充10%葡萄糖酸钙或氯化钙11～20mL，轻者口服钙剂，并在饮食上控制含磷较高的食物，如牛奶、蛋黄、鱼等。

（3）健康指导：

1）练习颈部运动，防止挛缩。

2）遵医嘱口服甲状腺素片，注意定期复查血象。

3）如有声音嘶哑、音调变低出院后应继续行理疗、针灸，以促进恢复。

4）指导患者了解甲状腺功能减退的临床表现，门诊随访。

3. 甲状腺手术并发症的预防及护理

（1）术后出血：多发生在术后48小时内，是术后最危急的并发症。主要由止血不彻底、不完善或因结扎线脱落引起。术后咳嗽、呕吐、过频活动或谈话是出血的诱因。

1）术中采用先结扎后缝扎，杜绝止血不彻底、不完善或结扎线脱落的现象。缝皮前将甲状腺简易负压引流装置放于创腔的最低处，以利于引流和准确记录。

2）术后让血压平稳患者取半坐卧位，严密观察P、R、BP的变化，有无发生呼吸困难和窒息。

3）观察颈部是否迅速增大，切口敷料有无渗血。

4）指导患者使用正确的咳嗽方法，针对不同原因引起的呕吐进行相应处理，限制探视，让患者尽量使用手势或书写等方法沟通，以减少出血的发生。

（2）甲状腺危象：主要是由于术前准备不足，甲亢症状未能很好地控制。

1）术前稳定患者情绪，减少心理刺激，充分了解其心理状况，针对性的解释、开导和安慰是预防甲状腺危象的关键。

2）术前常规给患者服2周芦戈氏液，对心率较快者，给予普萘洛尔，精神紧张者给予地西泮及一些对症处理，使术前患者基本情况稳定在心率90次／分钟以下，基础代谢率控制在适当范围内，腺体缩小变硬。

3）术后48小时内，应将体温控制在38℃以下，以物理降温为主，可用温水浴或温酒精擦浴。

4）危象发生时，临床表现主要为高热（可达40～42℃），脉快而弱（120次／分钟以上），烦躁、大汗、谵妄，甚至昏迷。出现此种情况应立即行物理降温，还可用冰水100～300mL灌肠或冰水内加退热药物保留灌肠，给予氧气吸入，静脉输入葡萄糖溶液，在严密监测的同时根据医嘱给予口服复方碘化钾溶液，紧急时用10%碘化钠5～10mL加入10%葡萄糖液500mL中做静脉滴注，氢化可的松200mg或地塞米松20mg加10%葡萄糖500mL静脉滴注，普萘洛尔5mg加入葡萄糖溶液100mL中做静脉滴注等。

（3）喉返神经、喉上神经损伤：是甲状腺手术中重要的并发症。由术中操作不慎、牵拉或血肿压迫神经或直接挫伤引起。本组1例甲状腺癌根治术，因癌肿较大、粘连，分离时牵拉致暂时性损伤，患者表现声音嘶哑，经针灸理疗、使用促进神经恢复的药物，3个月后逐渐恢复。1例甲亢患者术中结扎甲状腺上极血管造成损伤，患者术后饮水时发生呛咳、误吸现象，经治疗后恢复。

1）术中操作轻柔，力求保留腺体和后膜的完整，结扎上极血管时尽可能靠近腺体，且避免过分牵拉血管。

2）术后正确评估患者的声音，清醒后向患者提问，力求简短，并仔细注意其声音的改变，尽量避免过多说话。

3）保持呼吸道通畅，观察呼吸的频率、节律，有无呼吸困难、窒息等情况，床边放置拆线包、气切包、吸痰设备及急救药品，以备急救。

4）进食时特别是饮水时，观察有无发生呛咳、误吸等情况，协助患者坐起进食或进半流质食物，进食速度不宜过快。

（4）手足抽搐：由于术中误切或挫伤甲状旁腺，以致出现低钙抽搐。多发生于术后1～3天。

1）仔细检查切下的腺体，若发现有甲状旁腺，立即移植于颈部肌肉层中。

2）定时巡回、严密观察，注意面部、口唇周围和手、足有无针刺和麻木感。

3）饮食适当控制，限制含磷较高的食物，如牛奶、瘦肉、蛋黄、鱼类等。给予患者高钙低磷食物，如绿叶蔬菜、豆制品和海味等，症状轻者，口服钙片和维生素$D_3$，每周测血钙或尿钙1次，随时调整用药剂量，抽搐发作时，应立即静脉缓慢推注10%葡萄糖酸钙，以解除痉挛。

4. 甲状腺功能亢进护理　甲状腺功能亢进简称甲亢，是一种内分泌疾病。因甲状腺激素分泌过多而引起体内氧化代谢过程加速，导致一系列新陈代谢增高。临床症状为甲状腺肿大、精神紧张、心悸、手抖、怕热、食欲增加、体重减轻、眼睛突出等，基础代谢率增高。

本病多见于女性，病因目前未明。弥漫性甲状腺脓肿伴功能亢进，可能与自体免疫反应中所产生的某些球蛋白对甲状腺的刺激有关。少数由于高功能性腺瘤引起，常表现为结节性甲状腺肿伴功能亢进。本病在中医学上属"瘿病"范围。

（1）护理要点：患者在症状明显和治疗早期，应卧床休息，避免剧烈运动。当心率、基础代谢率和同位素$^{131}$I吸收率等恢复正常后，可逐步恢复工作。

（2）饮食：以高热量、高蛋白、高糖及B族维生素类食物为主。低盐，不宜饮浓茶、咖啡等刺激性饮料。

（3）并发浸润性突眼时，睡眠时应抬高头部，外出时戴黑眼镜；眼睑不能闭合，睡眠时涂眼膏保护，最好戴眼罩。

（4）合并周期性瘫痪时，应防止受凉、饱餐和劳累。

（5）合并重症肌无力时，应防止过度疲劳和情绪波动。

甲亢可能有多种并发症，其中以甲状腺危象最为危险，可危及生命。凡感染发热尤其是肺部感染、强烈精神刺激、不规则服药、过度劳累等诱因均可引起危象发生。老年患者危象较多见，应予以特别监护。危象症状：高热可达40℃，心率120～200次／分钟以上，烦躁、嗜睡、恶心、呕吐、腹泻、谵妄、昏迷等。如遇以上情况，必须立即送医院抢救。

## 五、急性乳腺炎

急性乳腺炎（acute mastitis）是指乳房的急性化脓性感染，好发于产后3～4周哺乳期，以初产妇多见。主要是由于乳汁淤滞、乳头破损、细菌侵入、抗病能力下降所致。临床表现有患侧乳房胀痛，继之出现寒战、高热等全身症状。治疗主要是抗感染、脓肿引流等。

1. 休息与活动　注意休息，适当运动，劳逸结合。

2. 饮食护理　进高热量、高蛋白、高维生素、低脂饮食，保证充足的水分摄入。

3. 病情观察及处理　定时测量体温、脉搏、呼吸，观察疼痛、局部红肿范围及有无波动感等情况。

（1）炎症早期暂停哺乳，排空乳汁，并用宽松的胸罩托起乳房，做好局部热敷、药物外敷或理疗，高热者给予物理或药物降温。

（2）已形成脓肿者，做好术前准备，行脓肿切开引流术，保持引流通畅，及时更换敷料。

4. 控制感染　遵医嘱早期应用抗生素治疗。

5. 健康指导

（1）加强个人卫生：保持乳头、乳晕清洁，妊娠期定期用肥皂及温水清洗两侧乳头，妊娠后期每天清洗1次；产后每次哺乳前、后均需清洁乳头；乳头内陷者于妊娠期经常挤捏、提拉乳头。

（2）养成良好哺乳习惯：定时哺乳，排空乳汁；培养婴儿不含乳头睡眠的好习惯。保持婴儿口腔卫生，及时治疗婴儿口腔炎。乳头、乳晕破损时暂停哺乳，症状严重时应及时就诊。

## 六、乳腺癌

乳腺癌（breast cancer）是女性最常见的恶性肿瘤之一。早期常无自觉症状，多在无意中发现乳房肿块，最多见于乳房的外上象限，肿块为无痛、单发、质硬、表面不光滑，与周围组织分界不清且不易推动。可有乳头内陷、"酒窝征""橘皮样"改变等乳房外形变化；晚期出现恶病质表现。治疗以手术为主，辅以化疗、放疗、激素治疗、免疫治疗等综合治疗措施。

### （一）术前护理

1. 按外科术前患者一般护理常规护理。

2. 饮食护理　进高热量、高蛋白、高维生素饮食。

3. 终止妊娠或哺乳　孕妇发现乳腺癌应及时终止妊娠，哺乳期给予回乳药，停止哺乳。

4. 心理护理　加强心理疏导，消除患者的顾虑和恐惧，帮助其树立战胜疾病的信心。

5. 皮肤准备　除常规备手术区皮肤外，植皮者需做好供皮区的皮肤准备。

（二）术后护理

1. 按外科术后患者一般护理常规护理。

2. 体位与引流　术后麻醉清醒、血压平稳后取半卧位，以利于呼吸和引流。

3. 饮食护理　术后6小时无恶心、呕吐及病情稳定者，可正常进食，保证足够热量和维生素摄入。

4. 病情观察　严密观察生命体征变化，若出现胸闷、呼吸困难，及时报告医师处理。

5. 伤口护理

（1）手术部位用弹力绷带加压包扎，观察敷料有无渗血、渗液，包扎松紧度以能容纳一手指，不影响患者呼吸，能维持正常血供为宜。

（2）抬高患侧上肢，观察患侧上肢温度、脉搏及皮肤颜色。禁忌经患侧上肢测血压、抽血、做静脉或皮下注射等。

（3）负压吸引压力适宜，妥善固定引流管，保持引流通畅，严密观察引流液的量、颜色和性状并做好记录。

6. 辅助治疗　伤口愈合后根据病情进行放疗或化疗。放疗期间注意有无放射性皮炎发生；化疗期间注意检查肝、肾功能及白细胞计数，若白细胞计数<$3 \times 10^9$／L，应停止化疗并对症处理。

7. 心理护理　鼓励患者逐步接受自我形象的改变，正确面对疾病和治疗，鼓励其家人或朋友多给予关心、支持，积极参加适当的社会活动。

8. 健康指导

（1）功能锻炼：术后1~3天开始手指及腕部的主动和被动活动；3~5天活动肘部；5~7天鼓励患者以患侧手指触摸对侧肩部及同侧耳朵的锻炼；术后1~2周，待皮瓣基本愈合后，可进行肩关节活动，循序渐进地做抬高患侧上肢、手指爬墙、梳头等锻炼。

（2）出院指导：告知患者坚持手臂功能锻炼，近期避免用患侧上肢搬动、提取重物；5年内避免妊娠；教会患者乳房自查方法，坚持治疗，定期复诊。

## 七、腹外疝

腹外疝（abdominal external hernia）是腹腔内某一脏器或组织连同腹壁膜，经腹壁薄弱点或孔隙向体表突出。腹壁强度降低和腹内压力增高是发病的两个主要因素。临床上可分为易复性疝、难复性疝、嵌顿性疝和绞窄性疝四种类型。除禁忌证外，一般应尽早施行手术治疗。

（一）术前护理

1. 按外科术前患者一般护理常规护理。

2. 活动与休息　疝块较大者多卧床休息，减少活动；下床活动时使用疝带压住疝环口，防止腹腔内容物脱出而造成疝嵌顿。

3. 消除诱因　若有咳嗽、便秘、排尿困难等诱因，应做先期处理，吸烟者术前1~2周戒烟，以防术后咳嗽，注意保暖，预防感冒。

4. 观察腹部体征　若患者腹痛，疝块突然增大、紧张发硬且触痛明显，用手推送不能回纳腹腔，应警惕发生嵌顿性疝的可能，立即告知医师，紧急处理。

5. 术前准备　嵌顿性及绞窄性疝需行紧急手术，应做好术前准备，如有脱水和电解质、酸碱平衡失调，应迅速补液予以纠正。

（二）术后护理

1. 按外科术后患者一般护理常规护理。

2. 体位与活动　传统疝修补术后当天取平卧位，膝下垫一软枕，使髋关节屈曲，以减轻腹壁张力和切口疼痛，第2天可改为半卧位，术后3~5天可离床活动；无张力疝修补术后平卧24小时，可早期下床活动。年老体弱、复发性疝、绞窄性疝、巨大疝者可适当延迟下床活动时间。

3. 饮食护理　术后6~12小时无恶心、呕吐可进流质饮食，次日可进软食，逐渐过渡至普食。

4. 并发症观察及预防

（1）阴囊水肿：可用"丁"字带托高阴囊，并用0.5~1.0kg沙袋压迫手术部位24小时，防止局部发生血肿，注意观察阴囊肿胀情况。

（2）切口感染：保持切口敷料清洁、干燥，避免大小便污染。术后及时、合理应用抗菌药。观察体温和脉搏变化，切口有无红、肿、热、痛等感染情况，一旦发现及时处理。

5. 健康指导

（1）预防感冒：注意保暖，预防感冒咳嗽。

（2）饮食指导：多吃粗纤维饮食，防止便秘，必要时使用缓泻药，保持大便通畅，避免增加腹内压。

（3）活动与休息：出院后逐渐增加活动量，3个月内避免参加重体力劳动或剧烈运动。

## 八、急性化脓性腹膜炎

急性化脓性腹膜炎（acute purulent peritonitis）是一种常见的外科急腹症。表现为持续性剧烈腹痛、恶心、呕吐、感染中毒症状，甚至休克。腹部压痛、反跳痛、腹肌紧张是腹膜炎的标志性体征。绝大多数继发性腹膜炎需要及时手术，手术治疗时尽可能去除原发病灶，彻底清理腹腔，并充分引流。

（一）术前护理

1. 按外科术前患者一般护理常规护理。

2. 体位护理　患者如无休克应取半卧位，以利于呼吸、循环和使感染局限。

3. 饮食护理　禁食，胃肠减压，以减轻腹胀和腹痛，改善肠壁血液循环，利于胃肠功能的恢复。

4. 病情观察

（1）生命体征：密切观察患者腹部症状和体征变化，尤其注意腹痛、腹胀有无加剧，若发现异常，及时通知医师，配合处理。

（2）呕吐物：观察呕吐物的颜色、量及性状，如呕吐黄绿色胆汁或棕褐色粪样肠内容物，提示有肠麻痹可能。

（3）出入液量：记录24小时出入液量，维持每小时尿量30~50mL，保持液体出入量平衡。

5. 药物应用　遵医嘱补充液体、电解质等，纠正水、电解质及酸碱平衡失调；合理应用抗菌药物；必要时输血或血浆，以维持有效的循环血量。诊断不明确时，慎用镇痛药，以免掩盖病情。

（二）术后护理

1. 按外科术后患者一般护理常规护理。

2. 体位与活动　血压稳定后，由平卧位改为半卧位。协助患者翻身和床上活动，鼓励尽早下床活动，预防肠粘连。

3. 饮食护理　禁食，行胃肠减压，待肛门排气后，可进流质饮食，逐步过渡到半流质饮食、软食及普食。

4. 病情观察

（1）切口及引流：保持切口敷料干燥，如有渗血或渗液时应及时更换；密切观察有无切口感染征象。保持引流管通畅，观察引流液的颜色、量及性状并记录。

（2）并发症的观察：如术后3~5天腹部出现触痛、体温升高、脉速、排便次数增多，伴里急后重、尿频等，应警惕有肠间脓肿、膈下脓肿及盆腔脓肿形成可能，及时通知医师。

5. 药物应用　遵医嘱合理使用抗菌药物；保持静脉输液通畅，维持体液平衡；需长时间禁食的患者，应及早考虑给予肠外营养支持，提高机体防御和修复能力。

6. 健康指导

（1）饮食指导：鼓励患者循序渐进、少量多餐，进食高热量、高蛋白、高维生素食物，促进手术切口的修复和愈合。

（2）定期复诊：原有消化系统疾病史者，若出现恶心、呕吐、腹痛、发热或原有消化系统疾病症状加重，应立即就诊。

### 九、腹部损伤

腹部损伤（abdominal injury）是常见的外科急症，指由各种原因所导致的腹壁（或）腹腔内器官损伤。按损伤后体表皮肤是否完整分为开放性损伤和闭合性损伤两类。轻微的腹部损伤，可无明显症状和体征；严重者可出现休克、感染而危及患者生命。根据病情采取非手术治疗和手术治疗，早期诊断和及时治疗是降低死亡率的关键。

#### （一）急救护理

1. 首先处理危及生命的因素，如心搏骤停、窒息、开放性气胸、大出血等。

2. 疑有休克者应迅速建立静脉通道，及时输液、输血、扩充血容量，维持有效循环。

3. 对开放性腹部损伤者，妥善处理伤口，及时止血、包扎固定。已脱出的内脏器官，切忌自行回纳腹腔，以免加重腹腔污染。

#### （二）术前护理

1. 按外科术前患者一般护理常规护理。

2. 体位护理　绝对卧床休息，禁止随意搬动伤员，以免加重腹痛；协助患者采取舒适体位。

3. 禁饮食、禁灌肠　因腹部损伤患者可能有胃肠道穿孔或肠麻痹，故诊断明确前应绝对禁食、禁水、禁灌肠，防止肠内容物漏出增加，加重腹痛和病情。

4. 病情观察

（1）定时观察体温、呼吸、脉搏、血压变化，并做好记录。

（2）观察腹痛性质、程度、时间、规律、伴随症状及诱发因素，肝浊音界有无缩小或消失，有无移动性浊音等。

5. 药物应用　遵医嘱静脉输液，应用抗菌、止血药，必要时输血、抗休克治疗。明确诊断前慎用镇痛药；开放性腹部外伤者，肌内注射破伤风抗毒素1500U（注射前须做皮试）。

6. 心理护理　同情、理解患者，耐心解释病情，介绍治疗过程，增强其战胜疾病的信心和勇气。

#### （三）术后护理

1. 按外科术后患者一般护理常规护理。

2. 体位与活动　血压稳定后，给予半卧位。协助患者翻身和床上活动，鼓励尽早下床活动，预防肠粘连。

3. 饮食护理　禁食、禁水，行胃肠减压至肠功能恢复，待肛门排气后，可进流质饮食，逐步过渡到半流质饮食、软食及普食。

4. 病情观察

（1）严密观察体温、呼吸、脉搏、血压变化，并做好记录。

（2）保持切口敷料干燥，如有渗血或渗液时应及时更换；密切观察有无切口感染征象。保持引流管通畅，观察引流液的颜色、量及性状并记录。

（3）并发症观察：如术后3～5天腹部出现触痛、体温升高、脉速、排便次数增多，伴里急后重、尿频等，应警惕有肠间脓肿、膈下脓肿及盆腔脓肿形成可能，及时通知医师。鼓励患者深呼吸，协助咳嗽排痰，预防肺部感染。

5. 药物应用　遵医嘱合理使用抗菌药物；保持静脉输液通畅，维持体液平衡；需长时间禁食的患者，应及早考虑给予肠外营养支持，提高机体防御和修复能力。

6. 健康指导

（1）加强宣传：积极宣传劳动保护、安全生产、交通规则等知识，避免意外损伤的发生。

（2）普及急救知识：发生意外事故时，能进行简单的急救或自救；一旦发生腹部损伤，应及时就诊，以免耽误诊治。

（3）出院指导：加强锻炼，增加营养，促进康复，不适随诊。

## 十、胃、十二指肠溃疡大出血

胃、十二指肠溃疡（gastroduodenal ulcer）是指发生于胃、十二指肠的局限性圆形或椭圆形的全层黏膜缺损。胃、十二指肠溃疡大出血，是上消化道大出血中最常见的原因。突然大量呕血和排柏油样黑粪是其主要症状，5%～10%的患者需要外科手术治疗。

### （一）术前护理

1. 按外科术前患者一般护理常规护理。

2. 体位与休息　取平卧位，绝对卧床休息。有呕血者，头偏向一侧，保持呼吸道通畅。

3. 饮食护理　暂禁饮食，出血停止后，可进流质或无渣半流质饮食。

4. 病情观察　严密观察血压、脉搏、尿量、中心静脉压和周围循环情况，并做好记录。观察和记录呕血、便血情况；注意有无口渴、肢冷、尿少等循环血量不足的表现，如有异常，应及时告知医师处理。

5. 药物应用　应遵医嘱补液、输血、应用止血药。情绪紧张者，可适当给予镇静药。

6. 心理护理　关心、安慰患者，消除其紧张和恐惧心理，使其积极配合治疗和护理。

## （二）术后护理

1. 按外科术后患者一般护理常规护理。

2. **体位护理** 麻醉清醒、血压稳定后，给予低半卧位，以利于呼吸和循环。

3. **饮食护理** 术后禁饮食，行胃肠减压，待肛门排气后拔除胃管，当天可饮少量水或米汤；第2天进半流质饮食，每次50～80mL；第3天进全量流质饮食，每次100～150mL；第4天可进半流质饮食；第10～14天可进软食。少食产气食物，忌生、冷、硬和刺激性食物，注意少食多餐，开始时每天5～6餐，逐步减少进餐次数并增加每次进餐量，慢慢恢复至正常饮食。

4. **病情观察** 严密观察生命体征、切口及引流情况，记录24小时出入液量。观察有无术后出血、感染、吻合口瘘或十二指肠残端破裂、消化道梗阻、倾倒综合征等并发症，如发现异常，及时告知医师处理。

5. **药物应用** 禁食2～3天，如有腹胀可肌内注射新斯的明0.5～1.0mg，15分钟后行低压灌肠。禁食期间行肠外营养或肠内营养，应用抗菌药物。

6. 健康指导

（1）心理疏导：自我调节情绪，保持乐观的心理状态。

（2）活动与休息：避免熬夜、过度劳累。

（3）饮食指导：少吃多餐，避免辛辣、刺激性食物，戒烟、酒。进食后如有呕吐等不适，及时就诊。

（4）用药指导：避免服用对胃黏膜有损害的药物，如阿司匹林、吲哚美辛、皮质类固醇等。

## 十一、胃穿孔

胃穿孔是溃疡病患者最严重的并发症之一。主要是暴饮暴食所致，暴饮暴食能引起胃酸和胃蛋白酶增加，而很容易诱发胃穿孔。

### （一）病因

胃穿孔最常见的原因是消化性溃疡。由于溃疡不断加深，穿透肌层和浆膜层，最后穿透胃或十二指肠壁而发生穿孔。穿孔后可发生几种不同的后果。如穿孔前溃疡底已与胰、肝等邻近脏器发生粘连，形成穿透性溃疡，此为慢性穿孔，少数病例溃疡底与横结肠粘连，穿孔后形成胃结肠瘘。以上两种情况大多发生在胃、十二指肠后壁溃疡穿孔，如溃疡穿孔后迅速与大网膜或附近脏器发生粘连，则可在穿孔周围形成脓疡。

### （二）病理

胃穿孔的口径以3～6mm多见，最小者似针尖，超过10mm者亦很少。一般胃溃疡穿孔比十二指肠溃疡的穿孔大，且多位于幽门附近小弯侧。胃溃疡的位置越高，预后越差。贲门下的溃疡穿孔，死亡率可达80%。大弯侧的溃疡多属恶性。急性穿孔，起初是由于胃与十二指肠内容物引起的化学性腹膜炎。炎症的范围与程度决定于穿孔的大小、注入腹腔的量与性质，以及患者的健康状态与反应性强弱。一般经8～12小时后，转变为细菌性腹膜炎，若注入腹腔的内容物完全无菌，甚至24小时后腹腔渗出液培养仍为阴性。腹膜炎发生后，不论是化学性或细菌性，势必引起渗出反应。注入腹腔的内容物越多，刺激性越强和时间越长，则腹腔内渗液越多，炎症越明显，并发肠麻痹越严重。亚急性穿孔由于孔小或已被堵塞，腹腔漏出量少，因此仅限于右上腹有炎症病变。慢性穿孔实际上是在穿破之前，周围已经愈合。如穿入胰腺，可引起局部胰腺炎症反应；如穿入小网膜腔，由于漏出量很少，经网膜包裹后形成小网膜腔脓肿；如与胆囊或肝脏面愈合，可形成胃胆囊瘘或十二指肠胆囊瘘，或肝下脓肿，而其他部位完全无炎症反应。

（三）临床表现

1. 一般表现　胃、十二指肠溃疡向深部发展，可穿通胃或十二指肠壁，为溃疡病的常见并发症，但比出血要少一半，占溃疡病住院治疗患者的20%～30%。溃疡病穿孔根据其临床表现可分为急性、亚急性和慢性3种。穿孔的类型主要取决于溃疡的部位，其次决定于溃疡发展的进程与周围组织器官。如溃疡位于胃或十二指肠的游离面、前壁或上下缘，往往产生急性穿孔，胃与十二指肠内容物流入游离腹腔，引起急性腹膜炎。穿孔小或很快被堵塞，尤其是在空腹时发生，腹腔污染仅限于右上腹部，这种穿孔常称亚急性穿孔。溃疡位于胃或十二指肠的后壁，由于紧贴邻近器官，易受粘连限制，或被包裹在小网膜囊内，称穿透性溃疡或包裹性穿孔，属于慢性穿孔。后壁的溃疡穿入胰腺，往往侵蚀血管，故常并发出血。临床多见的类型为急性穿孔，其次是亚急性穿孔。

穿孔发生前数天，往往胃痛加重。但约10%的患者可无疼痛，这并非溃疡发展迅速，而是早已存在，临床上可无自觉症状。另有15%左右的患者溃疡病史不是很清楚，故一般只有3/4的患者能从病史中提示溃疡病穿孔的可能性。一旦溃疡突然穿破，患者顿觉上腹部剧痛，难以忍受，以至被迫卧床，因此患者多能清楚地回忆起发作的时间和地点以及当时的情景。疼痛可放散至后背或右肩，根据胃肠内容物在腹腔扩散的量与方向而定。刺激横膈的顶部，患者觉肩部酸痛；刺激胆囊后方的膈肌与腹膜，患者觉右肩胛骨下方疼痛；刺激小网膜腔，患者仅觉相应下背痛。当胃肠内容物弥散至全腹时，则引起全腹持续性剧痛。由于大量胃肠内容物是沿右结肠旁沟流至右髂窝，故此处的症状特别明显，易误诊为阑尾炎。疼痛发作后，伴随恶心、呕吐；若吐出物中带有鲜血，对诊断溃疡病穿孔有提示意义。"出血的溃疡很少穿孔，而穿孔的溃疡很少出血"，这是Finsterer的格言，事实上并不见得完全正确。

由于在不同的时期有不同的临床表现，故可分为以下三期。

（1）初期：在发生穿孔的初期，往往出现戏剧性的变化。突然猛烈的刺激，引起神经循环系统的立即反射，可产生神经性或原发性休克。患者面色苍白，四肢发凉，出冷汗，脉搏快而弱，血压下降，体温不升，呼吸短促。一般时间不长即自行好转。

（2）反应期：穿孔1～4小时以后，腹痛减轻，患者主观感觉良好，自认为危机已过，如果此时来到急诊常常容易误诊。患者觉四肢温暖，面色恢复常态，脉搏有力，血压回升，体温可略高于正常。此时患者能起立行动，思饮，但呼吸仍困难，拒绝牵涉腹肌的动作。如不来就诊常延误诊断。

（3）腹膜炎期：一般穿孔8～12小时以后，多转变成细菌性腹膜炎，临床表现与任何原因引起的细菌性腹膜炎相似。全身软弱、口干、恶心、呕吐，由于刺激横膈而引起呃逆、体温升高、心悸气短、尿量减少，血压开始下降，病情不断恶化，以至发展到真正休克。体征呈焦虑不安状、唇干、舌干有苔、眼球内陷。因腹式呼吸受抑制，故呼吸急促并有青紫。全腹肌紧张如板状，压痛显著，拒按，全腹可引出反跳痛。有的压痛与反跳痛在右下腹比较明显，亦被误诊为阑尾炎。晚期多能叩出移动性浊音。一般病程进入细菌性腹膜炎的阶段，腹腔常有1000～2 000mL的液体。肝浊音消失，但胀气的横结肠位于肝与前腹壁之间时，亦出现鼓音。为鉴别腹腔有无游离气体存在，可令患者左侧卧位，如于侧腹肝区仍叩出鼓音，则可否定为横结肠积气造成之假象，能进一步说明膈下有游离气体。通常肠鸣音完全消失，若腹膜炎不十分广泛，还可能有节段肠蠕动，则仍能听到少量肠鸣音，或低调气过水声。直肠指诊，可于右前壁引出触痛，但不比阑尾炎穿孔的触痛明显。亚急性穿孔的临床表现一般较轻，肌紧张限于上腹部，下腹部仍软。压痛与反跳痛亦只在上腹部可以引出，下腹部仍能听到肠蠕动音。慢性穿孔表现为持续性疼痛代替既往规律性胃痛，而程度亦较过去重，且限于一个小的范围内。上腹有局限性深压痛，有的能触及肿块。

2. 影像学表现　胃肠道穿孔的主要X线表现是气腹，即腹膜腔内出现游离气体。关于气腹的显示方法，一般是采用透视与照片检查。少量气腹的显示则尤为重要，如病情允许，立位透视并转动体位观察，此时往往能显示膈下新月形的游离气体的存在，因为气体总是具有浮游到腹腔最高处去的倾向，确定了膈下游离气体后，应即时照片以供临床参考。

在病情危重而不能坐或站立时，可采用仰卧侧位投照，此时气体可上升至前腹侧壁，可以见到腹壁与肝和肠之间有气层，使肝前下缘和肠外壁显示。

如情况只允许照仰卧位片时，只要能详细地认真阅片，亦可能发现有价值的征象。

（1）见到明确的腹腔内脏器（胃肠和肝脾）的外壁。

（2）腹腔内某些韧带（如肝脏前面的镰状韧带）的明确显示。

见到这些征象应考虑有气腹存在。如无气腹发现而临床又高度提示有急性胃肠道穿孔时，必要时可经胃管抽吸胃液后注入空气约300mL，则空气可从穿孔处逸出，形成膈下游离气体，有助于胃、十二指肠溃疡穿孔的诊断。

长期以来，气腹是放射医师诊断胃肠道穿孔的依据并为临床医师所接受。但气腹并不一定都是由胃肠道穿孔或破裂所引起，亦可见于腹部手术后、子宫及附件穿破、产气细菌腹内感染和肠气囊肿并发破裂等。

（四）诊断

胃肠道穿孔引起的气腹需与正常解剖变异间位结肠相鉴别，透视下转动体位可以鉴别。

胃肠道穿孔的传统诊断方法为摄取腹部X线平片，观察膈下、腹壁下有无游离气体，以此作为主要诊断依据，但是准确性有限。

（五）治疗

1. 应急方法　由于情绪波动或暴饮暴食之后，胃溃疡患者很容易并发胃穿孔，一旦发生相关症状，应立即考虑到胃穿孔的可能。在救护车到达之前，应做到以下几点。

（1）不要捂着肚子乱打滚，应朝左侧卧。理由是穿孔部位大多位于胃部右侧。朝左卧能有效防止胃酸和食物进一步流向腹腔以致病情加剧。

（2）如果医务人员无法及时到达，但现场又有些简单医疗设备，患者可自行安插胃管。具体方法：将胃管插入鼻孔，至喉咙处，边哈气边用力吞咽，把胃管咽入胃中。然后用针筒抽出胃里的东西，这样能减轻腹腔的感染程度，为患者赢得治疗时间，记住此时患者也必须朝左侧卧。

2. 疾病治疗　胃穿孔的严重之处在于穿孔之后大量胃肠液流入腹腔，引起化学性或细菌性腹膜炎及中毒性休克等，如不及时抢救可危及生命。无腹膜炎发生的小穿孔，可采用保守疗法，禁食，放置鼻胃管抽吸胃内容物，输液补充水与电解质，应用抗菌药物预防腹腔继发感染。饱餐后穿孔，常有弥漫性腹膜炎，需在6~12小时内进行急诊手术。慢性穿孔，进展较缓慢，穿孔至毗邻脏器可引起粘连和瘘管，亦常需外科手术治疗。

（六）预防

1. 少吃油炸食物　因为这类食物不容易消化，会加重消化道负担，多吃会引起消化不良，还会使血脂增高，对健康不利。

2. 少吃腌制食物　这些食物中含有较多的盐分及某些可致癌物，不宜多吃。

3. 少吃生冷和刺激性食物　生冷和刺激性强的食物对消化道黏膜具有较强的刺激作用，容易引起腹泻或消化道炎症。

4. 规律饮食　研究表明，有规律地进餐，可形成条件反射，有助于消化腺的分泌，更利于消化。

5. 定时定量　要做到每餐食量适度，每日3餐定时，到了规定时间，不管肚子饿不饿，都应主动进食，避免过饥或过饱。

6. 温度适宜　饮食的温度应以"不烫不凉"为度。

7. 细嚼慢咽　以减轻胃肠负担。对食物充分咀嚼次数越多，随之分泌的唾液也越多，对胃黏膜有保护作用。

8. 饮水择时　最佳的饮水时间是晨起空腹时及每次进餐前1小时，餐后立即饮水会稀释胃液，用汤泡饭也会影响食物的消化。

9. 注意防寒　胃部受凉会使胃的功能受损，故要注意胃部保暖不要受寒。

10. 避免刺激　不吸烟，因为吸烟使胃部血管收缩，影响胃壁细胞的血液供应，使胃黏膜抵抗力降低而诱发胃病。应少饮酒，少吃辣椒、胡椒等辛辣食物。

11. 补充维生素C　维生素C对胃有保护作用，胃液中保持正常的维生素C的含量，能有效发挥胃的功能，保护胃部和增强胃的抗病能力。因此，要多吃富含维生素C的蔬菜和水果。

（七）护理

1. 注意事项　避免刺激，主要是避免食用太过辛辣的食品，最好是坚持流食一段时间。注意腹部的保暖，尤其是夜间；多吃一些易消化的食物，少吃多餐。

（1）应规律进餐，可以少量多次，并避免粗糙、过冷、过热和刺激性大的饮食，如辛辣食物、浓茶、咖啡等。

（2）戒烟、限酒。

（3）缓解精神紧张。

（4）必要时使用药物促使溃疡加速愈合。有些药物能够使胃酸分泌减少，有些药物会给溃疡面敷上一层诸如铝盐或蛋白质的保护膜；应禁用能损伤胃黏膜的药物，如阿司匹林、吲哚美辛、保泰松等。

2. 术后护理

（1）心理护理：患者由于发病突然，表现为剧烈腹痛、病情危重，多数患者需紧急手术治疗，加之患者对住院环境的陌生，因而产生焦虑、恐惧心理。因此，护理人员要体贴关心患者，语言温和，态度和蔼。消除患者紧张害怕的心理，各项护理操作轻柔、准确到位，减轻其痛苦。为患者创造安静无刺激的环境，缓解患者的焦虑。

（2）术后监护：

1）术后置患者于监护室，妥善安置患者。主管护士及时了解麻醉及手术方式，对腹腔引流管、胃管、氧气管、输液管妥善固定。若为硬膜外麻醉应平卧4～6小时，若为全麻，在患者清醒前应去枕平卧，头偏向一侧，保持呼吸道通畅。术后6小时重点监测血压，平稳后取半卧位，有利于呼吸，并防止膈下脓肿，减轻腹部切口张力，有效缓解疼痛。

2）密切观察生命体征及神志变化，尤其是血压及心率的变化，术后3小时内每30分钟测量1次，然后改为1小时测量1次。4～6小时后若平稳改为4小时测1次。

（3）胃肠减压的护理：

1）密切观察胃管引流的颜色及性质，记录24小时引流量。胃大部切除术后多在当天有陈旧性血液自胃管流出，24～48小时内自行停止转变为草绿色胃液。

2）保持有效的胃肠减压，减少胃内的积气、积液，维持胃处于排空状态，促进吻合口早日愈合。观察胃管是否通畅，发现胃管内有凝血块或食物堵塞时及时用注射器抽出，生理盐水10～20mL反复冲洗胃管致其通畅。

3）留置胃管期间给予雾化吸入，每日2次，有利于痰液排出，并可减轻插管引起的咽部不适。

4）做好健康指导：主管护士应仔细讲解胃管的作用及留置的时间，取得患者的合作。防止其自行拔管，防止重复插管给患者造成痛苦和不良后果。

（4）腹腔引流管的护理：腹腔引流管要妥善固定，避免牵拉、受压、打折，保持其通畅。术后24小时注意观察有无内出血的征兆，一般术后引流量≤50mL，淡红色，多为术中冲洗液。引流液黏稠时经常挤捏管壁保持通畅。每日更换引流袋防止逆行感染，同时利于观察。术后3～5天腹腔引流液<10mL可拔除引流管。

（5）饮食护理：胃大部切除胃空肠吻合术，由于消化道重建改变了正常的解剖生理关系，因此饮食要少食多餐，循序渐进。术后24～48小时肠蠕动恢复可拔除胃管，当日可少量饮水。第2日进全流食，50～80mL／次，第3日进全流食，100～150mL／次，避免可导致胃肠胀气的食物，以蛋汤、菜汤、藕粉为好。第6日进全量半流食，术后10～14天可进干饭，2周后恢复正常饮食。

（6）术后常见并发症的观察与护理：

1）术后出血：术后严密观察血压及脉搏变化，腹腔内出血常表现为失血性休克症状，伴有腹胀、全腹压痛、反跳痛明显等腹膜刺激征。因此护理中要严密观察患者腹部变化。

2）感染：饱餐后的胃、十二指肠急性穿孔造成弥漫性腹膜炎，术后可能出现腹腔或切口感染。患者一般术后3～5天体温逐渐恢复正常，切口疼痛消失。若此时体温反而升高，局部出现疼痛和压痛，提示炎症的存在。曾有报道，术后第4～5天患者体温升高，出现伤口感染，给予拆除部分缝线，充分引流，每日伤口换药，约2周后愈合。

3）吻合口梗阻：表现为患者拔除胃管或进食后腹胀，伴有呕吐，胃内容物可混有胆汁液体。患者出现吻合口梗阻，碘剂造影显示胃空肠吻合口狭窄，考虑炎性水肿。经禁食、输液等保守治疗后水肿消失。

## 十二、胃癌

胃癌（carcinoma of stomach）在我国各种恶性肿瘤中居首位，好发年龄在50岁以上，男女发病率之比为2∶1。临床表现早期缺乏特异性，患者常有上腹隐痛、食欲减退、嗳气、反酸等消化道症状，晚期会出现恶病质表现。手术治疗为首选方法，对中、晚期胃癌，积极辅以化疗、放疗及免疫治疗等综合治疗以提高疗效。

（一）术前护理

1. 按外科术前患者一般护理常规护理。

2. 饮食与营养 给予高热量、高蛋白、高维生素、低脂肪、易消化、少渣食物，注意少食多餐。合并幽门梗阻者术前应禁食（完全性梗阻）或给予无渣饮食（非完全性梗阻）。静脉输液纠正营养不良及电解质、酸碱平衡失调，提高手术耐受性。

3. 心理护理 关心、安慰患者，向患者解释手术治疗的必要性，树立其战胜疾病的信心。

（二）术后护理

1. 按外科术后患者一般护理常规护理。

2. 体位护理 麻醉清醒、血压稳定后，给予半卧位，以利于呼吸和循环。

3. 饮食护理 术后禁食，行胃肠减压，待肛门排气后拔除胃管，当天可饮少量水或米汤；第2天进半量流质饮食，每次50～80mL；第3天进全量流质，每次100～150mL；第4天可进半流质饮食；第10～14天可进软食。少食产气食物，忌生、冷、硬和刺激性食物，注意少食多餐，开始时每天5～6餐，逐步减少进餐次数并增加每次进餐量，慢慢恢复至正常饮食。

4. 病情观察 严密观察生命体征变化，记录24小时出入液量。观察有无术后出血、感染、吻合口瘘或十二指肠残端破裂、消化道梗阻、倾倒综合征等并发症，如发现异常，及时告知医师处理。

5. 切口及引流管护理 观察切口有无渗血、渗液，保持切口敷料干燥。胸腹联合切口置胸腔引流管者，应妥善固定并保持引流管通畅、密闭，严格无菌操作，2～3天后可拔管。

6. 药物应用 禁食2～3天，如有腹胀可肌内注射新斯的明0.5～1.0mg，15分钟后行低压灌肠。禁食期间行肠外营养或肠内营养，应用抗菌药物。化疗期间注意观察白细胞计数，若低于$3.5 \times 10^9$／L应停止化疗，对症处理。

7. 健康指导

（1）心理疏导：保持良好的心理状态，劳逸结合。

（2）饮食指导：进食易消化、富含维生素饮食，少量多餐，忌食生、冷、硬、油煎、酸、辣等刺激性及易胀气食物，戒烟、酒。

（3）定期复诊：术后化疗、放疗期间定期随访，检查肝功能、血常规等，预防感染。术后初期每3个月复查1次，以后每半年复查1次，至少复查5年。若有腹部不适、饱胀、肝区肿胀、锁骨上淋巴结肿大等表现时，应及时复查。

## 十三、肠瘘

肠瘘（intestinal fistula）是指肠管与其他空腔脏器、体腔或体表之间存在异常通道，肠内容物经此通道进入其他脏器、体腔或至体外，可引起全身及局部生理功能紊乱。治疗原则为营养支持、控制腹腔感染及手术治疗。

（一）非手术治疗

1. 体位护理　取低半卧位，利于漏出液积聚于盆腔和局限化，减少毒素吸收。

2. 营养支持　根据医嘱提供肠外或肠内营养支持，纠正水、电解质及酸碱平衡紊乱。

（1）高位肠瘘：①瘘孔小，漏出物不多者可进饮食，增加热量和蛋白质。②瘘孔大，无梗阻者可进流质饮食；同时，分别放置引流管（也可用气囊导管行负压吸引），一管收集近端内容物，另一管滴注要素饮食。③漏出液过多难以控制者，需静脉补充营养，防止水、电解质紊乱及非酮性昏迷等并发症。

（2）低位肠瘘：给予高蛋白、高热量、高维生素的少渣饮食，避免腹泻。

3. 病情观察

（1）生命体征：密切观察生命体征变化，并做好记录。

（2）腹部症状和体征：观察有无压痛、反跳痛等腹膜刺激征。

（3）负压吸引及腹腔冲洗：保持负压吸引及腹腔冲洗通畅，防止引流管扭曲及脱落，观察吸引液的颜色、量及性状，并做好记录。

4. 心理护理　向患者及家属解释肠瘘的发生、发展过程及治疗方法，消除其顾虑，积极配合各项治疗和护理，增强其战胜疾病的信心。

5. 基础护理

（1）预防压疮：臀、背部使用软垫或气垫，定时翻身、按摩。

（2）瘘口护理：观察瘘口局部有无红、肿、痛及周围皮肤糜烂的感染征象。保持瘘口周围皮肤清洁、干燥，局部清洁后涂抹10%复方氧化锌软膏。漏出液较多时，可粘贴瘘口袋收集漏出液。

（二）术前护理

1. 按外科术前患者一般护理常规护理。

2. 肠道准备　术前3天进少渣半流质饮食，口服肠道不吸收抗生素；术前2天进无渣流质，术前1天禁食。术前3天开始用生理盐水灌洗瘘口，术日晨从肛门及瘘管行清洁灌肠。

3. 皮肤准备　去除胶布，暴露局部皮肤，清除瘘口周围污垢，保持皮肤清洁、干燥。

4. 药物应用　根据创面与瘘口分泌物的细菌培养和药敏试验结果，遵医嘱合理应用抗菌药物，并观察其效果。

（三）术后护理

1. 按外科术后患者一般护理常规护理。

2. 体位护理　麻醉苏醒、生命体征稳定后可给予半卧位，利于呼吸和引流，减轻切口疼痛。

3. 饮食与营养　禁食期间持续应用全胃肠外营养支持，逐步恢复肠内营养或经口饮食。

4. 病情观察　严密监测生命体征变化，并做好记录。观察切口渗血、渗液情况，警惕出血性休克的发生；观察有无切口感染、腹腔感染和再次肠瘘的发生。观察有无肝、肾功能障碍。

5. 引流护理　肠瘘术后常留置较多引流管，应了解各种引流管的作用，并注明各管道名称，防止错接。严格无菌操作，妥善固定，避免扭曲、滑脱，保持通畅，观察并记录各引流液的颜色、性状和量。

6. 心理护理　关心、安慰患者，耐心解释，使其积极配合各项治疗和护理，增强患者战胜疾病的信心。

7. 健康指导

（1）饮食指导：切忌暴饮暴食，早期以低脂肪、适量蛋白质、高糖类、清淡、低渣饮食为宜；肠功能恢复后逐步增加蛋白质与脂肪含量。

（2）活动与锻炼：指导患者术后早期进行床上活动，如翻身、肢体伸屈运动等，并逐渐增加活动量；如病情许可，鼓励其尽早下床活动，以促进肠蠕动，防止肠粘连。

## 十四、结肠癌、直肠癌

结肠癌（carcinoma ofcolon）、直肠癌（carcinoma of rectum）是消化道常见的恶性肿瘤。早期多无明显症状，病情发展后，因癌肿部位不同而出现不同的症状或体征表现，如排便习惯和粪便形状的改变、腹痛、黏液血便、腹部肿块等。原则上采取手术为主，同时辅以放疗、化疗等综合治疗。

（一）术前护理

1. 按外科术前患者一般护理常规护理。

2. 饮食与营养　摄入高蛋白、高热量、高维生素、易消化的营养丰富的少渣饮食。根据医嘱输液，纠正水、电解质、酸碱平衡紊乱，必要时给予少量多次输血，以纠正贫血和低蛋白血症。

3. 肠道准备　术前3天进少渣半流质饮食，术前2天进无渣流质饮食。术前3天口服肠道抗生素，如甲硝唑0.4g，每天3次；并口服维生素K，如维生素K 48mg，每天3次。术前2天服用缓泻药，如50% $MgSO_4$ 30～60mL口服；番泻叶15g泡茶500mL饮用；术前1天服用肠道灌洗液2000mL，于2小时内服完；术前晚及术日晨行清洁灌肠。

4. 皮肤准备 直肠肛管癌患者需备肛门周围、会阴部及腹部皮肤。

5. 心理护理 关心、体贴患者，尤其对需做结肠造口的患者要耐心解释，告知结肠造口的作用，如何减少造口对日常生活的影响，帮助患者增强治疗疾病的信心。

（二）术后护理

1. 按外科术后患者一般护理常规护理。

2. 体位护理 麻醉苏醒、病情稳定后取半卧位，以利于呼吸和引流。

3. 饮食与营养 术后禁食，持续胃肠减压，行肠外营养。2~3天肛门排气或结肠造口排气后可拔除胃管，进少量流质饮食，逐步增加饮食量，术后1周改为少渣半流质饮食，2周左右可进少渣普食，注意补充高热量、高蛋白、高维生素、低脂食物，避免胀气或有刺激性气味的食物，注意饮食卫生，避免腹泻。

4. 病情观察

（1）生命体征：监测体温、血压、脉搏、呼吸的变化并做好记录。

（2）术后并发症：观察有无切口感染、吻合口瘘的症状和体征，如有异常及时通知医师并协助处理。术后7~10天禁忌灌肠，以免影响吻合口的愈合。

5. 引流护理 保持腹腔引流管、尿管引流通畅，避免引流管受压、扭曲和滑脱，观察并记录引流液的颜色、量及性状，如引流管周围敷料渗湿，应及时更换。

6. 辅助化疗 观察化疗药物反应，白细胞计数低于$3.5 \times 10^9$/L时应立即停药，并对症处理。

7. 结肠造口护理

（1）造口开放前护理：用凡士林或生理盐水纱布保护造口周围皮肤，外层敷料渗湿后应及时更换，防止感染。观察有无肠段回缩、出血、坏死等并发症发生。

（2）保护腹壁切口：结肠造口一期开放者，术后1~2天给予粘贴造口袋，及时更换造口袋，防止造口袋渗漏，粪便污染腹壁切口。

（3）指导使用造口护理用品：向患者介绍结肠造口的护理方法和护理用品。

（4）预防造口并发症：预防造口周围皮炎发生，更换造口袋时，观察造口周围皮肤有无湿疹、充血、水疱、破溃；指导患者扩肛，每天1~2次，预防结肠造口狭窄。

8. 心理护理 消除患者及家属顾虑，帮助其逐渐适应造口，参加适量运动和社交活动，逐步恢复正常生活。

9. 健康指导

（1）自我护理：合理饮食，适量运动，保持心情舒畅，学习并掌握自我护理技巧。

（2）造口扩张：出院后2~3个月每1~2周扩张造口1次，若发现腹痛、腹胀、排便困难等造口狭窄征象应就诊。

（3）定期复诊：每3~6个月复查1次。行放疗、化疗的患者定期检查血常规，尤其是白细胞和血小板计数。

## 十五、门静脉高压

门静脉高压（portal hypertension）是指门静脉血流受阻、血液淤滞而引起门静脉及其分支的压力增高（>24cmH$_2$O）的一组病理综合征。在我国90%以上的门静脉高压是由于肝炎后肝硬化引起的肝窦变窄或闭塞。临床表现为脾大、脾功能亢进、呕血和黑粪、腹腔积液等。治疗原则为预防和控制急性食管、胃底曲张静脉破裂引起的上消化道出血，解除或改善脾大、脾功能亢进，治疗顽固性腹腔积液。

### （一）常规护理

按外科疾病患者一般护理常规护理。

### （二）急性出血期护理

1. 体位护理　迅速安置患者到抢救病房或重症监护室，取平卧位，绝对卧床休息。

2. 保持呼吸道通畅　呕血时，平卧头偏向一侧，勿坐起，及时清除呕吐物和血迹，防止呕吐物误吸引起窒息或吸入性肺炎，并做好口腔护理。

3. 禁食、禁水。

4. 恢复血容量　迅速建立静脉通道，输血、输液补充血容量，保证重要脏器的血液灌注，避免不可逆损伤。

5. 应用止血药　用冰盐水或加血管收缩药做胃内灌注，遵医嘱应用止血药，如血管升压素、生长抑素等。

6. 病情观察

（1）生命体征：给予心电监护，监测生命体征变化，定时测量血压、脉搏、呼吸，监测尿量及中心静脉压的变化；观察有无失血性休克。

（2）呕血、黑粪：密切观察呕血和黑粪次数及颜色、性质及量，并做好记录。

7. 三腔双囊管护理

（1）置管前准备：检查三腔双囊管性能完好，做好标识，向患者解释放置三腔双囊管的目的、意义，取得患者配合。

（2）置管配合：平卧头偏向一侧或取侧卧位，及时清除口腔、鼻腔分泌物；用液状石蜡润滑鼻腔，保持黏膜湿润，按要求置入三腔双囊管。

（3）置管后护理：三腔双囊管压迫期间应每12小时放气20～30分钟，避免黏膜因长时间受压而发生溃烂、坏死。床边备剪刀，严密观察并适当调整牵引绳松紧度，谨防气囊上滑堵塞咽喉，如发生呼吸困难或窒息，应立即剪断三腔双囊管的气囊管。三腔双囊管放置48～72小时或出血停止24小时后，可考虑拔管。拔管时，放松牵引，先排空食管气囊，再排空胃气囊，继续观察24小时后若无出血，口服液状石蜡30～50mL，缓慢、轻巧地拔出三腔双囊管。如气囊压迫48小时，胃管内仍有鲜红血液流出，说明气囊压迫止血无效，应做好急诊手术准备。

8. 心理护理　减轻患者恐惧、焦虑情绪，积极取得患者的配合。

### （三）术前护理

1. 按外科术前患者一般护理常规护理。

2. 活动与休息　注意休息，避免劳累，以减轻肝脏负担，必要时卧床休息。

3. 饮食护理　给予低脂、高热量、高维生素饮食。肝功能正常者给予优质蛋白饮食，肝功能不良者应限制蛋白质摄入。忌进食粗糙、干硬及刺激性食物。饮食不宜过热，口服药片需研成粉末冲服；腹腔积液者给予低盐饮食。

4. 避免引起腹压升高的因素，如便秘、咳嗽、负重、劳累及恶心等。

5. 病情观察

（1）定时观察血压、脉搏、呼吸及有无皮肤、牙龈出血及呕血、黑粪等出血征兆。

（2）密切观察有无神志淡漠、嗜睡、谵妄等肝昏迷先兆。

（3）腹腔积液者注意观察腹围和体重的变化；使用利尿药时应详细记录24小时出入液量，并观察有无低钾、低钠血症。

6. 分流手术前准备

（1）分流手术前2~3天口服肠道不吸收的抗生素，以减少肠道氨的产生，预防术后肝性脑病。

（2）术前晚给予清洁灌肠，但忌用肥皂水灌肠，避免术后因肠胀气而致血管吻合口受压。

7. 心理护理　患者常有焦虑、易怒、忧郁、失眠等情绪，多与患者沟通，给予安慰和鼓励，增强患者的信心，使其积极配合治疗。

### （四）术后护理

1. 按外科术后患者一般护理常规护理。

2. 体位与活动　麻醉清醒前去枕平卧，头偏向一侧，以免呕吐物误吸；麻醉清醒、血压平稳后取半卧位；分流术后48小时内，患者取平卧位，2~3天后改半卧位，避免过多活动，翻身时动作要轻柔，手术后不宜过早下床活动，一般需卧床1周，以防血管吻合口破裂。

3. 饮食护理　肠蠕动功能恢复后，指导患者进食流质饮食，逐步改为半流质及软食；门腔分流术后患者应限制蛋白质和肉类食物摄取量；忌食粗糙、刺激性和过热食物。

4. 病情观察　密切观察生命体征和神志变化，若发现患者定向力减退、嗜睡与躁动交替等，应警惕肝昏迷。观察切口渗出情况，保持切口敷料干燥。

5. 引流护理 保持胃肠减压和腹腔引流管通畅，观察和记录引流液的性状和量，及时发现有无腹腔内出血的征兆。

6. 预防静脉栓塞 脾切除术后2周内，隔天检查血小板计数，如超过$300 \times 10^9 / L$，应观察有无肠系膜血栓形成的迹象，如有无腹痛、腹胀和便血。必要时，遵医嘱给予抗凝治疗，并注意用药前后凝血时间的变化。

（五）健康指导

1. 心理疏导 树立乐观、稳定的心态，积极配合治疗。

2. 活动与休息 保证足够的休息，避免劳累和过度活动。

3. 饮食指导 少量多餐，规律进食，忌食粗糙、刺激性和过热食物，禁烟、酒、浓茶。

4. 自我护理 用软毛牙刷刷牙，避免牙龈出血，防止外伤。

5. 定期复诊 坚持服药，定期复查。

## 十六、原发性肝癌

原发性肝癌（primary livercancer）是指发生于肝细胞和肝内胆管上皮细胞的癌，是我国常见的恶性肿瘤之一，高发于东南沿海地区。临床表现为肝区疼痛、肝大、食欲减退、腹胀、恶心、呕吐、消瘦、乏力、发热等消化道和全身症状。手术治疗为首选方法，辅以化疗、放疗、免疫治疗和基因治疗、中医中药治疗等综合治疗。

（一）术前护理

1. 按外科术前患者一般护理常规护理。

2. 活动与休息 适度活动，注意休息，避免劳累，以减轻肝脏的负担，降低肝脏代谢率。

3. 饮食护理 给予高热量、高维生素、高蛋白和低脂、易消化饮食，必要时给予静脉营养支持，提高手术耐受力。

4. 病情观察 严密观察生命体征、神志及黄疸程度改变，及时发现肝昏迷征兆；观察有无呕血、黑粪、剧烈腹痛等情况，及时发现上消化道出血及肝癌破裂征兆。

5. 疼痛护理 协助患者采取舒适卧位，指导患者减轻疼痛的方法，必要时遵医嘱给予镇痛药或应用镇痛泵镇痛。

6. 术前准备 遵医嘱术前3天应用维生素K肌内注射，以改善凝血功能。术前一晚清洁灌肠，减少氨的产生。备足够的新鲜血，避免术中输入大量库血而引起凝血障碍。

7. 心理护理 帮助患者正视现实，减轻悲哀等不良心理，积极配合治疗。

（二）术后护理

1. 按外科术后患者一般护理常规护理。

2. 体位与活动 术后24小时内取平卧位，生命体征稳定后可取半卧位；为防止术后肝断面出血，一般不鼓励患者早期下床活动，同时应避免剧烈咳嗽。

3. 饮食护理　术后禁饮食、持续胃肠减压，待肠蠕动功能恢复后可进流质、半流质饮食，直至正常饮食。给予低脂、高热量、适量蛋白质、高维生素、易消化的食物。禁食期间应给予营养支持或静脉适量补充白蛋白和血浆，以提高机体抵抗力。对肝功能不良伴腹腔积液者，严格控制水和钠盐的摄入量，记录24小时出入液量。

4. 病情观察

（1）生命体征：监测生命体征变化，严密观察切口渗出、尿量、腹胀等情况，及时发现有无腹腔内出血的征兆。

（2）神志观察：密切观察有无肝性脑病的早期症状，若发现患者出现性格变化，如神志淡漠、欣快感、嗜睡、谵妄等前驱症状时，及时通知医师。

（3）血氨测定：监测血氨变化，保持大便通畅，促进肠道内氨的排出。

5. 保护肝脏　持续氧气吸入48～72小时，以增加肝细胞的供氧量；遵医嘱给予护肝药物，以促进肝细胞代偿和再生；避免使用巴比妥类等对肝细胞有损害的药物。

6. 引流护理　妥善固定各引流管，保持腹腔引流、T管引流通畅，注意有无胆汁瘘及腹腔内出血征象。

7. 药物应用　遵医嘱应用抗生素，预防感染。

8. 区域化疗护理

（1）向患者解释肝动脉和门静脉置泵化疗的目的及注意事项。

（2）严格无菌操作，防止导管阻塞，注药后用肝素稀释液（25U／mL）2～3mL冲洗导管，保持导管通畅。

（3）严密观察化疗药物的反应，观察患者有无恶心、呕吐、腹痛等症状。

9. 健康指导

（1）活动与休息：在病情和体力允许的情况下，可适量活动，注意休息，避免劳累。

（2）饮食指导：进食富含维生素、低脂、适量蛋白、易消化的食物，如有腹腔积液、水肿，应限制钠盐的摄入量。

（3）定期复诊：坚持治疗，定期复查，不适随诊。

## 十七、胆石症和胆道感染

胆石症（cholelithiasis）是指胆道系统（包括胆囊和胆管内）发生结石的疾病。发病原因主要与胆道感染和代谢异常等因素有关。胆石症的治疗原则是以手术治疗为主，也可根据情况采用内镜或溶石治疗；胆道感染较轻的患者可采用非手术治疗，感染严重者应积极防治休克，创造条件及时手术。

（一）术前护理

1. 按外科术前患者一般护理常规护理。

2. 饮食护理 根据病情指导患者进食清淡饮食，忌油腻食物；禁食或呕吐频繁者应静脉补充营养，维持水、电解质平衡。

3. 病情观察 严密观察生命体征及病情变化，若患者寒战、高热、腹痛加重、腹痛范围扩大，应及时报告医师，警惕感染性休克的发生，并积极配合处理。密切观察患者有无出血倾向，如出现出血倾向，遵医嘱应用维生素K及其他止血药。

4. 缓解疼痛 指导患者卧床休息，采取舒适卧位，必要时根据医嘱应用镇痛药物，并评估镇痛效果。

（二）术后护理

1. 按外科术后患者一般护理常规护理。

2. 体位与活动 术后取平卧位，生命体征稳定后给予半卧位；待病情稳定，应鼓励患者下床活动。

3. 饮食护理 胆囊切除及胆总管引流患者，禁食2～3天；奥狄括约肌切开成形术及胆总管-十二指肠吻合术，禁食5天，禁食期间应静脉补充营养。肠鸣音恢复后给予流质、半流质、软食，逐步过渡到高蛋白、高热量、高维生素、低脂、易消化饮食。

4. 病情观察 监测生命体征变化，观察有无血压下降、脉搏细速、面色苍白等腹腔内出血征象；严密观察患者神志，预防肝昏迷的发生，如患者出现神志淡漠、嗜睡、谵妄等，立即通知医师处理；观察患者的黄疸消退情况。

5. T管护理

（1）妥善固定：防止因翻身、活动、搬动时被牵拉而脱出。引流袋放置时切勿超过胆囊平面，以免胆汁反流。

（2）保持通畅：定时由近端向远端挤捏T管，保持引流通畅，防止扭曲、折叠及受压。

（3）密切观察：观察并记录胆汁颜色、量和性质，术后24小时内引流量为300～500mL，恢复进食后，T管每天引流胆汁量可增至600～700mL，以后逐渐减少至每天200mL左右。术后1～2天胆汁的颜色呈浑浊淡黄色，以后逐渐加深、清亮，呈黄褐色。若胆汁量突然减少甚至无胆汁引出或胆汁量引出过多，应及时检查原因，并通知医师处理。

（4）预防感染：更换引流袋时应严格执行无菌操作，观察引流管周围有无渗出，有胆汁渗漏者，清洗消毒后用锌氧油膏保护皮肤。T管脱出时，用无菌纱布加盖引流口，并告知医师及时处理。密切观察有无腹膜炎发生。

（5）拔管护理：术后第10～14天试行夹管1～2天，患者若无腹胀、腹痛、发热、黄疸等症状，可经T管做胆道造影。如造影证实胆管无狭窄、结石、异物，胆道通畅，可考虑拔管。拔管前T管应开放24小时，充分引流造影剂，再次夹管，患者无不适时即可拔管。拔管后残留窦道用凡士林纱布填塞。T管不能拔除者可带管出院，择期再行治疗。

6. 心理护理　稳定患者情绪，树立战胜疾病的信心。

7. 健康指导

（1）饮食指导：指导患者进低脂、高热量、高维生素、高蛋白、易消化饮食，忌油腻，避免进食过饱。

（2）T管护理：带T管出院患者，应指导患者做好T管护理，预防感染，防止脱落，观察胆汁颜色、量和性状的变化，如有不适或引流异常应及时就诊。

（3）定期复诊：非手术治疗者应坚持服药，定期复诊，出现不适症状及时治疗。

## 十八、肠内营养

肠内营养（enteral nutrition，EN）是指经口或喂养管提供维持人体代谢所需营养素的一种营养支持方法。凡胃肠道功能正常，或存在部分功能者，应首选EN进行营养支持。

### （一）心理护理

耐心解释肠内营养支持的必要性、临床意义和可能出现的并发症，取得患者及家属理解、支持和配合。

### （二）喂养管护理

1. 妥善固定　在喂养管进入鼻腔或腹壁处做好标记，以防止喂养管移位而导致误吸。

2. 保持通畅　患者卧床、翻身时应避免打折、压迫或牵拉喂养管。每天输注前、后及给药前后须冲洗喂养管，连续输注肠内营养液者，每4～8小时用温开水冲管1次，避免管腔堵塞。

### （三）基础护理

留置鼻胃（肠）管者，每天用油膏涂拭鼻腔黏膜，口腔护理每天2次。胃、空肠造瘘者，应保持造瘘口周围皮肤干燥、清洁。

### （四）并发症预防与护理

1. 预防误吸

（1）合适体位：根据喂养管位置及病情，置患者于合适体位，以避免误吸发生。

（2）估计胃内残留量：每次输注前应检查患者胃内残留量，若残留量>150mL，应延迟或暂停输注，必要时加用胃动力药物，以防胃潴留引起反流而致误吸。

（3）严密观察：患者若突然出现呛咳、呼吸急促或咳出类似营养液的痰液时，应鼓励和刺激患者咳嗽，以排出吸入物和分泌物，必要时经鼻导管或气管镜清除误吸物。

2. 减少胃肠道不适

（1）避免污染：保持调配容器无菌，营养液现配现用，在容器中悬挂输注时间应小于6~8小时；输注导管应每天更换1次。

（2）温度适宜：滴注时将营养液加温至37℃左右为宜，夏季室温下直接输入，冬季可用热水袋置于管周围或使用加温器管外加热营养液。

（3）控制输注量和速度：速度从慢到快，量由少到多。可从250~500mL/d开始，在5~7天逐渐达到全量。输注速度从20mL/h开始，视适应程度逐步加速并维持滴速为100~120mL/h，以输液泵控制滴速为佳。

3. 并发症观察

（1）胃肠道并发症：腹泻、腹胀、恶心、呕吐等，及时发现、妥善处理。

（2）代谢性并发症：水、糖代谢异常，及时发现、及时处理。

## 十九、肠外营养

肠外营养（parenteral nutrition，PN）是指通过静脉途径提供人体代谢所需的营养素。当患者禁食，所需营养素均经静脉途径提供，称为全胃肠外营养（total parenteral nutrition，TPN）。

### （一）心理护理

耐心解释肠外营养支持的必要性、安全性和临床意义，取得患者及家属的理解、支持和配合。

### （二）全营养混合液（total nutrient admixture，TNA）的保存和输注

1. TNA液配制后若暂时不输注，应保存于4℃冰箱内，并在配制后24小时内输完。

2. 为避免降解，TNA液内不宜添加其他治疗用药，如抗生素等，水溶性维生素宜在输注时加入TNA液。

3. 输注时护理

（1）避免污染：TNA液输注系统和输注过程应保持连续性，不宜中断，以防污染。

（2）控制输液速度：根据营养液的总量，计算出每小时用量及滴数，避免输注速度过快。

（3）维持水、电解质平衡：对已有水、电解质平衡紊乱者，应先予以纠正，再输注TNA液。

### （三）发热护理

其发生与营养素产热有关，一般不需特殊处理可自行消退，必要时可给予物理降温或使用药物降温。

### （四）静脉导管护理

1. 保持通畅 输液结束时，行脉冲冲管和稀释肝素钠溶液正压封管，以防导管内血栓形成。避免导管受压、扭曲或滑脱。

2. 预防感染　定期消毒导管置入部位，更换敷料，并标明更换日期。观察、记录局部有无红、肿、热、痛等感染征象，一旦发生，应及时拔除导管。

（五）并发症观察

严密观察病情变化和局部情况，及时发现有无与静脉置管、感染、代谢等相关并发症，并做好相应处理。

# 参考文献

1. 孙颖浩，叶定伟. 前列腺癌临床诊疗学. 上海：上海第二军医大学出版社，2005.

2. 于世英. 临床肿瘤学. 北京：科学出版社，2006.

3. 汤钊猷. 现代肿瘤学. 上海：复旦大学出版社，2008.

4. 王笑民. 实用中西医结合肿瘤内科学. 北京：中国中医药出版社，2014.

5. 于世英，胡国清. 肿瘤临床诊疗指南. 北京：科学出版社，2015.

6. 李进. 肿瘤内科诊治策略. 上海：上海科学技术出版社，2016.

7. 茅国新，徐小红，周勤. 临床肿瘤内科学. 北京：科学出版社，2016.

8. 周际昌. 实用肿瘤内科治疗. 北京：北京科学技术出版社，2016.

9. 林天东，等. 实用肿瘤病临床手册. 北京：中国中医药出版社，2016.